Beiträge zur Gesundheitsökonomie und Versorgungsforschung (Band 9)
Prof. Dr. h. c. Herbert Rebscher (Herausgeber)

Gesundheitsreport 2015

Beiträge zur Gesundheitsökonomie und Versorgungsforschung (Band 9)

Gesundheitsreport 2015

Analyse der Arbeitsunfähigkeitsdaten.

Update: Doping am Arbeitsplatz.

Herausgeber:

Prof. Dr. h. c. Herbert Rebscher, Vorsitzender des Vorstands der DAK-Gesundheit

DAK-Gesundheit
Nagelsweg 27-31, D-20097 Hamburg

Autoren:

Jörg Marschall, Hans-Dieter Nolting, Susanne Hildebrandt, Hanna Sydow

unter Mitarbeit von

Ina Barthelmes, Elena Burgart, Ariane Höer, Julia Krieger, Tobias Woköck

IGES Institut GmbH
Friedrichstr. 180, D-10117 Berlin,

Redaktion:
Martin Kordt
DAK-Gesundheit
Nagelsweg 27-31, D-20097 Hamburg
E-Mail: martin.kordt@dak.de

Hamburg

März 2015

Bibliografische Informationen der Deutschen Nationalbibliothek

Die Deutsche Nationalbibliothek verzeichnet diese Publikation in der Deutschen Nationalbibliografie; detaillierte bibliografische Daten sind im Internet über http://dnb.d-nb.de abrufbar.

© 2015 medhochzwei Verlag GmbH, Heidelberg
www.medhochzwei-verlag.de

medhochzwei

ISBN 978-3-86216-225-3

Dieses Werk, einschließlich aller seiner Teile, ist urheberrechtlich geschützt. Jede Verwertung außerhalb der engen Grenzen des Urheberrechtsgesetzes ist ohne Zustimmung des Verlages unzulässig und strafbar. Dies gilt insbesondere für Vervielfältigungen, Übersetzungen, Mikroverfilmungen und die Einspeicherung und Verarbeitung in elektronischen Systemen.

Druck: M.P. Media-Print Informationstechnologie GmbH, Paderborn
Printed in Germany

Vorwort

Der jährlich erscheinende Gesundheitsreport analysiert die Daten zur Arbeitsunfähigkeit aller bei der DAK-Gesundheit versicherten Berufstätigen. Er bietet damit einen verlässlichen Überblick über das Krankheitsgeschehen in der Arbeitswelt. Regelmäßig stellt die DAK-Gesundheit dar, welche Krankheiten die größte Rolle gespielt haben und untersucht geschlechts-, alters-, branchen- und regionalspezifische Besonderheiten.

Doping am Arbeitsplatz bildet den besonderen thematischen Schwerpunkt dieser Report-Ausgabe. Die Anforderungen in der Arbeitswelt sind hoch. Wie stark ist die Tendenz, mit leistungssteigernden Medikamenten nachzuhelfen? Die DAK-Gesundheit hat diese Frage in ihrem Gesundheitsreport 2009 erstmals aufgeworfen und umfassend analysiert. Lassen sich sechs Jahre später neue Tendenzen aufzeigen? In welchem Maße setzen Beschäftigte Medikamente abseits der eigentlichen Diagnosen ein, um ihre Denk- und Konzentrationsfähigkeit am Arbeitsplatz zu steigern? Wie bekannt sind die erheblichen Gesundheitsrisiken und das Suchtpotenzial, das diese Mittel auf lange Sicht bergen?

Die DAK-Gesundheit geht diesen Fragen auf den Grund. Dazu wurden Arzneimitteldaten ausgewertet, namhafte Experten befragt und neueste Einstellungen in der Bevölkerung ermittelt.

Auch wenn Doping im Job in Deutschland kein Massenphänomen ist, müssen wir auf die Nebenwirkungen des Hirndopings hinweisen. Persönlichkeitsveränderungen, Abhängigkeit und sogar der Verlust der Leistungsfähigkeit sind die Begleiter. Um hierüber aufzuklären haben wir „Medikamentenportraits" in den Report eingearbeitet.

Vor dem Hintergrund von Flexibilisierung und einer immer stärkeren Ökonomisierung der Arbeitswelt muss auch über Wertvorstellungen und Lebensstilfragen diskutiert werden, um aufzuzeigen, dass der Versuch, über Medikamente Leistung zu steigern - wie im Sport - ein Irrweg ist.

Prof. Dr. h.c. Herbert Rebscher

Vorsitzender des Vorstandes

Hamburg, März 2015

Inhaltsverzeichnis

Vorwort V

Zusammenfassung der Ergebnisse IX

Zur Einführung in den DAK-Gesundheitsreport XI

1 Erwerbstätige Mitglieder der DAK-Gesundheit im Jahr 2014 1

2 Arbeitsunfähigkeiten im Überblick 3

3 Arbeitsunfähigkeiten nach Krankheitsarten 16

4 Schwerpunktthema: „Update Doping am Arbeitsplatz":
pharmakologisches Neuroenhancement durch Erwerbstätige 29

    4.0 Einleitung 29

    4.1 Forschungsstand: Verbreitung von
pharmakologischem Neuroenhancement in
Deutschland 39

    4.2 Medikamente, die zum pharmakologischen
Neuroenhancement eingesetzt werden 48

    4.3 Ergebnisse der standardisierten Befragung von 5.017
Erwerbstätigen im Alter von 20 bis 50 Jahren 54

    4.4 Verordnete Psycho- und Neuro-Pharmaka 98

    4.5 Neuroenhancement mit nicht verschreibungspflichtigen
Mitteln 108

    4.6 Ergebnisse einer halbstandardisierten
Expertenbefragung 119

    4.7 Fazit: „Update Doping am Arbeitsplatz" 122

5 Arbeitsunfähigkeiten nach Wirtschaftsgruppen 125

6 Arbeitsunfähigkeiten nach Bundesländern 129

7 Zusammenfassung und Schlussfolgerungen 138

Anhang I: Hinweise und Erläuterungen 140

Anhang II: Tabellen 146

Anhang III: Fragebogen für Expertinnen und Experten 157

Abbildungsverzeichnis 166

Literaturverzeichnis 170

Zusammenfassung der Ergebnisse

Im Jahr 2014 ist der Krankenstand nach einem Anstieg im Vorjahr um 0,1 Prozentpunkte gesunken. Der Krankenstand im Jahr 2014 lag bei 3,9 Prozent (2013: 4,0 Prozent).   **Gesamtkrankenstand leicht gesunken**

Die Betroffenenquote lag 2014 bei 48,2 Prozent. Dies bedeutet, dass für etwas weniger als jeden Zweiten eine Arbeitsunfähigkeitsmeldung vorlag. Im Jahr 2014 ist die Betroffenenquote somit leicht gesunken (2013: 50,6 Prozent).   **Betroffenenquote**

Die Erkrankungshäufigkeit ist mit 116,0 Fällen pro 100 Versichertenjahre gegenüber dem Vorjahr ebenfalls gesunken (2013: 121,1 Arbeitsunfähigkeitsfälle). Die durchschnittliche Falldauer ist dagegen gestiegen. Sie beträgt im Jahr 2014 12,3 Tage (2013: 12,0 Tage).   **Fallhäufigkeit und -dauer**

Auf Erkrankungen des Muskel-Skelett-Systems, psychische Erkrankungen sowie Erkrankungen des Atmungssystems entfielen 2014 mehr als die Hälfte (53,0 Prozent) aller Krankheitstage: **Wichtigste Krankheitsarten**

- Erkrankungen des Muskel-Skelett-Systems lagen mit 324,8 Arbeitsunfähigkeitstagen pro 100 Versichertenjahre wieder an der Spitze aller Krankheitsarten. Im Vorjahr entfielen mit rund 313,0 Tagen weniger Erkrankungstage auf diese Diagnose.   **Muskel-Skelett-Erkrankungen**

- Psychische Erkrankungen verursachten 16,6 Prozent des Krankenstandes. 2014 gab es aufgrund von psychischen Erkrankungen 6,8 Erkrankungsfälle und 237,3 Arbeitsunfähigkeitstage pro 100 Versichertenjahre.   **Psychische Erkrankungen**

- Krankheiten des Atmungssystems lagen mit einem Anteil von rund 14 Prozent hinsichtlich ihrer Bedeutung für den Krankenstand an dritter Stelle. Im Vergleich zum Vorjahr gab es hier einen deutlichen Rückgang und zwar sowohl was die Fallhäufigkeit (von 38,0 auf 31,3 Fälle pro 100 Versichertenjahre) als auch die Anzahl der Arbeitsunfähigkeitstage betraf (von 252,4 auf 195,7 Tage pro 100 Versichertenjahre).   **Atemwegserkrankungen**

Die Branchen „Verkehr, Lagerei und Kurierdienste", „Gesundheitswesen" und „Öffentliche Verwaltung" lagen mit einem Krankenstandswert von 4,5 Prozent an der Spitze und somit eindeutig über dem Durchschnitt aller Branchen. Am niedrigsten unter den Branchen mit hohem Anteil DAK-Versicherter war der Krankenstand in der Branche Bildung, Kultur und Medien mit 3,0 Prozent (2013: 3,1 Prozent).   **Drei Branchen gleich auf an der Spitze beim Krankenstand**

Die Unterschiede zwischen den Bundesländern stellen sich folgendermaßen dar: In den westlichen Bundesländern (mit Berlin) betrug der Krankenstand durchschnittlich 3,8 Prozent, in den östlichen Bundesländern 4,8 Prozent. In den westlichen Bundesländern streute der Krankenstand zwischen dem niedrigsten Wert in Höhe von 3,3 Prozent in Baden-Württemberg und dem höchsten im Saarland mit 4,4 Prozent. Sachsen-Anhalt stand 2014 mit einem Wert von 5,0 Prozent an der Spitze des Krankenstandsgeschehens der Bundesländer.   **Unterschiede zwischen den Bundesländern**

Zur Einführung in den DAK-Gesundheitsreport

Was Sie auf den folgenden Seiten erwartet

Das erste Kapitel erläutert die Datengrundlage dieses Gesundheitsreports: Die erwerbstätigen Mitglieder der DAK-Gesundheit und ihre Zusammensetzung nach Alter und Geschlecht.

Kapitel 1: Datenbasis

Kapitel 2 stellt die wichtigsten Kennzahlen des Arbeitsunfähigkeitsgeschehens der Jahre 2010 bis 2014 im Überblick dar. Diesen Kennziffern ist zu entnehmen, wie hoch der Krankenstand war, wie viele Erkrankungsfälle beobachtet wurden und zu welchem Anteil die Mitglieder der DAK-Gesundheit überhaupt von Arbeitsunfähigkeiten (AU) betroffen waren.

Kapitel 2: Arbeitsunfähigkeiten im Überblick

Im dritten Kapitel geht es um die Ursachen von Arbeitsunfähigkeit. Zu diesem Zweck werden die Arbeitsunfähigkeiten nach Krankheitsarten aufgeschlüsselt. Die Auswertung beruht auf den medizinischen Diagnosen, die die Ärzte mit den AU-Bescheinigungen den Krankenkassen übermitteln. Darüber hinaus wird analysiert, in welchem Maße Arbeitsunfälle für Fehlzeiten verantwortlich waren.

Kapitel 3: Ursachen von Arbeitsunfähigkeiten

In Kapitel 4 wird das diesjährige Schwerpunktthema behandelt: Der Missbrauch verschreibungspflichtiger Medikamente zur kognitiven Leistungssteigerung, zur Verbesserung des psychischen Wohlbefindens und zum Abbau von Ängsten und Nervosität. Dieses so genannte pharmakologische Neuroenhancement ist auch unter Erwerbstätigen verbreitet, in welchem Ausmaß ist jedoch unbekannt. Einzig eine Studie im Rahmen des DAK-Gesundheitsreports 2009 unter dem Titel „Doping am Arbeitsplatz" lieferte hierzu erste Erkenntnisse, denen zufolge Doping am Arbeitsplatz wenig verbreitet ist. Mittlerweile sind 6 Jahre vergangen. Es gibt Hinweise darauf, dass erstens die vermeintlichen Möglichkeiten des pharmakologischen Neuroenhancements immer bekannter werden und dass zweitens von einer hohen Dunkelziffer auszugehen ist. Mit Hilfe einer repräsentativen Befragung von rund 5.000 Erwerbstätigen sowie einer Analyse der Arzneimittelverordnungsdaten der DAK-Gesundheit wird dem Phänomen des Neuroenhancements mit verschreibungspflichtigen Medikamenten auf den Grund gegangen: Wie verbreitet ist es, welche Gruppen sind besonders betroffen und welche Risikofaktoren begünstigen es? Als ein benachbartes Thema wird darüberhinaus die Verwendung von nichtverschreibungspflichtigen Mitteln, wie z.B. Koffeintabletten oder Ginkgo Biloba zur Leistungssteigerung oder Stimmungsverbesserung untersucht.

Kapitel 4: Schwerpunktthema: Pharmakologisches Neuroenhancement

In Kapitel 5 erfolgen tiefer gehende Auswertungen nach Wirtschaftsgruppen. Diese konzentrieren sich auf die Bereiche, in denen der größte Teil der Mitglieder der DAK-Gesundheit tätig ist.

Kapitel 5: Analyse nach Wirtschaftsgruppen

Im Kapitel 6 werden schließlich regionale Unterschiede im AU-Geschehen untersucht, und zwar auf der Ebene der 16 Bundesländer.

Kapitel 6: Regionale Analysen

Der DAK-Gesundheitsreports 2015 schließt mit einer übergreifenden Zusammenfassung und wesentlichen Schlussfolgerungen der DAK-Gesundheit zum Schwerpunktthema.

Kapitel 7: Schlussfolgerungen

Weitere Informationen, Erläuterungen und Tabellen

Anhang I: Erläuterungen

Erläuterungen zu immer wieder auftauchenden Begriffen sowie zur Berechnung der wichtigsten verwendeten Kennzahlen sind im Anhang I zu finden. Außerdem wird dort das allgemeine methodische Vorgehen erklärt.

Anhang II: Tabellen

Detaillierte Zahlenmaterialien zu den Arbeitsunfähigkeiten nach Regionen, Krankheitsarten und Wirtschaftsgruppen finden interessierte Leserinnen und Leser in einem Tabellenteil (Anhang II). Eine Übersicht über die aufgeführten Tabellen findet sich auf Seite 146.

Vergleichbarkeit der Ergebnisse mit den Gesundheitsberichten anderer Ersatzkassen

Arbeitsunfähigkeitsanalysen, wie sie in diesem Gesundheitsreport dargestellt sind, dienen dazu, sich ein umfassenderes Bild von der Krankenstandsentwicklung in der Bundesrepublik zu machen. Dies wird bislang durch unterschiedliche methodische Vorgehensweisen der Krankenkassen bei der Erstellung ihrer Gesundheitsberichte erschwert.

Gesundheitsberichte der Ersatzkassen beruhen auf gemeinsamen Standard

Zumindest auf der Ebene der Ersatzkassen sind aber einheitliche Standards für die Gesundheitsberichterstattung festgelegt worden: Die direkte Standardisierung nach Alter und Geschlecht.

Umstellung im Berechnungsverfahren

Hier hat es ab dem Berichtsjahr 2012 eine Aktualisierung des Berechnungsverfahrens gegeben. Einzelheiten dazu können dem Anhang entnommen werden.[1] Die im vorliegenden Bericht analysierten Arbeitsunfähigkeitsdaten können daher mit den Zahlen in Berichten anderer Ersatzkassen nur dann verglichen werden, wenn diese den aktuellen Vorgaben ebenfalls zeitnah gefolgt sind. Auch Vergleichbarkeit des aktuellen sowie aller zukünftigen DAK-Gesundheitsreports mit Zurückliegenden (d.h. einschließlich des DAK-Gesundheitsreports 2012) sind von daher nur eingeschränkt möglich. An Stellen wo im vorliegenden Bericht Bezüge zu historischen Werten (Zeitreihen, Vorjahresvergleiche) hergestellt werden, sind die historischen Kennzahlen neu berechnet worden und zum Vergleich mit angegeben.

Andere Krankenkassen (z. B. AOK, BKK) verwenden abweichende Standardisierungsverfahren, weshalb Vergleiche mit deren Berichten nur eingeschränkt möglich sind.

---

[1] Voraussetzung für Vergleiche zwischen Mitgliederkollektiven mehrerer Krankenversicherungen ist die Bereinigung der Zahlen um den Einfluss unterschiedlicher Alters- und Geschlechtsstrukturen. Dies wird durch eine Standardisierung der Ergebnisse anhand einer einheitlichen Bezugsbevölkerung, den Erwerbstätigen in der Bundesrepublik im Jahr 2010, erreicht. Die DAK-Gesundheit verwendet dabei – ebenso wie die anderen Ersatzkassen – das Verfahren der direkten Standardisierung (vgl. Anhang I).

1 Erwerbstätige Mitglieder der DAK-Gesundheit im Jahr 2014

Der DAK-Gesundheitsreport 2015 berücksichtigt alle Personen, die im Jahr 2014 aktiv erwerbstätig und wenigstens einen Tag lang Mitglied der DAK-Gesundheit waren sowie im Rahmen ihrer Mitgliedschaft einen Anspruch auf Krankengeldleistungen der DAK-Gesundheit hatten.

Für diesen Personenkreis erhält die DAK-Gesundheit die ärztlichen Arbeitsunfähigkeitsbescheinigungen, falls eine Krankheit auftritt. Fehlzeiten im Zusammenhang mit Schwangerschaften (außer bei Komplikationen) und Kuren werden nicht einbezogen.

Die gesamte Datenbasis für das Berichtsjahr 2014 umfasst 2,6 Mio. Mitglieder der DAK-Gesundheit, die sich zu 57 Prozent aus Frauen und zu 43 Prozent aus Männern zusammensetzen. Der Anteil der Männer ist in den letzten Jahren stetig gestiegen.

Datenbasis 2014: 2,6 Mio. Mitglieder der DAK-Gesundheit

Abbildung 1: Mitglieder der DAK-Gesundheit im Jahr 2014 nach Geschlecht

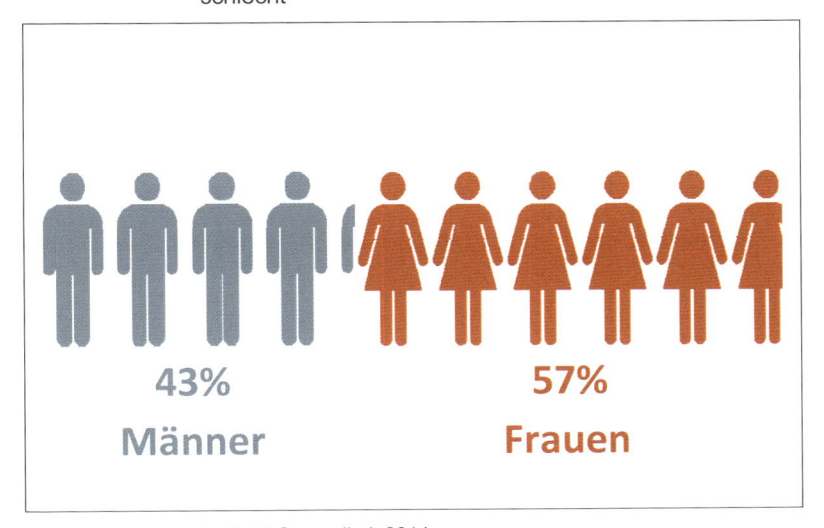

43% Männer **57% Frauen**

Quelle: AU-Daten der DAK-Gesundheit 2014

Die DAK-Gesundheit versichert aufgrund ihrer historischen Entwicklung als Angestelltenkrankenkasse insbesondere Beschäftigte in typischen Frauenberufen (z. B. im Gesundheitswesen, Handel, in Büroberufen und Verwaltungen). Seit 1996 können auch andere Berufsgruppen Mitglied bei der DAK-Gesundheit werden.

Hinsichtlich der Datenbasis ist zu beachten, dass nicht alle erwerbstätigen Mitglieder über das ganze Jahr bei der DAK-Gesundheit versichert waren. Daher werden die knapp 2,6 Mio. Mitglieder auf „ganzjährig versicherte Mitglieder" umgerechnet. Für das Jahr 2014 umfasst die Datenbasis rund 2,4 Mio. Versichertenjahre.

2,6 Mio. Mitglieder entsprechen in etwa 2,4 Mio. Versichertenjahre

Alle in diesem Gesundheitsreport dargestellten Auswertungen von Arbeitsunfähigkeitsdaten schließen nur diejenigen Erkrankungsfälle ein, für die der DAK-Gesundheit im Jahr 2014 Arbeitsunfähigkeitsbescheinigungen vorlagen.

Abbildung 2: Alters- und Geschlechtsstruktur der erwerbstätigen Mitglieder der DAK-Gesundheit im Jahr 2014

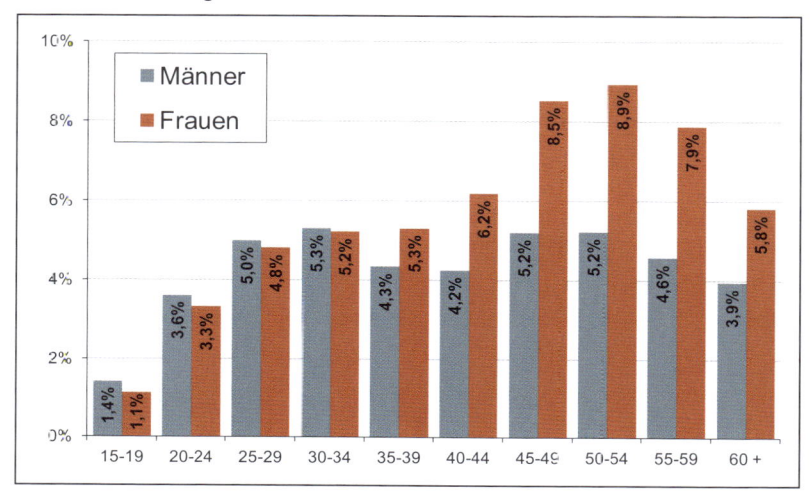

Altersgruppe	Männer	Frauen
15-19	1,4%	1,1%
20-24	3,6%	3,3%
25-29	5,0%	4,8%
30-34	5,3%	5,2%
35-39	4,3%	5,3%
40-44	4,2%	6,2%
45-49	5,2%	8,5%
50-54	5,2%	8,9%
55-59	4,6%	7,9%
60 +	3,9%	5,8%

Quelle: AU-Daten der DAK-Gesundheit 2014

In den Altersgruppen ab der Gruppe der 35- bis 39-Jährigen ist der Anteil der Frauen höher als der der Männer, zunächst nur geringfügig, ab der Altersgruppe der 45- bis 49-Jährigen dann deutlich. In den unteren Altersgruppen stellen Männer einen geringfügig größeren Anteil.

Wird die Alters- und Geschlechtsstruktur der DAK-Mitglieder verglichen mit der Standardpopulation, den Erwerbstätigen in der Bundesrepublik im Jahr 2010, zeigen sich einige Unterschiede. Einflüsse auf das Arbeitsunfähigkeitsgeschehen, die aus diesen Abweichungen folgen können, werden durch die Standardisierung (vgl. Anhang I) aus den beobachteten Zahlen herausgerechnet.

Zugleich sichert diese Vorgehensweise die Vergleichbarkeit der Krankenstandswerte mit den Zahlen anderer Ersatzkassen.

2 Arbeitsunfähigkeiten im Überblick

Der Krankenstand

In welchem Maße eine Volkswirtschaft, eine Wirtschaftsgruppe oder ein Betrieb von Krankheit betroffen ist, wird anhand der Kenngröße „Krankenstand" ausgedrückt. Der Krankenstand gibt an, wie viel Prozent der Erwerbstätigen an einem Kalendertag durchschnittlich arbeitsunfähig erkrankt waren.

Abbildung 3: Krankenstand der Mitglieder der DAK-Gesundheit im Vergleich zu den Vorjahren

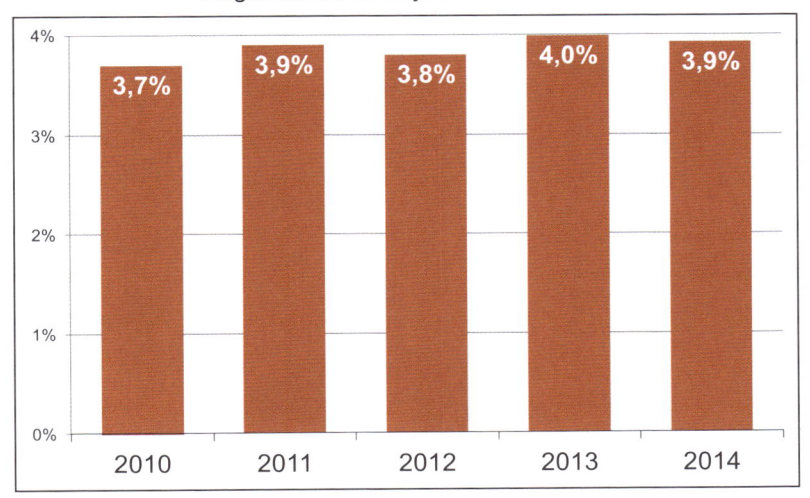

Jahr	Krankenstand
2010	3,7%
2011	3,9%
2012	3,8%
2013	4,0%
2014	3,9%

Quelle: AU-Daten der DAK-Gesundheit 2010-2014

Der Krankenstand bewegt sich in den letzten Jahren insgesamt auf einem relativ niedrigen Niveau. Nach einem leichten Anstieg im vergangenen Jahr ist der Wert des Krankenstands im Jahr 2014 um 0,1 Prozentpunkte auf ein Niveau von 3,9 Prozent gesunken.

Krankenstand 2014 leicht gesunken

Einflussfaktoren auf den Krankenstand

Welche Faktoren verursachen einen Krankenstand auf einem besonders hohen oder niedrigen Niveau? Der Krankenstand wird von einer Vielzahl von Faktoren beeinflusst, die auf unterschiedlichen Ebenen ansetzen und zum Teil auch gegenläufige oder sich aufhebende Wirkungen haben. Es lässt sich also nicht nur ein Mechanismus identifizieren, der z. B. eine radikale Senkung des Krankenstandes bewirken könnte.

Abbildung 4: Einflussfaktoren auf den Krankenstand

Höhe des Krankenstands

- Angst vor Arbeitsplatzverlust
- hohe Arbeitsmotivation
- gute Arbeitsbedingungen

- geringe Arbeitslosigkeit
- hohe Arbeitsbelastung
- schlechtes Betriebsklima

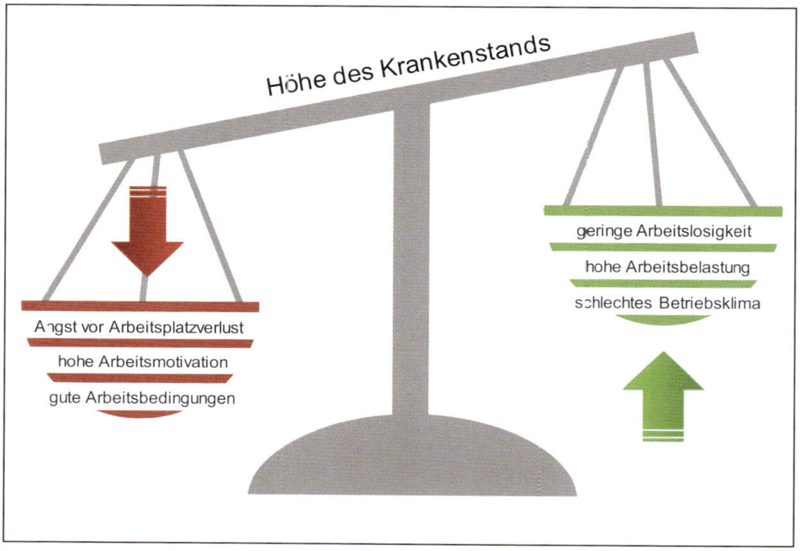

Quelle: DAK-Gesundheit 2014

Wirkmechanismen auf den Krankenstand setzen an unterschiedlichen Stellen an und können in unterschiedlichen Richtungen Einfluss nehmen:

Faktoren auf der volkswirtschaftlichen Ebene:

Konjunktur und Situation am Arbeitsmarkt

Auf der volkswirtschaftlichen Ebene wird allgemein der Konjunktur und der damit verbundenen Lage am Arbeitsmarkt Einfluss auf das Krankenstandsniveau zugesprochen:

- Ist die Wirtschaftslage und damit die Beschäftigungslage gut, steigt der Krankenstand tendenziell an. Schwächt sich die Konjunktur ab und steigt die Arbeitslosigkeit, so sinkt in der Tendenz auch das Krankenstandsniveau.[2]

Die vergleichende Betrachtung der Krankmeldungen der letzten zehn Jahre zeigt, dass Konjunkturveränderungen allein nicht mehr automatisch zu deutlichen weiteren Absenkungen oder Erhöhungen des Krankenstandes führen. Der Krankenstand entwickelt sich weitgehend unabhängig von konjunkturellen Verläufen.

---

[2] vgl. Kohler, Hans: „Krankenstand – ein beachtlicher Kostenfaktor mit fallender Tendenz" in: IAB Werkstattberichte Nr. 1/2003

2 Arbeitsunfähigkeiten im Überblick

Weitere volkswirtschaftliche Faktoren sind:

- In Zeiten schlechterer Wirtschaftslage verändert sich überdies die Struktur der Arbeitnehmer: Werden Entlassungen vorgenommen, trifft dies eher diejenigen Arbeitskräfte, die aufgrund häufiger oder langwieriger Arbeitsunfähigkeiten weniger leistungsfähig sind. Für das Krankenstandsniveau bedeutet dies einen krankenstandssenkenden Effekt.
  Wandel der Beschäftigtenstruktur

- Weiterhin lassen sich gesamtwirtschaftlich Verlagerungen von Arbeitsplätzen vom industriellen in den Dienstleistungssektor beobachten. Das veränderte Arbeitsplatzprofil bringt in der Tendenz auch den Abbau gefährlicher oder körperlich schwerer Arbeit mit sich. Entsprechend führt dieser Wandel zu Veränderungen des Krankheitsspektrums sowie tendenziell zur Senkung des Krankenstandsniveaus. Wie die Statistiken zeigen, ist der Krankenstand in Angestelltenberufen in der Regel deutlich niedriger als im gewerblichen Bereich.
  Verlagerung von Arbeitsplätzen vom gewerblichen in den Dienstleistungssektor

Betriebliche Einflussfaktoren auf den Krankenstand:

- Viele Dienstleistungsunternehmen einschließlich der öffentlichen Verwaltungen stehen verstärkt unter Wettbewerbsdruck bei fortschreitender Verknappung der Ressourcen. In der Folge kommt es zu Arbeitsverdichtungen und „Rationalisierungen" und vielfach auch zu Personalabbau. Daraus können belastende und krank machende Arbeitsbelastungen (z. B. Stressbelastungen) entstehen, die zu einem Anstieg des Krankenstandes führen.
  Steigende Stressbelastung durch Arbeitsverdichtung

- Auf der anderen Seite sind von betriebsbedingten Entlassungen vor allem ältere oder gesundheitlich beeinträchtigte Beschäftigte betroffen. Da in den AU-Analysen nur die „aktiv Erwerbstätigen" berücksichtigt werden, tritt hierdurch der sogenannte „healthy-worker-effect" auf. Die Belegschaft scheint also allein durch dieses Selektionsprinzip „gesünder" geworden zu sein.
  „Healthy-worker-effect" durch das Ausscheiden gesundheitlich beeinträchtigter Arbeitnehmer

- Im Zuge umfassender Organisations- und Personalentwicklung haben sich in den letzten Jahren viele Unternehmen verstärkt des Themas „betrieblicher Krankenstand" angenommen. Insbesondere dem Zusammenhang von Arbeitsmotivation und Betriebsklima in Bezug auf das Arbeitsunfähigkeitsgeschehen wird im Rahmen von betrieblichen Mitarbeiterzirkeln, -befragungen, Führungsstilanalysen etc. Rechnung getragen.
  Umsetzung von betrieblicher Gesundheitsförderung

Die systematische Umsetzung von Gesundheitsfördermaßnahmen trägt damit zur Senkung des Krankenstandes in Unternehmen bei.

Wie die Diskussion um die Einflussfaktoren zeigt, wird der Krankenstand von einer Vielzahl einzelner Faktoren beeinflusst, die auf unterschiedlichen Ebenen ansetzen. Und schließlich verbergen sich hinter den Krankenstandswerten unterschiedliche Krankheiten und Gesundheitsrisiken. Auch eine Veränderung des Gesundheitsbewusstseins und -verhaltens kann eine Änderung des Krankenstandsniveaus begründen.

Alles in allem lässt sich nicht der eine Mechanismus identifizieren, der eine starke Absenkung des Krankenstandes bewirken könnte. Es ist daher schwierig, eine zuverlässige Prognose für die zukünftige Entwicklung des Krankenstandes abzugeben.

Grundsätzlich ist die DAK-Gesundheit im Interesse der Unternehmen sowie Beschäftigten um eine positive Entwicklung zu weiterhin niedrigen Krankenständen bemüht und möchte die Verantwortlichen dazu ermutigen, in ihrem Bemühen um die Verbesserung von Arbeitsbedingungen und den Abbau von Arbeitsbelastungen nicht nachzulassen.

Strukturmerkmale des Krankenstandes

Vertiefte Analyse des Krankenstands

Der Krankenstand ist eine komplexe Kennziffer, die von verschiedenen Faktoren beeinflusst wird. Eine Betrachtung der einzelnen Faktoren ermöglicht ein weitergehendes Verständnis von Krankenstandsunterschieden zwischen Personengruppen sowie der Entwicklungen im Zeitverlauf. Bevor die entsprechenden Ergebnisse für das Jahr 2014 dargestellt werden, werden diese Faktoren für eine vertiefte Analyse des Krankenstandes kurz erläutert:

„AU-Tage pro 100 ganzjährig versicherte Mitglieder"

Eine mögliche Darstellungsweise des Krankenstandes ist die Kennziffer „Arbeitsunfähigkeitstage pro Versichertenjahr". Diese Zahl gibt an, wie viele Kalendertage im jeweiligen Berichtsjahr ein Mitglied der DAK-Gesundheit durchschnittlich arbeitsunfähig war. Um diese Kennziffer ausweisen zu können, ohne mit mehreren Stellen hinter dem Komma arbeiten zu müssen, berechnet man sie zumeist als „AU-Tage pro 100 Versichertenjahre" bzw. „AU-Tage pro 100 ganzjährig Versicherter". Aus Gründen der einfachen Lesbarkeit wird nachfolgend im Allgemeinen nur von „100 Versicherten" bzw. „100 Mitgliedern" gesprochen.

„Krankenstand in Prozent"

Der Krankenstand (KS) lässt sich berechnen, indem man die AU-Tage je 100 Versichertenjahre (Vj) durch die Kalendertage des Jahres teilt:[3]

$$KS \text{ in } \% = \frac{\text{Anzahl der AU-Tage je 100 Vj}}{365 \text{ Tage}}$$

Die Höhe des Krankenstandes wird u. a. davon beeinflusst, wie viele Mitglieder überhaupt – wenigstens einmal – arbeitsunfähig erkrankt waren. Der Prozentsatz derjenigen, die wenigstens eine Arbeitsunfähigkeit im Bezugsjahr hatten, wird als „Betroffenenquote" bezeichnet.

„AU-Fälle pro 100 Versichertenjahre" bzw. ganzjährig Versicherte und „durchschnittliche Falldauer"

- Der Krankenstand in einer bestimmten Höhe bzw. die Anzahl der AU-Tage (pro 100 Versicherte) können durch wenige Erkrankungsfälle mit langer Dauer oder durch viele Erkrankungsfälle mit kurzer Dauer bedingt sein.

Es ist daher bei der Betrachtung des Krankenstandes wichtig zu wissen, wie viele AU-Fälle (je 100 Versicherte) den Krankenstand verursachen und wie hoch die durchschnittliche Erkrankungsdauer ist.

---

[3] Für das Jahr 2012 steht im Nenner die Zahl 366, weil 2012 ein Schaltjahr war.

2 Arbeitsunfähigkeiten im Überblick

Der Krankenstand (KS) in Prozent kann demnach auch wie folgt berechnet werden:

$$KS \text{ in } \% = \frac{\text{Anzahl der AU-Fälle je 100 Vj} \times \text{Dauer einer Erkrankung}}{365 \text{ Tage}}$$

Im Hinblick auf die ökonomische Bedeutung von Erkrankungsfällen ist es ferner interessant, die Falldauer näher zu untersuchen. Hierbei wird zwischen Arbeitsunfähigkeiten unterschieden,

- die in den Zeitraum der Lohnfortzahlung fallen (AU-Fälle bis zu sechs Wochen Dauer) und solchen,

„**AU-Fälle bis zu 6 Wochen**" und

- die darüber hinaus gehen und bei denen ab der siebten Woche Krankengeldleistungen durch die DAK-Gesundheit erfolgen (AU-Fälle über sechs Wochen Dauer).

... „**über 6 Wochen Dauer**"

In der öffentlichen Diskussion über den Krankenstand genießen häufig die besonders kurzen Arbeitsunfähigkeiten größere Aufmerksamkeit. Solche Kurzfälle können in einem Unternehmen die Arbeitsabläufe erheblich stören – für die Krankenstandshöhe haben sie jedoch nur geringe Bedeutung.

Jedes dieser Strukturmerkmale beeinflusst die Krankenstandshöhe. Ihre Betrachtung ist daher sinnvoll, wenn man die Krankenstände im Zeitverlauf oder zwischen unterschiedlichen Betrieben, Branchen oder soziodemographischen Gruppen miteinander vergleichen will. In den folgenden Abschnitten werden die genannten Strukturmerkmale des Krankenstandes vertiefend analysiert.

Arbeitsunfähigkeitstage und Krankenstandsniveau

Bei 100 ganzjährig versicherten Mitgliedern der DAK-Gesundheit wurden 2014 im Durchschnitt 1.431,4 Fehltage wegen Arbeitsunfähigkeit (AU) registriert. Der Krankenstand von 3,9 Prozent in 2014 wird aus der Anzahl der Arbeitsunfähigkeitstage errechnet: Verteilt man die im Jahr 2014 je 100 Versicherte angefallenen 1.431,4 Arbeitsunfähigkeitstage auf die 365 Kalendertage des Jahres 2014, so waren an jedem Tag 3,9 Prozent der bei der DAK-Gesundheit versicherten Beschäftigten arbeitsunfähig erkrankt.

Abbildung 5: AU-Tage eines durchschnittlichen Mitglieds der DAK-Gesundheit 2014 (Basis: 365 Kalendertage)

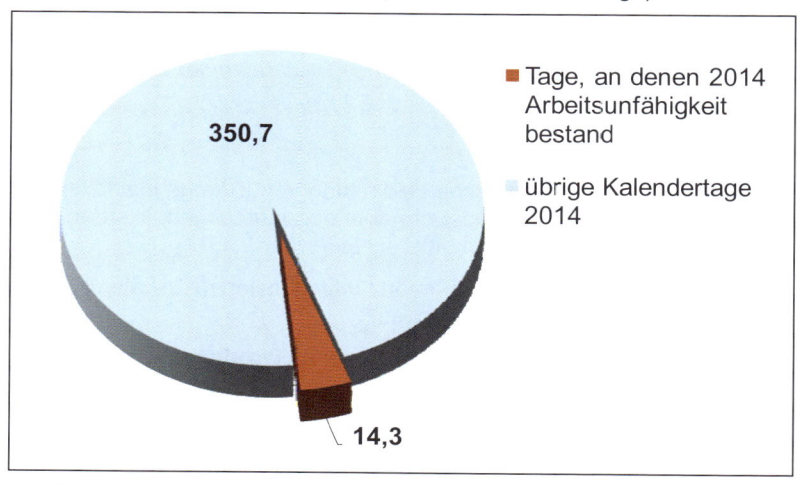

- Tage, an denen 2014 Arbeitsunfähigkeit bestand: 350,7
- übrige Kalendertage 2014: 14,3

Quelle: AU-Daten der DAK-Gesundheit 2014

Betroffenenquote

2014 hatten 48,2 Prozent der Mitglieder der DAK-Gesundheit mindestens eine Arbeitsunfähigkeit. Umgekehrt formuliert bedeute das, dass mehr als jeder zweite keine Arbeitsunfähigkeit in 2014 hatte. Abbildung 6 zeigt die Betroffenenquoten für die Jahre 2010 bis 2014.

Abbildung 6: Betroffenenquote 2014 im Vergleich zu den Vorjahren

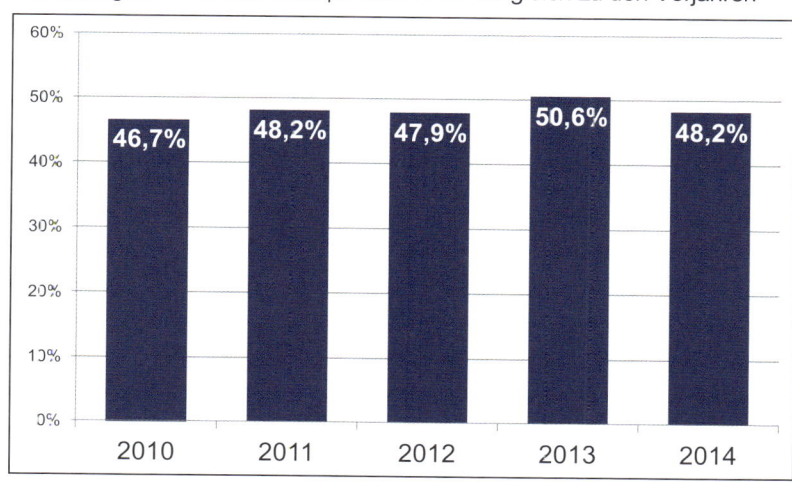

Jahr	Betroffenenquote
2010	46,7%
2011	48,2%
2012	47,9%
2013	50,6%
2014	48,2%

Quelle: AU-Daten der DAK-Gesundheit 2010-2014

Gegenüber dem Vorjahr ist die Betroffenenquote im Jahr 2014 gesunken und liegt wieder wie in den Vorjahren unterhalb der 50 Prozent-Marke.

Häufigkeit von Arbeitsunfähigkeiten

Die Höhe des Krankenstandes ergibt sich aus der Häufigkeit von Arbeitsunfähigkeitsfällen und der durchschnittlichen Erkrankungsdauer. Die Dauer der Arbeitsunfähigkeitsfälle ist im Jahr 2014 leicht gestiegen, die Häufigkeit jedoch deutlich gesunken, so dass das Krankenstandsniveau 2014 etwas unter dem des Vorjahres liegt.

Die Erkrankungshäufigkeit lag 2014 mit 116,0 Erkrankungsfällen je 100 Versicherte unter der im Vorjahr (2013: 121,1 AU-Fälle). Demnach war jedes Mitglied im Jahr 2014 durchschnittlich mit 1,16 Fällen (116,0 dividiert durch 100) mehr als einmal arbeitsunfähig.

116,0 Erkrankungsfälle pro 100 ganzjährig Versicherte

Abbildung 7: AU-Fälle pro 100 ganzjährig Versicherte 2010 bis 2014

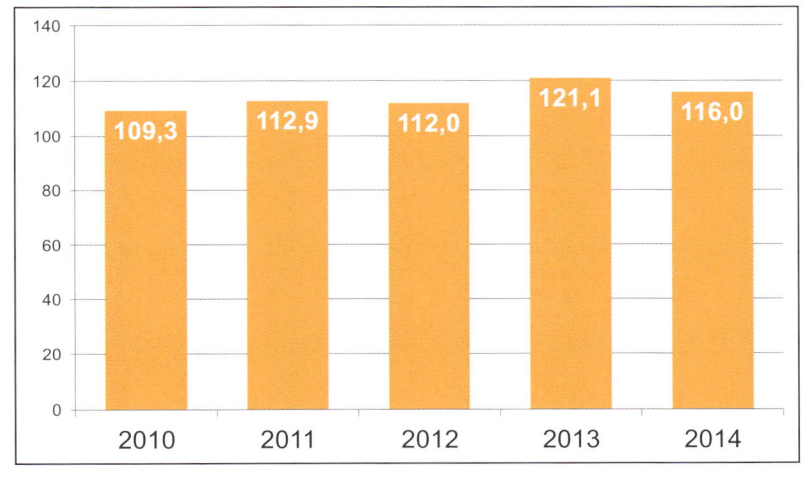

Jahr	AU-Fälle
2010	109,3
2011	112,9
2012	112,0
2013	121,1
2014	116,0

Quelle: AU-Daten der DAK-Gesundheit 2010-2014

In den Jahren 2010 bis 2012 war der Wert für die Erkrankungshäufigkeit nahezu unverändert. Im Jahr 2013 war der Wert gegenüber den Vorjahren deutlich erhöht. Der Wert für 2014 ist gegenüber dem des Vorjahres nun wieder etwas gesunken.

Berücksichtigung von Krankheitsfällen, die bei der DAK-Gesundheit nicht registriert werden können

In allen hier vorliegenden Auswertungen können nur diejenigen Erkrankungsfälle einbezogen werden, für die der DAK-Gesundheit Arbeitsunfähigkeitsbescheinigungen vorliegen. Zu beachten ist dabei jedoch, dass nicht alle Arbeitsunfähigkeitsfälle bei der DAK-Gesundheit gemeldet werden, so dass die DAK-Gesundheit nicht von jeder Erkrankung Kenntnis erhält.

Einerseits reichen nicht alle Mitglieder der DAK-Gesundheit die Arbeitsunfähigkeitsbescheinigung ihres Arztes bei der DAK-Gesundheit ein. Andererseits ist eine Bescheinigung für den Arbeitgeber in der Regel erst ab dem vierten Kalendertag erforderlich. Kurzzeit-Erkrankungen von ein bis drei Tagen Dauer werden durch die Krankenkassen folg-

Gründe für Untererfassung von AU-Fällen bei den Krankenkassen

lich nur erfasst, soweit eine ärztliche Krankschreibung vorliegt. Als Konsequenz dieser Umstände können sowohl die tatsächliche Betroffenenquote als auch die tatsächliche Fallhäufigkeit und damit verbunden die tatsächlich angefallenen AU-Tage in einem Berichtsjahr über den erfassten Werten liegen.

Untersuchung zur AU-"Dunkelziffer"

Um diese „Dunkelziffer" zu quantifizieren, hat die DAK-Gesundheit im Herbst 2007 eine Untersuchung durchgeführt: Berücksichtigt man z. B. auch die AU-Fälle, die den Krankenkassen nicht bekannt werden – entweder weil die Betreffenden gar nicht beim Arzt waren oder weil die ärztliche Bescheinigung nicht bei der Krankenkasse eingereicht wurde – so ergibt sich eine im Durchschnitt um etwa 19 Prozent höhere Fallhäufigkeit. Übertragen auf die Mitglieder der DAK-Gesundheit im Jahr 2014 bedeutet dieser Befund, dass die „wahre" Häufigkeit von AU-Fällen geschätzt bei etwa 138 Fällen pro 100 Versicherte liegt.

„Wahre" Fallhäufigkeit um etwa 19 Prozent höher

„Wahrer" Krankenstand um 5 Prozent höher

Aufgrund der geringen Dauer der nicht registrierten Fälle wird der „wahre" Krankenstand dagegen nur um 5 Prozent unterschätzt. Korrigiert man den ermittelten DAK-Gesundheit-Krankenstand 2014 von 3,92 Prozent um diesen Untererfassungsfehler, so resultiert ein „wahrer Krankenstand" von etwa 4,12 Prozent.

Das Problem der Untererfassung betrifft nicht nur die Krankenstandsdaten der DAK-Gesundheit. Die „Dunkelziffer" nicht erfasster Arbeitsunfähigkeiten findet sich in den Krankenstandsanalysen aller Krankenkassen und somit auch in der amtlichen Statistik. Für alle Erhebungen gilt: Der tatsächliche Krankenstand und insbesondere die Häufigkeit von Erkrankungen liegen über den von den Krankenkassen ermittelten Daten.

Durchschnittliche Falldauer

Innerhalb der letzten vier Jahre hat sich die durchschnittliche Erkrankungsdauer nur unwesentlich verändert. Ein AU-Fall in 2014 dauerte im Durchschnitt 12,3 Tage. Der Wert liegt damit leicht über dem des Vorjahres.

Abbildung 8: Durchschnittliche Falldauer (in Tagen) 2014 im Vergleich zu den Vorjahren

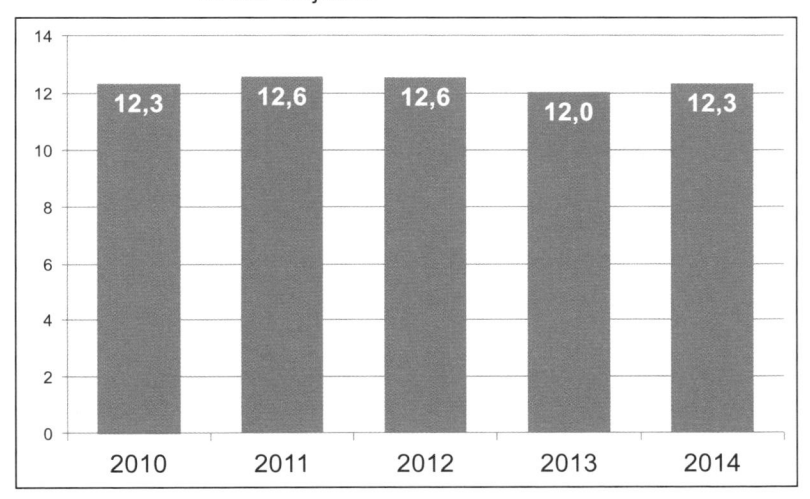

Jahr	Durchschnittliche Falldauer (Tage)
2010	12,3
2011	12,6
2012	12,6
2013	12,0
2014	12,3

Quelle: AU-Daten der DAK-Gesundheit 2010-2014

Bedeutung der Arbeitsunfähigkeitsfälle unterschiedlicher Dauer

Hinter der Kennziffer „Krankenstand" verbirgt sich ein sehr heterogenes Geschehen: Das Gesamtvolumen von AU-Tagen kommt durch eine große Zahl von kurz dauernden und eine erheblich kleinere Zahl von langfristigen AU-Fällen zustande. Abbildung 9 veranschaulicht diesen Zusammenhang für das Berichtsjahr 2014:

- AU-Fälle von bis zu einer Woche Dauer machen 67,0 Prozent aller AU-Fälle aus (1 bis 3-Tages-Fälle 37,3 Prozent und 4 bis 7-Tages-Fälle 29,7 Prozent).
- Andererseits sind diese AU-Fälle bis zu einer Woche für nur 18,2 Prozent der AU-Tage – und damit des Krankenstandes – verantwortlich. Die kurzen Fälle von bis zu drei Tagen Dauer verursachen nur 6,1 Prozent der Ausfalltage.

Dies bedeutet: Die große Masse der Krankheitsfälle hat aufgrund ihrer kurzen Dauer eine vergleichsweise geringe Bedeutung für den Krankenstand.

AU von kurzer Dauer haben nur wenig Einfluss auf den Krankenstand

Abbildung 9: Anteile der AU-Fälle unterschiedlicher Dauer an den AU-Tagen und Fällen 2014 insgesamt

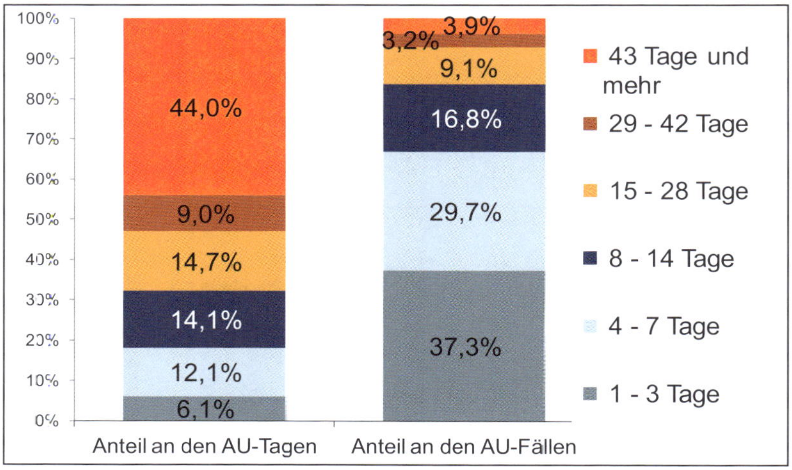

Dauer	Anteil an den AU-Tagen	Anteil an den AU-Fällen
43 Tage und mehr	44,0%	3,9%
29 - 42 Tage	9,0%	3,2%
15 - 28 Tage	14,7%	9,1%
8 - 14 Tage	14,1%	16,8%
4 - 7 Tage	12,1%	29,7%
1 - 3 Tage	6,1%	37,3%

Quelle: AU-Daten der DAK-Gesundheit 2014

2014 machen Langzeitarbeitsunfähigkeiten 44,0 Prozent des Krankenstandes aus

- 44,0 Prozent der AU-Tage entfielen auf nur 3,9 Prozent der Fälle, und zwar auf die langfristigen Arbeitsunfähigkeiten von mehr als sechs Wochen Dauer. Damit ist im Vergleich zum Vorjahr der Anteil der Langzeitarbeitsunfähigkeiten an den AU-Fällen leicht gestiegen (2013: 3,7 Prozent). Ihr Anteil an den AU-Tagen ist um 1,5 Prozentpunkte ebenfalls gestiegen (2013: 42,5 Prozent).

Um einen Rückgang von Langzeitarbeitsunfähigkeiten zu erreichen, bedarf es der betrieblichen Prävention und Gesundheitsförderung, Rehabilitationsmaßnahmen sowie ein Wiedereingliederungsmanagement in Betrieben (BEM).

Langzeitarbeitsunfähigkeiten durch betriebliches Eingliederungsmanagement überwinden

Das durch das am 1. Mai 2004 in Kraft getretene „Gesetz zur Förderung der Ausbildung und Beschäftigung schwerbehinderter Menschen" novellierte neunte Sozialgesetzbuch (SGB XI) fordert in § 84 Abs. 2 SGB XI alle Arbeitgeber auf, für alle Beschäftigten, die innerhalb eines Jahres länger als sechs Wochen ununterbrochen oder wiederholt arbeitsunfähig sind, ein betriebliches Eingliederungsmanagement durchzuführen.

Zum betrieblichen Eingliederungsmanagement gehören alle Maßnahmen, die geeignet sind, die Beschäftigungsfähigkeit der Mitarbeiterinnen und Mitarbeiter mit gesundheitlichen Problemen oder Behinderung nachhaltig zu sichern.

Rehabilitationsträger und Integrationsämter bieten Betrieben Unterstützung

Zur Umsetzung dieser Vorschrift stehen die Krankenkassen als Rehabilitationsträger sowie auch Berufsgenossenschaften, Rentenversicherungsträger, Agenturen für Arbeit einschließlich ihrer gemeinsamen Servicestellen neben Integrationsämtern bzw. Integrationsfachdiensten den Betrieben beratend und unterstützend zur Seite.

Krankenstand nach Alter und Geschlecht

Abbildung 10: Krankenstand 2014 nach Geschlecht und Altersgruppen

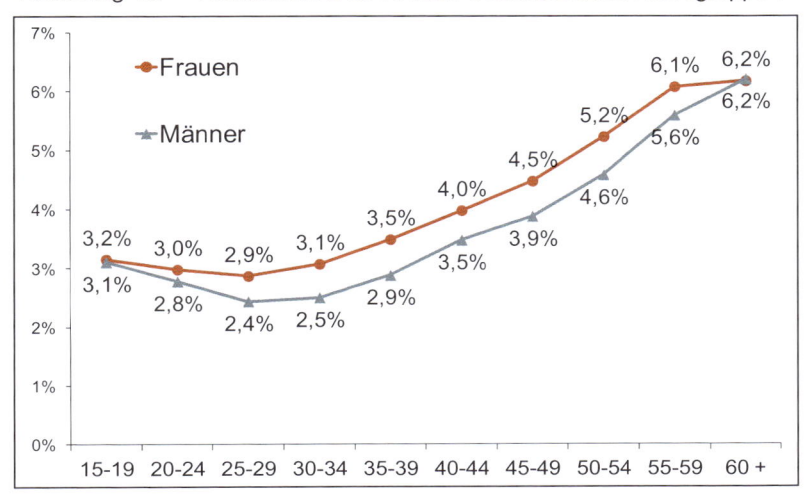

[Diagramm: Krankenstand nach Alter und Geschlecht]

Frauen: 15-19: 3,2%; 20-24: 3,0%; 25-29: 2,9%; 30-34: 3,1%; 35-39: 3,5%; 40-44: 4,0%; 45-49: 4,5%; 50-54: 5,2%; 55-59: 6,1%; 60+: 6,2%

Männer: 15-19: 3,1%; 20-24: 2,8%; 25-29: 2,4%; 30-34: 2,5%; 35-39: 2,9%; 40-44: 3,5%; 45-49: 3,9%; 50-54: 4,6%; 55-59: 5,6%; 60+: 6,2%

Quelle: AU-Daten der DAK-Gesundheit 2014

Der Krankenstand der weiblichen Versicherten ist mit durchschnittlich 4,2 Prozent – wie auch in den Vorjahren – höher als der der männlichen Versicherten (3,7 Prozent). Wie der Altersverlauf zeigt, liegt der Krankenstand der Frauen praktisch in allen Altersgruppen über dem der Männer.

Krankenstand bei Frauen höher als bei Männern

Der höhere Krankenstand von Frauen ist im Wesentlichen auf eine höhere Fallhäufigkeit (125,1 Fälle bei Frauen gegenüber 108,3 Fällen bei Männern je 100 Versichertenjahre) zurückzuführen. Frauen arbeiten überdurchschnittlich viel in Berufsgruppen mit hohen Krankenständen. Die durchschnittliche Falldauer liegt bei Männern mit 12,5 Tagen leicht über der bei Frauen (12,2 Tage).

Und warum haben Männer einen niedrigeren Krankenstand als Frauen? Sind Männer gesünder als Frauen? Trotz des im Vergleich zu den Frauen niedrigen Krankenstandes gibt es männerspezifische Gesundheitsrisiken in der Arbeitswelt, so ein Ergebnis des DAK-Gesundheitsreports 2008 zum Thema „Mann und Gesundheit".

Männerspezifische Gesundheitsrisiken in der Arbeitswelt

Beide Kurven in Abbildung 10 zeigen abgesehen vom Niveau insgesamt einen ähnlichen Verlauf. Zu Beginn, in der Altersspanne der 15- bis 24-Jährigen, fallen die Werte zunächst ab und erreichen ihr Minimum etwa im Alter von 25 Jahren. Von diesem Alter an nehmen die Werte im Alter deutlich zu. Bei den Frauen erkennt man in der Altersgruppe der über 60-Jährigen, dass dieser Anstieg deutlich verlangsamt wird. Dies ist vermutlich durch den als „healthy-worker-effect" bezeichneten Selektionsmechanismus bedingt. Gesundheitlich stark beeinträchtigte ältere Mitarbeiterinnen und Mitarbeiter scheiden über Frühverrentungsangebote oftmals vorzeitig aus der Gruppe der hier betrachteten aktiven Erwerbstätigen aus.

Eine Erklärung für diesen insgesamt typischen Altersverlauf des Krankenstands liefert die Zerlegung des Krankenstandes in seine beiden Komponenten „Erkrankungshäufigkeit" und „Erkrankungsdauer".

Abbildung 11: Falldauer (Rauten) und Fallhäufigkeit (Säulen) nach Altersgruppen 2014

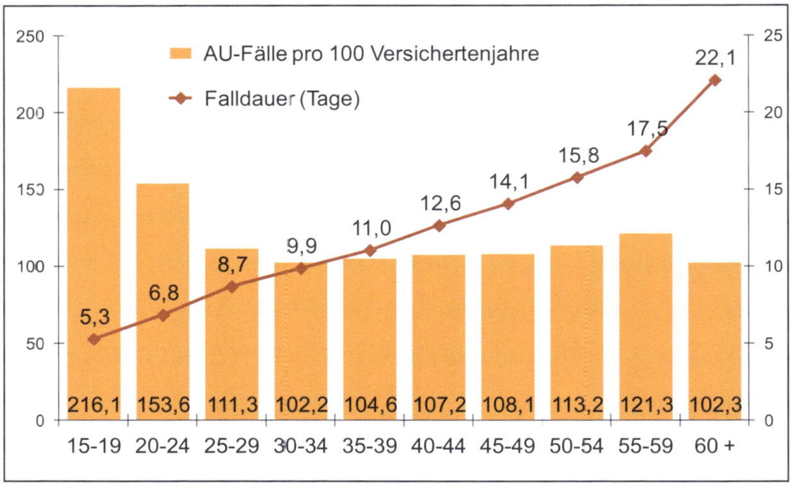

Altersgruppe	AU-Fälle pro 100 Versichertenjahre	Falldauer (Tage)
15-19	216,1	5,3
20-24	153,6	6,8
25-29	111,3	8,7
30-34	102,2	9,9
35-39	104,6	11,0
40-44	107,2	12,6
45-49	108,1	14,1
50-54	113,2	15,8
55-59	121,3	17,5
60 +	102,3	22,1

Quelle: AU-Daten der DAK-Gesundheit 2014

Höchste Zahl von AU-Fällen bei den jüngsten Mitgliedern

Der in Abbildung 11 erkennbare Altersgang bei der Falldauer und bei der Fallhäufigkeit zeigt ein typisches Bild:

In den jüngeren Altersgruppen sind Arbeitsunfähigkeitsfälle mit Abstand am häufigsten. Am auffälligsten ist die Gruppe der jüngsten Mitglieder: Bei den unter 20-Jährigen ist im Vergleich zu den Mitgliedern in den mittleren Altersgruppen und der höchsten Altersgruppe die Fallzahl mit 216 Fällen pro 100 Versicherte fast doppelt so hoch.

Schwerpunktthema 2011: „Gesundheit junger Arbeitnehmer"

Ein wichtiger Grund für die extrem hohe Fallhäufigkeit in der jüngsten Altersgruppe ist das größere Unfall- und Verletzungsrisiko jüngerer Beschäftigter im Zusammenhang mit Freizeitaktivitäten (Sport). Jüngere Arbeitnehmer sind zudem häufiger aufgrund von eher geringfügigen Erkrankungen (z. B. Atemwegsinfekten) krankgeschrieben. Daher ist die Falldauer bei den jüngeren Mitgliedern sehr gering und steigt erst mit zunehmendem Alter deutlich an.

Mit zunehmenden Alter dauern Arbeitsunfähigkeiten länger

Mit anderen Worten: Jüngere Arbeitnehmer werden in der Regel zwar häufiger, allerdings meist nur wenige Tage krank. Eine durchschnittliche Erkrankung eines 15- bis 19-Jährigen dauerte beispielsweise nur 5,3 Tage, die eines 55- bis 59-Jährigen hingegen 17,5 Tage.

Wegen der kurzen Falldauer wirkte sich die sehr viel größere Fallhäufigkeit der jüngsten Mitglieder nur in einem etwas höheren Krankenstand aus (vgl. Abbildung 10). Die längere durchschnittliche Falldauer der älteren Mitglieder ist darauf zurückzuführen, dass Langzeitarbeitsunfähigkeiten von mehr als sechs Wochen Dauer im Altersverlauf zunehmen und einen erheblich größeren Anteil am Krankheitsgeschehen haben.

2 Arbeitsunfähigkeiten im Überblick

Abbildung 12 zeigt, wie viele AU-Tage in der jeweiligen Altersgruppe auf die Fälle von bis zu bzw. über sechs Wochen Dauer zurückzuführen waren. In jeder Altersgruppe sind die Säulen in zwei Teile zerlegt: Einerseits die Tage, die durch kürzere Krankheitsfälle bis 42 Tage Dauer verursacht wurden (heller Säulenabschnitt) und andererseits die Tage, die auf längere Arbeitsunfähigkeiten von mehr als sechs Wochen entfielen (dunkler Säulenabschnitt).

Abbildung 12: AU-Tage pro 100 Versicherte der Fälle bis 42 Tage und über 42 Tage Dauer nach Altersgruppen

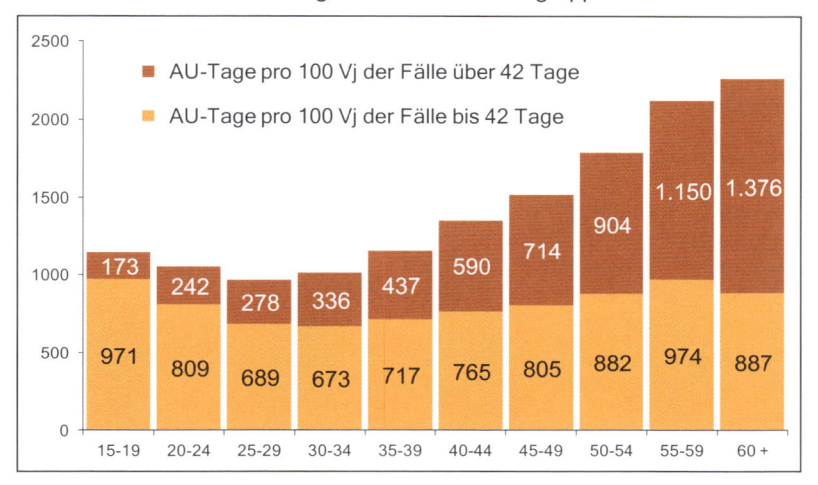

Altersgruppe	AU-Tage bis 42 Tage	AU-Tage über 42 Tage
15-19	971	173
20-24	809	242
25-29	689	278
30-34	673	336
35-39	717	437
40-44	765	590
45-49	805	714
50-54	882	904
55-59	974	1.150
60 +	887	1.376

Quelle: AU-Daten der DAK-Gesundheit 2014

Ein Vergleich der beiden Säulenabschnitte in der jeweiligen Altersgruppe zeigt deutlich, dass die Erkrankungsfälle mit langer Dauer im Altersverlauf an Bedeutung gewinnen:

Während bei den 15- bis 19-Jährigen lediglich ein Anteil von 15,1 Prozent (173 von (173+971)) des Krankenstandes auf die Langzeit-Arbeitsunfähigkeitsfälle entfällt, beträgt dieser Wert in der Altersgruppe der über 60-Jährigen 60,1 Prozent (1.376 von (1.376+887)). Mit anderen Worten: Bei den über 60-Jährigen werden rund 60 Prozent des Krankenstandes durch Erkrankungen von über sechs Wochen Dauer verursacht.

3 Arbeitsunfähigkeiten nach Krankheitsarten

Auswertung der medizinischen Diagnosen

Dieses Kapitel untersucht die Krankheitsarten, die für die Arbeitsunfähigkeiten der Mitglieder der DAK-Gesundheit ursächlich sind.

Als Krankheitsarten bezeichnet man die Obergruppen, zu denen die einzelnen medizinischen Diagnosen zu Zwecken der Dokumentation und Analyse zusammengefasst werden.

Ausgangspunkt dieser Analyse sind die Angaben der Ärzte zu den medizinischen Ursachen für eine Arbeitsunfähigkeit, die mithilfe eines internationalen Schlüsselsystems, dem ICD-Schlüssel, auf der Arbeitsunfähigkeitsbescheinigung vermerkt werden.[4]

Die wichtigsten Krankheitsarten

Die zehn Krankheitsarten mit den größten Anteilen an den Erkrankungstagen und damit am Krankenstand der Mitglieder der DAK-Gesundheit sind in Abbildung 13 dargestellt. Abbildung 14 zeigt die Anteile dieser Krankheitsarten an den Erkrankungsfällen.

Auf Erkrankungen des Muskel-Skelett-Systems, psychische Erkrankungen sowie auf Erkrankungen des Atmungssystems entfallen 2014 mehr als die Hälfte aller Krankheitstage (53,0 Prozent)[5]:

Muskel-Skelett-Erkrankungen auch 2014 an der Spitze ...

Im Jahr 2014 hatten Erkrankungen des Muskel-Skelett-Systems einen Anteil von 22,7 Prozent am Krankenstand. Mit 324,8 AU-Tagen je 100 Versicherte lag diese Krankheitsart – wie schon in den Vorjahren – beim Tagevolumen an der Spitze. Hinsichtlich der Erkrankungshäufigkeit lagen Erkrankungen des Muskel-Skelett-Systems mit 18,1 Erkrankungsfällen pro 100 Versicherte an zweiter Stelle.

... und leichter Anstieg gegenüber dem Vorjahr

Der Krankenstand wegen Erkrankungen des Muskel-Skelett-Systems ist 2014 im Vergleich zum Vorjahr (2013: 313,0 AU-Tage pro 100 Versicherte) gestiegen.

Gesundheitsreport 2003

In der Hauptgruppe der Muskel-Skelett-Erkrankungen stellen die Rückenerkrankungen den größten Teilkomplex dar. Mehr Informationen hierzu bieten Sonderauswertungen innerhalb des DAK-Gesundheitsreports 2003.

---

[4] Vgl. http://www.dimdi.de/static/de/klassi/diagnosen/icd10/index.htm

[5] Abweichungen in der Summenbildung können rundungsbedingt auftreten.

3 Arbeitsunfähigkeiten nach Krankheitsarten

Abbildung 13: Anteile der zehn wichtigsten Krankheitsarten an den AU-Tagen

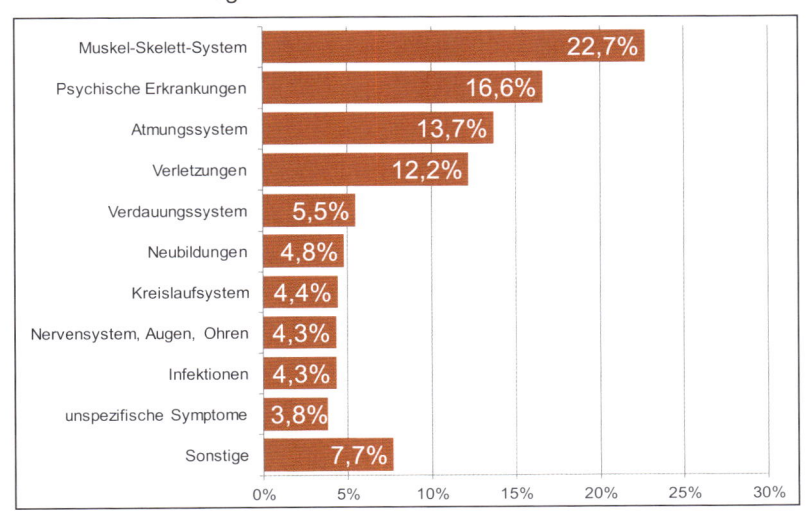

Krankheitsart	Anteil
Muskel-Skelett-System	22,7%
Psychische Erkrankungen	16,6%
Atmungssystem	13,7%
Verletzungen	12,2%
Verdauungssystem	5,5%
Neubildungen	4,8%
Kreislaufsystem	4,4%
Nervensystem, Augen, Ohren	4,3%
Infektionen	4,3%
unspezifische Symptome	3,8%
Sonstige	7,7%

Quelle: AU-Daten der DAK-Gesundheit 2014

Abbildung 14: Anteile der zehn wichtigsten Krankheitsarten an den AU-Fällen

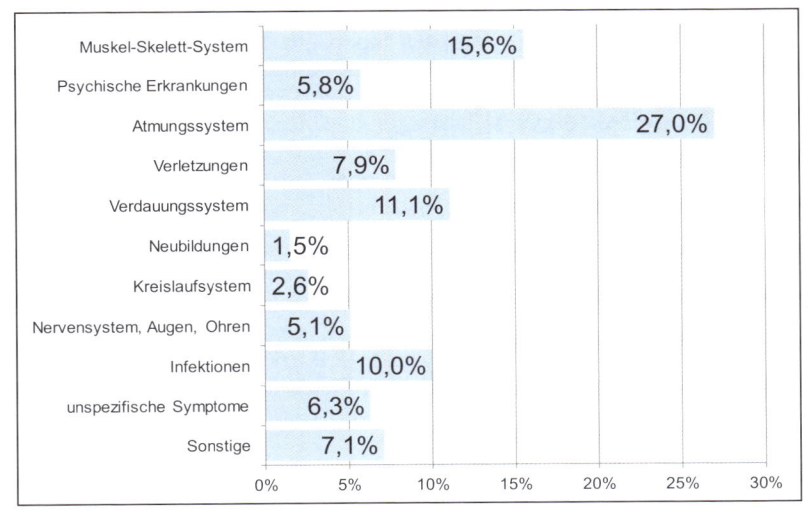

Krankheitsart	Anteil
Muskel-Skelett-System	15,6%
Psychische Erkrankungen	5,8%
Atmungssystem	27,0%
Verletzungen	7,9%
Verdauungssystem	11,1%
Neubildungen	1,5%
Kreislaufsystem	2,6%
Nervensystem, Augen, Ohren	5,1%
Infektionen	10,0%
unspezifische Symptome	6,3%
Sonstige	7,1%

Quelle: AU-Daten der DAK-Gesundheit 2014

An zweiter Stelle stehen hinsichtlich des AU-Tage-Volumens die psychischen Erkrankungen mit 16,6 Prozent der Ausfalltage. Im Vergleich zum Vorjahr ist mit 237,3 AU-Tagen pro 100 Versicherte ein weiterer Anstieg der Fehltage festzustellen (2013: 212,8 AU-Tage). Auch die Erkrankungshäufigkeit mit durchschnittlich 6,8 Fällen ist gegenüber dem Vorjahr weiter angestiegen (2013: 6,2 AU-Fälle je 100 VJ).

Anstieg der AU-Tage wegen psychischer Erkrankungen

„Psychische Erkrankungen" Schwerpunkt in den Jahren 2002, 2005 und 2012

Nach epidemiologischen Studien gehören psychische Erkrankungen zu den häufigsten und auch kostenintensivsten Erkrankungen. Die gestiegene Bedeutung von psychischen Erkrankungen hat die DAK-Gesundheit bereits mit Sonderanalysen in den Gesundheitsreporten 2002, 2005 und 2013 berücksichtigt. Die aktuellen Entwicklungen dazu finden Sie im nachfolgenden Abschnitt.

Atemwegserkrankungen weisen die mit Abstand größte Fallhäufigkeit auf: 2014 entfielen 27,0 Prozent aller Krankheitsfälle auf derartige Diagnosen. 100 ganzjährig Versicherte waren im Durchschnitt 31,3 Mal wegen Diagnosen aus dieser Krankheitsart arbeitsunfähig.

Atemwegserkrankungen: Deutlicher Rückgang der AU-Tage

Im Vergleich zum Vorjahr ist die Erkrankungshäufigkeit des Atmungssystems deutlich gesunken. Im Jahr 2013 lag die Fallhäufigkeit noch bei 38,0 AU-Fällen je 100 ganzjährig Versicherte, die Anzahl der AU-Tage insgesamt ist von 252,4 im Jahr 2013 auf 195,7 pro 100 Versicherte in 2014 gesunken. Dies entspricht einem Rückgang von 18 Prozent der AU-Fälle und 22 Prozent der AU-Tage.

Bei den meisten Erkrankungen des Atmungssystems handelt es sich um eher leichte Erkrankungen, denn die durchschnittliche Falldauer von 6,3 Tagen ist vergleichsweise kurz. Erkrankungen des Muskel-Skelett-Systems dauern durchschnittlich 18,0 Tage. Noch länger dauern psychische Erkrankungen (durchschnittlich 35,1 Tage). Erkrankungen des Atmungssystems standen mit einem Anteil von 13,7 Prozent am Krankenstand aufgrund der hohen Fallhäufigkeit an dritter Stelle des Arbeitsunfähigkeitsgeschehens.

Leichter Rückgang der AU-Tage wegen Verletzungen

Verletzungen weisen mit 174,9 AU-Tagen pro 100 Versicherte einen Anteil von 12,2 Prozent am Krankenstand auf. Der einzelne Fall dauerte im Durchschnitt 19,0 Tage und es traten 2014 insgesamt 9,2 Erkrankungsfälle pro 100 Versicherte auf. Im Vergleich zum Vorjahr sank das AU-Volumen (2013: 177,1 AU-Tage pro 100 Versicherte). Der Anteil der AU aufgrund von Verletzungen am Gesamtkrankenstand blieb dabei konstant (2013: 12,2 Prozent).

Krankheiten des Verdauungssystems hatten 2014 einen Anteil von 5,5 Prozent am Krankenstand. Damit ist ihr Anteil am Krankenstand um 0,1 Prozentpunkte gestiegen. Generell sind Erkrankungen dieses Diagnosespektrums von vergleichsweise kurzer Falldauer, dafür eher von größerer Häufigkeit. In 2014 traten 12,9 Erkrankungsfälle pro 100 Versicherte mit einer durchschnittlichen Falldauer von 6,1 Tagen auf. Daraus resultiert ein Fehltagevolumen von 79,0 Tagen pro 100 Versicherte.

Im Vergleich zum Vorjahr haben Diagnosen dieser Krankheitsart in ihrer Bedeutung für den Gesamtkrankenstand leicht zugenommen (2013: Anteil von 5,4 Prozent).

Unter den zehn wichtigsten Krankheitsarten befinden sich über die genannten hinaus Neubildungen (u. a. Krebserkrankungen), Kreislauferkrankungen, Erkrankungen des Nervensystems, der Augen und der Ohren, Infektionen und parasitäre Krankheiten sowie Symptome und abnorme klinische und Laborbefunde. Unter die Diagnosegruppe „Symptome" fallen Krankheitssymptome oder (Labor-) Befunde, deren Ursache (bisher) nicht festgestellt werden kann. Dies können u. a. körperliche Beschwerden ohne zugrunde liegende bzw. feststellbare krankhafte Organveränderungen sein (z. B. Schmerzen, für die keine Grunderkrankung gefunden werden kann).

3 Arbeitsunfähigkeiten nach Krankheitsarten

Aktuelle Entwicklungen bei psychischen Erkrankungen

Der Anstieg der Fehltage aufgrund psychischer Erkrankungen ist eine der auffälligsten Entwicklungen in Bezug auf die Krankenstandskennziffern in den letzten Jahren. Der DAK-Gesundheitsreport verfolgt diese Entwicklung seit Jahren.

Im DAK-Gesundheitsreport 2013 finden sich zahlreiche Sonderanalysen zu diesem Thema. Die nachfolgenden beiden Abbildungen fassen die aktuellen Entwicklungen zusammen.

Es zeigt sich in Abbildung 15, dass auch im Jahr 2014 die Zahl der Fehltage aufgrund psychischer Erkrankungen weiter angestiegen ist. Mit 237,3 Fehltagen bezogen auf 100 Versichertenjahre sind es 11,5 Prozent mehr als im Vorjahr. Die Zahl der Krankschreibungsfälle stieg ebenfalls deutlich von 6,2 Fällen im Jahr 2013 auf 6,8 Fälle je 100 Versichertenjahre im Jahr 2014.

Deutlicher Anstieg der AU-Tage und -Fälle wegen psychischer Erkrankungen

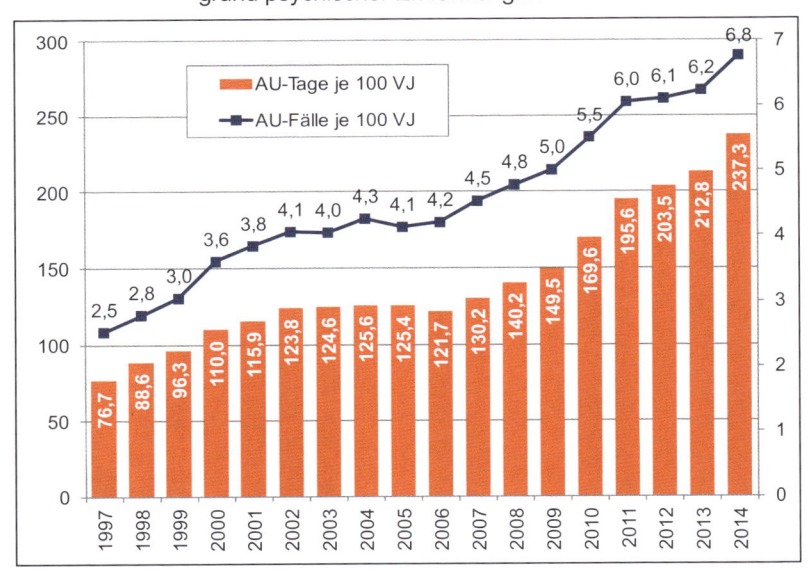

Nach der relativ moderaten Entwicklung zwischen den Jahren 2011 und 2013 entwickelt sich der Anstieg der Arbeitsunfähigkeitsfälle aufgrund psychischer Erkrankungen nun wieder deutlich stärker.

Abbildung 15: AU-Tage und AU-Fälle pro 100 Versichertenjahre aufgrund psychischer Erkrankungen

Quelle: AU-Daten der DAK-Gesundheit 1997 - 2014

Welche Einzeldiagnose sich in welchem Umfang hinter den psychischen Erkrankungen (ICD 10 F00-F99) im Einzelnen verbirgt, zeigt Abbildung 16, in der die Fehltage je 100 Versichertenjahre für die fünf wichtigsten Einzeldiagnosen dargestellt sind. Die weitaus meisten Fehltage werden demnach durch Depressionen verursacht.

Abbildung 16: AU-Tage je 100 Versichertenjahre für die fünf wichtigsten Einzeldiagnosen bei psychischen Erkrankungen

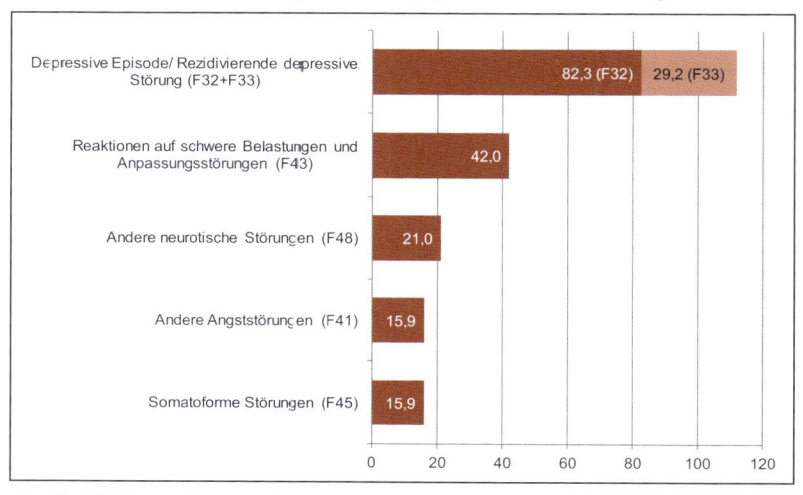

Diagnose	Wert
Depressive Episode/ Rezidivierende depressive Störung (F32+F33)	82,3 (F32) 29,2 (F33)
Reaktionen auf schwere Belastungen und Anpassungsstörungen (F43)	42,0
Andere neurotische Störungen (F48)	21,0
Andere Angststörungen (F41)	15,9
Somatoforme Störungen (F45)	15,9

Quelle: AU-Daten der DAK-Gesundheit 2014

Frauen verzeichnen bei psychischen Erkrankungen deutlich mehr Fehltage als Männer

Die Zahl der AU-Tage für psychische Erkrankungen nehmen bei beiden Geschlechtern mit dem Alter kontinuierlich zu. Insgesamt liegt die Zahl der Fehltage für psychische Erkrankungen bei Frauen über denen der Männer. Die Veränderung der durchschnittlichen Zahl der Arbeitsunfähigkeitsfälle mit dem Altersgang fällt bei Männern deutlich moderater aus als bei Frauen.

Abbildung 17: AU-Tage und AU-Fälle pro 100 Versichertenjahre aufgrund psychischer Erkrankungen nach Altersgruppen - Männer

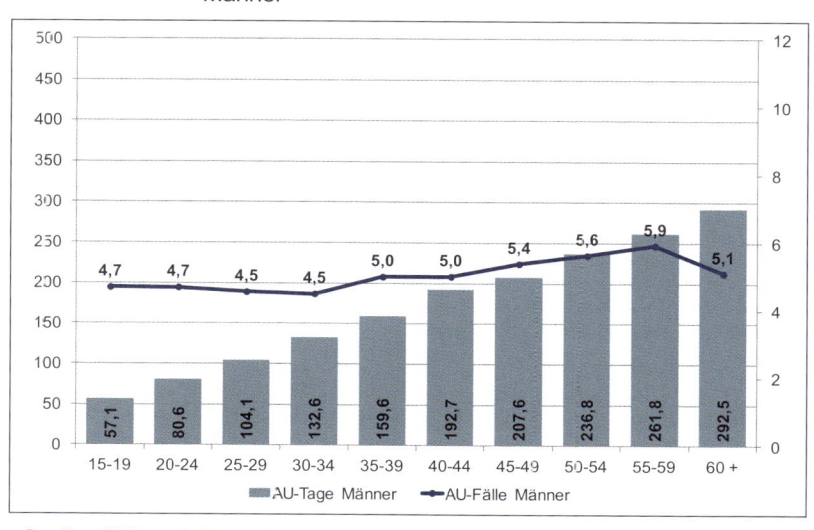

Altersgruppe	AU-Tage Männer	AU-Fälle Männer
15-19	57,1	4,7
20-24	80,6	4,7
25-29	104,1	4,5
30-34	132,6	4,5
35-39	159,6	5,0
40-44	192,7	5,0
45-49	207,6	5,4
50-54	236,8	5,6
55-59	261,8	5,9
60 +	292,5	5,1

Quelle: IGES nach Daten der DAK-Gesundheit 2014

3 Arbeitsunfähigkeiten nach Krankheitsarten

Abbildung 18: AU-Tage und AU-Fälle pro 100 Versichertenjahre aufgrund psychischer Erkrankungen nach Altersgruppen - Frauen

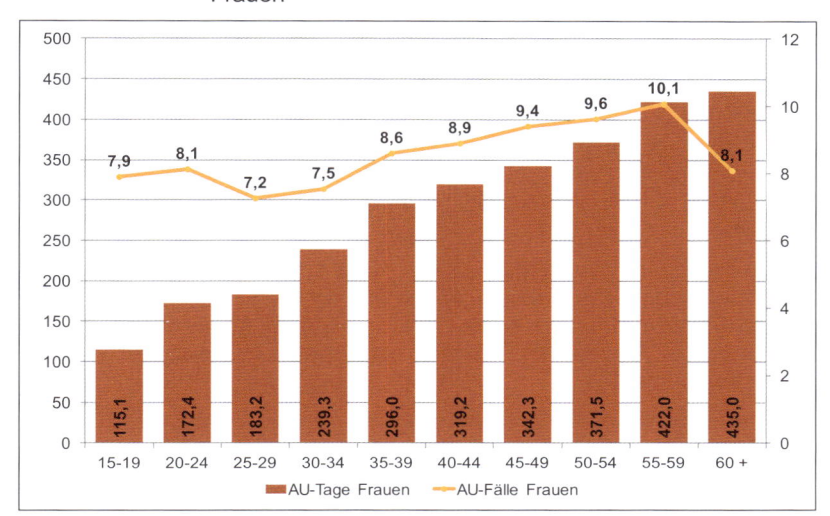

Altersgruppe	AU-Tage Frauen	AU-Fälle Frauen
15-19	115,1	7,9
20-24	172,4	8,1
25-29	183,2	7,2
30-34	239,3	7,5
35-39	296,0	8,6
40-44	319,2	8,9
45-49	342,3	9,4
50-54	371,5	9,6
55-59	422,0	10,1
60 +	435,0	8,1

Quelle: IGES nach Daten der DAK-Gesundheit 2014

Die wichtigsten Krankheitsarten nach Geschlecht

Muskel-Skelett-Erkrankungen: Auf Platz Eins bei Männern und Frauen

Erkrankungen des Muskel-Skelett-Systems haben bei Männern mit einem Anteil von 24,8 Prozent an den AU-Tagen eine größere Bedeutung als bei Frauen (20,5 Prozent). Sie liegen bei bei beiden Geschlechtern an der Spitze des Krankenstandgeschehens.

Auf Platz Zwei folgen bei Frauen psychische Erkrankungen Hinsichtlich ihrer Bedeutung für den Krankenstand haben diese bei den Frauen eine größere Bedeutung als bei den Männern (19,6 Prozent gegenüber 13,4 Prozent). Bei Männern steht diese Erkrankungsgruppe erst an dritter Stelle.

Verletzungen: deutlich mehr AU-Tage bei Männern

An zweiter Stelle der wichtigsten Krankheitsarten stehen bei den Männern Verletzungen mit einem Anteil von 15,3 Prozent. Verletzungen hatten bei den Männern einen deutlich höheren Anteil am Krankenstand als bei Frauen (9,0 Prozent), bei denen diese erst den vierten Rang einnehmen.

Erkrankungen des Atmungssystems: Größere Bedeutung bei Frauen

Bei den Frauen stehen – nach psychische Erkrankungen Krankheiten des Atmungssystems an dritter Stelle mit einem Anteil von 14,6 Prozent an den AU -Tagen. Bei den Männern nehmen Erkrankungen des Atmungssystems mit einem Anteil von 12,8 Prozent den vierten Rang ein.

Erkrankungen des Verdauungssystems Platz fünf bei Männern

An fünfter Stelle stehen bei Männern die Erkrankungen des Verdauungssystems mit einem Anteil von 6,1 Prozent am Krankenstand. Mit einem Anteil von 5,0 Prozent nehmen diese Erkrankungen bei Frauen keinen der vorderen fünf Plätze ein. Im Vergleich zum Vorjahr ist bei Männern ein geringfügiger Rückgang der AU-Tage pro 100 Versichertenjahre zu erkennen.

Bei Frauen stehen an fünfter Stelle mit einem Anteil von 5,8 Prozent an den AU-Tagen Neubildungen, die bei Männern nur einen Anteil von 3,8 Prozent am Krankenstand haben.

Abbildung 19: Anteile der fünf wichtigsten Krankheitsarten an den AU-Tagen bei den Frauen

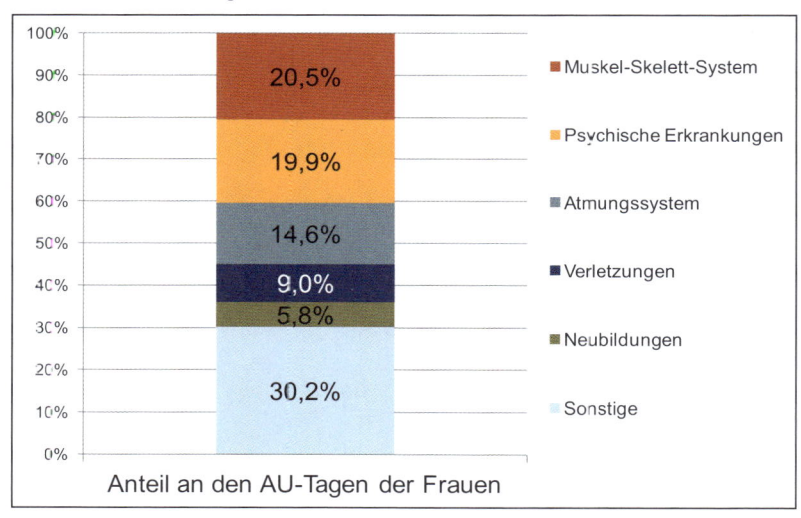

Krankheitsart	Anteil
Muskel-Skelett-System	20,5%
Psychische Erkrankungen	19,9%
Atmungssystem	14,6%
Verletzungen	9,0%
Neubildungen	5,8%
Sonstige	30,2%

Quelle: AU-Daten der DAK-Gesundheit 2014

3 Arbeitsunfähigkeiten nach Krankheitsarten

Abbildung 20: Anteile der fünf wichtigsten Krankheitsarten an den AU-Tagen bei den Männern

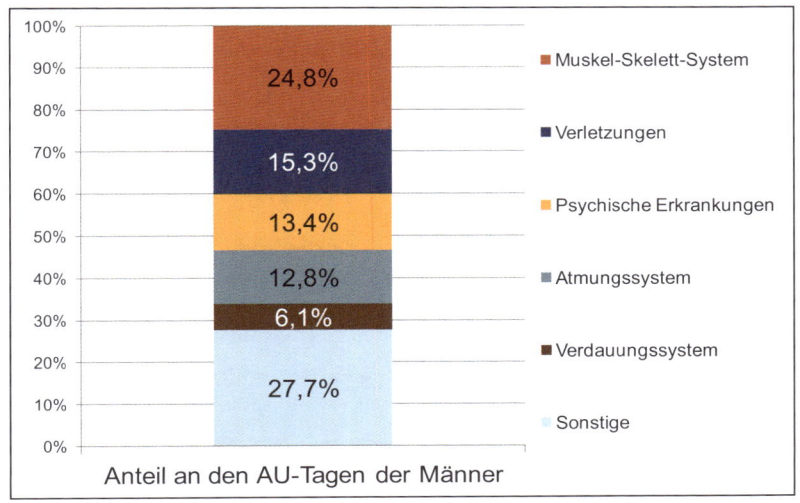

Anteil an den AU-Tagen der Männer	
Muskel-Skelett-System	24,8%
Verletzungen	15,3%
Psychische Erkrankungen	13,4%
Atmungssystem	12,8%
Verdauungssystem	6,1%
Sonstige	27,7%

Quelle: AU-Daten der DAK-Gesundheit 2014

Ferner wird aus Abbildung 19 und Abbildung 20 deutlich, dass bei Frauen ein erheblich größerer Anteil des Krankenstandes (30,2 Prozent) auf die sonstigen Krankheitsarten entfällt als bei Männern (27,7 Prozent). Dies ist besonders auf den bei Frauen im Vergleich zu den Männern hohen Anteil an Erkrankungen des Urogenitalsystems (4,5 Prozent im Vergleich zu 1,4 Prozent) und Schwangerschaftskomplikationen (1,5 Prozent) zurückzuführen.

Die wichtigsten Krankheitsarten nach Altersgruppen

Abbildung 21 zeigt die Bedeutung der fünf wichtigsten Krankheitsarten in den fünf unteren und Abbildung 22 in den fünf höheren Altersgruppen. Wie aus den Abbildungen ersichtlich wird, steigt die Bedeutung der Erkrankungen des Muskel-Skelett-Systems mit zunehmendem Alter kontinuierlich an, und zwar von 9,0 Prozent bei den 15- bis 19-Jährigen auf 27,8 Prozent bei den über 60-Jährigen.

Erkrankungen des Muskel-Skelett-Systems im Alter

Ursächlich für diesen Anstieg sind verstärkt langwierige chronisch-degenerative Erkrankungen im Alter (s. hierzu auch das Schwerpunktthema des Gesundheitsreports 2003: „Rückenerkrankungen").

Bei den Erkrankungen des Atmungssystems verhält es sich genau umgekehrt: Ihr Anteil am Krankenstand ist in der jüngsten Altersgruppe mit 25,0 Prozent am höchsten. Mit den Jahren nimmt ihre Bedeutung für den Gesamtkrankenstand jedoch ab. Bei den über 60-Jährigen entfallen nur noch 8,6 Prozent aller Ausfalltage auf Erkrankungen mit dieser Diagnose (s. hierzu auch das Schwerpunktthema des Gesundheitsreports 2011: „Wie gesund sind junge Arbeitnehmer?").

Fehltage aufgrund von Erkrankungen des Atmungssystems bei den Jüngsten am höchsten

Auf die Krankheitsart Verletzungen entfallen bei den jüngsten Mitgliedern der DAK-Gesundheit 21,3 Prozent aller Krankheitstage. In der obersten Altersgruppe liegt ihr Anteilswert nur noch bei 9,2 Prozent. Verletzungen sind bei Jüngeren eine wesentlich häufigere Arbeitsun-

Fehltage aufgrund von Verletzungen sind mit zunehmendem Alter rückläufig

fähigkeitsursache, was u. a. auf ein anderes Freizeitverhalten und eine größere Risikobereitschaft zurückgeführt werden kann.

Der Anteil der psychischen Störungen am Gesamtkrankenstand steigt von 7,2 Prozent bei den 15- bis 19-Jährigen kontinuierlich auf einen prozentualen Anteil von 19,2 Prozent bei den 35- bis 39-Jährigen an. Ab dem 40. Lebensjahr nimmt die relative (!) Bedeutung psychischer Erkrankungen (bei insgesamt steigendem Krankenstandsniveau) dann wieder ab. Ihr Anteil liegt bei den über 60-Jährigen nur noch bei 15,5 Prozent.

Abbildung 21: Anteile der wichtigsten Krankheitsarten an den AU-Tagen der fünf unteren Altersgruppen

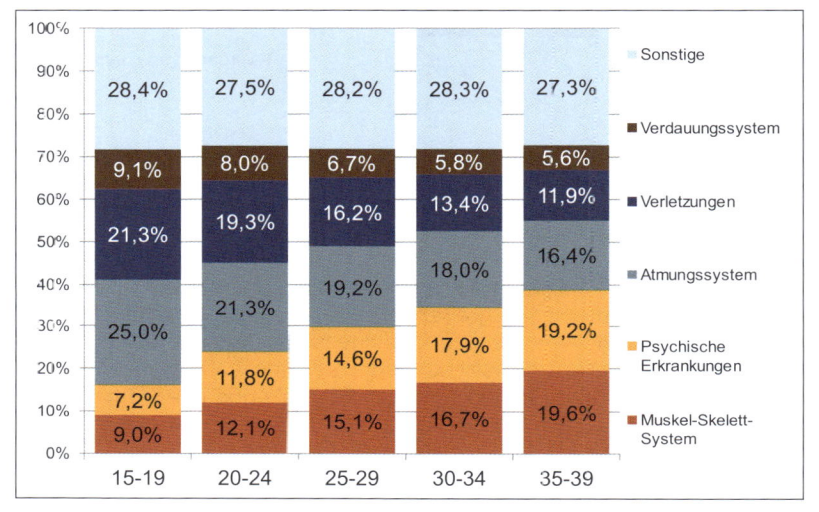

Altersgruppe	Sonstige	Verdauungssystem	Verletzungen	Atmungssystem	Psychische Erkrankungen	Muskel-Skelett-System
15-19	28,4%	9,1%	21,3%	25,0%	7,2%	9,0%
20-24	27,5%	8,0%	19,3%	21,3%	11,8%	12,1%
25-29	28,2%	6,7%	16,2%	19,2%	14,6%	15,1%
30-34	28,3%	5,8%	13,4%	18,0%	17,9%	16,7%
35-39	27,3%	5,6%	11,9%	16,4%	19,2%	19,6%

Quelle: AU-Daten der DAK-Gesundheit 2014

Abbildung 22: Anteile der wichtigsten Krankheitsarten an den AU-Tagen der fünf oberen Altersgruppen

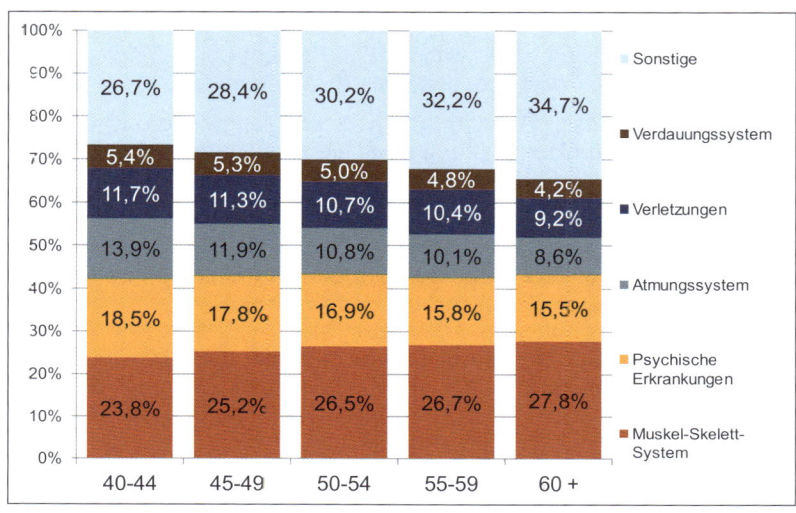

Altersgruppe	Sonstige	Verdauungssystem	Verletzungen	Atmungssystem	Psychische Erkrankungen	Muskel-Skelett-System
40-44	26,7%	5,4%	11,7%	13,9%	18,5%	23,8%
45-49	28,4%	5,3%	11,3%	11,9%	17,8%	25,2%
50-54	30,2%	5,0%	10,7%	10,8%	16,9%	26,5%
55-59	32,2%	4,8%	10,4%	10,1%	15,8%	26,7%
60 +	34,7%	4,2%	9,2%	8,6%	15,5%	27,8%

Quelle: AU-Daten der DAK-Gesundheit 2014

Auch Erkrankungen des Verdauungssystems haben hinsichtlich ihrer Altersverteilung eine mit zunehmendem Alter abnehmende Bedeutung für den Krankenstand. Erkrankungen mit dieser Diagnose sind bei den 15- bis 19-Jährigen für 9,1 Prozent des Krankenstands verantwortlich, bei den über 60-Jährigen ist der Anteil mit 4,2 Prozent deutlich geringer.

Erkrankungen des Verdauungssystems

Alles in allem muss bei der Interpretation der Zahlen berücksichtigt werden, dass der sinkende Anteil einiger Krankheitsarten mit zunehmendem Alter zu einem Teil darauf zurückzuführen ist, dass andere Krankheitsarten in ihrer Bedeutung deutlich zunehmen. Durch das insgesamt steigende Krankenstandniveau kann die relative Bedeutung einer Krankheitsart trotz gleich bleibender Zahl von Ausfalltagen sinken.

Die wichtigsten Einzeldiagnosen

Bisher wurde der Anteil der Krankheitsarten (ICD 10-Kapitel) am Krankenstand der Mitglieder der DAK-Gesundheit betrachtet. Tabelle 1 zeigt nun auf der Ebene der Einzeldiagnosen, welche konkreten Erkrankungen innerhalb der ICD 10-Kapitel die Höhe des Krankenstandes maßgeblich beeinflusst haben.

Die Rangliste wurde nach dem Kriterium des Anteils an den AU-Tagen erstellt. Im Anhang II zu diesem Report wird diese Rangliste auch differenziert für Männer und Frauen ausgewiesen.

Um Geschlechtsunterschiede erweiterte Tabelle im Anhang II

An der Spitze der AU-Tage stehen aus der Gruppe der Erkrankungen des Muskel-Skelett-Systems „Rückenschmerzen" (M54) als wichtigste Einzeldiagnose. Weitere wichtige Einzeldiagnosen dieser Erkrankungsgruppe waren „sonstige Bandscheibenschäden" (M51) sowie „Schulterläsionen" (M75), Binnenschädigung des Kniegelenkes (M23) und „Sonstige Enthesopathien" (M77).

Rang 1: Rückenbeschwerden

Auf Rang 2 stehen „Depressive Episoden" (F32). Weitere wichtige Einzeldiagnosen, die unter die psychischen Erkrankungen fallen, sind „Reaktionen auf schwere Belastungen und Anpassungsstörungen" (F43) sowie „Rezidivierende depressive Störungen" auf Platz 6 (F33), „andere neurotische Störungen" (F48), „Somatoforme Störungen" (F45) und „andere Angststörungen" (F41) Für alle psychischen Diagnosen gilt, dass ihr Anteil an den AU-Fällen erheblich geringer ist als ihr Anteil an den AU-Tagen. Das bedeutet, dass es sich hier zumeist um längerfristige Krankheitsfälle handelt.

Rang 2: Depressive Episoden

An dritter Stelle der Liste der wichtigsten Einzeldiagnosen stehen „Akute Infektionen an mehreren oder nicht näher bezeichneten Lokalisationen der oberen Atemwege" (J06). Zwei weitere wichtige Diagnosen aus dem Bereich der Atemwegserkrankungen, die zu den insgesamt 20 wichtigsten Einzeldiagnosen zählen, sind „Akute Bronchitis" (J20) sowie „Bronchitis, nicht als akut oder chronisch bezeichnet" (J40).

Rang 3: Infektion der Atemwege

Allgemeine Verletzungen auf Platz 10

Erst an zehnter Stelle der Liste der wichtigsten Einzeldiagnosen stehen 2014 die „Verletzungen einer nicht näher bezeichneten Körperregion" (T14). Darüber hinaus sind aus der Gruppe der Verletzungen „Luxationen, Verstauchungen und Zerrungen des Kniegelenks und von Bändern des Kniegelenks" (S83), „Fraktur des Unterschenkels, einschließlich des oberen Sprunggelenkes" (S82) wichtige Einzeldiagnosen in 2014.

Unter die 20 wichtigsten Einzeldiagnosen fallen außerdem die so genannten Magen-Darm-Infektionen „Sonstige und nicht näher bezeichnete Gastroenteritis und Kolitis infektiösen und nicht näher bezeichneten Ursprungs" (A09).

Darüber hinaus sind sonstige Viruserkrankungen zu finden, „Viruskrankheit nicht näher bezeichneter Lokalisation" (B34). Ebenfalls unter den 20 wichtigsten Einzeldiagnosen findet sich der Brustkrebs „bösartige Neubildung der Brustdrüse [Mamma]" (C50).

Veränderungen gegenüber dem Vorjahr:

Gegenüber dem Vorjahr sind nur wenige signifikante Veränderungen aufgetreten, die 0,3 Prozentpunkte oder mehr ausmachen.

Die Diagnose Rückenschmerzen sank von 6,1 Prozent auf 5,9 Prozent in ihrer Bedeutung. Ein Anstieg bei den depressiven Episoden von 5,1 Prozent auf 5,8 Prozent war zu beobachten Die Einzeldiagnose „akute Infektionen an mehreren nicht näher bezeichneten Lokalisationen der oberen Atemwege" sank von 6,7 Prozent auf 5,0 Prozent.

3 Arbeitsunfähigkeiten nach Krankheitsarten

Tabelle 1: Anteile der 20 wichtigsten Einzeldiagnosen an den AU-Tagen und AU-Fällen 2014

ICD 10	Diagnose	AU-Anteil AU-Tage	Anteil AU-Fälle
M54	Rückenschmerzen	5,9%	6,3%
F32	Depressive Episode	5,8%	1,3%
J06	Akute Infektionen an mehreren oder nicht näher bezeichneten Lokalisationen der oberen Atemwege	5,0%	11,4%
F43	Reaktionen auf schwere Belastungen und Anpassungsstörungen	2,9%	1,6%
M51	Sonstige Bandscheibenschäden	2,4%	0,7%
F33	Rezidivierende depressive Störung	2,0%	0,3%
A09	Sonstige und nicht näher bezeichnete Gastroenteritis und Kolitis infektiösen und nicht näher bezeichneten Ursprungs	1,7%	5,1%
M75	Schulterläsionen	1,7%	0,7%
J20	Akute Bronchitis	1,5%	2,6%
T14	Verletzung an einer nicht näher bezeichneten Körperregion	1,5%	1,4%
F48	Andere neurotische Störungen	1,5%	0,9%
M23	Binnenschädigung des Kniegelenkes [internal derangement]	1,5%	0,6%
J40	Bronchitis, nicht als akut oder chronisch bezeichnet	1,3%	2,3%
C50	Bösartige Neubildung der Brustdrüse [Mamma]	1,3%	0,1%
F45	Somatoforme Störungen	1,1%	0,6%
S83	Luxation, Verstauchung und Zerrung des Kniegelenkes und von Bändern des Kniegelenkes	1,1%	0,4%
F41	Andere Angststörungen	1,1%	0,3%
B34	Viruskrankheit nicht näher bezeichneter Lokalisation	1,0%	2,2%
M77	Sonstige Enthesopathien	1,0%	0,7%
S82	Fraktur des Unterschenkels, einschließlich des oberen Sprunggelenkes	1,0%	0,2%
	Summe	**42,3%**	**39,7%**

Quelle: AU-Daten der DAK-Gesundheit 2014

Die Bedeutung von Arbeits- und Wegeunfällen

Die DAK-Gesundheit arbeitet mit den Unfallversicherungsträgern bei der Verhütung arbeitsbedingter Gesundheitsgefahren eng zusammen. Im Rahmen des DAK-Gesundheitsreports ist es daher von Interesse, welchen Anteil Arbeits- und Wegeunfälle an den Arbeitsunfähigkeiten der Mitglieder der DAK-Gesundheit haben.

In den Daten der DAK-Gesundheit ist vermerkt, wenn beim Krankheitsfall eines Mitgliedes aufgrund von Arbeits- und Wegeunfällen oder auch Berufskrankheiten eine Leistungspflicht eines gesetzlichen Unfallversicherungsträgers besteht. Da Berufskrankheiten nur einen verschwindend geringen Anteil am Arbeitsunfähigkeitsgeschehen haben, beschränkt sich die Analyse in diesem Kapitel auf die Bedeutung von Arbeits- und Wegeunfällen.

Abbildung 23: Anteil der Arbeits- und Wegeunfälle an den AU-Tagen insgesamt und an der Krankheitsart „Verletzungen"

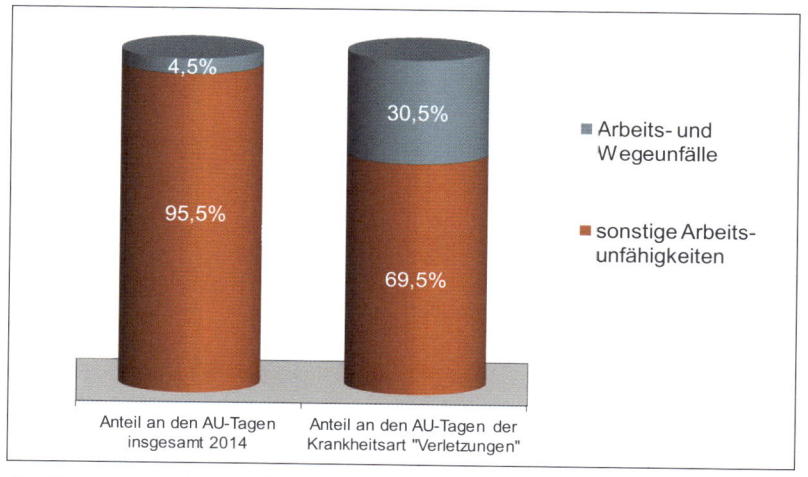

Quelle: AU-Daten der DAK-Gesundheit 2014

2014 wurden je 100 ganzjährig versicherter Mitglieder der DAK-Gesundheit 64,6 AU-Tage und 3,0 AU-Fälle wegen Arbeits- und Wegeunfällen beobachtet. Der Anteil am Gesamtkrankenstand betrug 4,5 Prozent.

Betrachtet man den Anteil der Arbeits- und Wegeunfälle an der Krankheitsart „Verletzungen", so betrug der Anteil hier rund 31 Prozent. Gegenüber dem Vorjahr hat sich der Anteil der Arbeits- und Wegeunfälle am Gesamtkrankenstand (2013: 4,3 Prozent) etwas erhöht. Als Anteil an der Krankheitsart „Verletzungen" haben Arbeits- und Wegeunfälle gegenüber dem Vorjahr (2013: 30,6 Prozent in 2013) geringfügig abgenommen.

4 Schwerpunktthema: „Update Doping am Arbeitsplatz": pharmakologisches Neuroenhancement durch Erwerbstätige

4.0 Einleitung

> „Die Ritalin-Tage hingegen sind intellektuelle Feuerwerke, fast Orgien der Schaffenskraft. Ich fange an, die Ritalin-Tage zu mögen. (...) Ich mag das Euphoriegefühl, das Ritalin mir verschafft, und die Leistung, zu der ich dadurch imstande bin." (o.V. 2009: 5)

So beschreibt ein anonymer Autor in der Wochenzeitung DIE ZEIT seine Erfahrungen mit Ritalin. Ritalin ist einer der Handelsnamen des zur Therapie von ADHS[6] verwendeten Wirkstoffs Methylphenidat. Im Selbstversuch nimmt der Philosophiestudent während der Prüfungsvorbereitung für seine Magisterprüfungen alle zwei Tage eine Ritalin-Tablette. Die erlebte Wirkung besteht vor allem in der Fähigkeit, stundenlang ohne Ablenkung und mit voller Konzentration lernen zu können: „Ich schaue nicht aus dem Fenster. Läuft jemand in der Bibliothek an meinem Tisch vorbei, dann blicke ich nicht auf, sondern starre eisern auf die Buchseiten. Ich arbeite konzentriert drei, vier Stunden lang. Ich vergesse den Druck, den Gärtner, den Kaffee" (o.V. 2009: 3). Sogar vor einer seiner Prüfungsklausuren nimmt der Autor des Selbstversuchs eine Tablette ein, „zehn Minuten nachdem ich die Pille geschluckt habe, fühlt es sich wieder an, als trüge ich Scheuklappen. Vier Stunden lang schreibe ich, fast ohne aufzublicken, Seite um Seite." (o.V. 2009: 5)

Pharmakologisches Neuroenhancement: Zwei Illustrationen

Als seine Packung aufgebraucht ist, widersteht er der Versuchung, sich eine weitere zu besorgen, obwohl er sich ohne Ritalin weniger leistungsfähig fühlt und sich eine Medikamentensucht abzeichnet. Sein Fazit nach einer Packung Ritalin, die er über einen Zeitraum von (vermutlich) einigen Wochen eingenommen hat:

> „Wer sagt, Ritalin helfe nicht, lügt. (...) Aus mir hat es den Studenten gemacht, der ich sein sollte: hellwach, fokussiert und diszipliniert. Und einen Menschen, der ich nicht sein will: zwanghaft und unentschlossen. Ich hatte keinen Hunger mehr und keinen Durst (...) Wenn die Wirkung nachließ, wurde ich unkonzentrierter als vorher, und statt mich zusammenzureißen, überlegte ich, wo ich wieder Ritalin herbekommen konnte." (o.V. 2009: 6)

Eine weitere Fallbeschreibung eines Ritalinmissbrauchs erschien im SPIEGEL (Blech *et al.* 2009). Sie handelt von einer Pharmazeutin, die über einen Zeitraum von drei Jahren zunächst alle zwei Tage, dann täglich Ritalin einnahm. Auch hier fällt die enorme Steigerung des kognitiven Leistungsvermögens auf, die durch das Medikament erzielt wurde. Selbst nach einem enormen täglichen Pensum an beruflicher, privater und ehrenamtlicher Arbeit mit beachtlichen Erfolgen war sie abends noch zu erstaunlichen Lektüreleistungen imstande:

---

[6] Aufmerksamkeitsdefizit-/Hyperaktivitätsstörung

"Sobald die Kinder im Bett waren, las Maria Westermann den SPIEGEL an einem Stück durch. Dann Fachliteratur über Psychologie, Medizin, Philosophie, Theologie. Sie verschlang Schopenhauer und Nietzsche".

"Sie leistete nun so viel wie nie, und sie wusste so viel wie niemals zuvor. Sie saß im Gemeinderat und sprudelte vor Einfällen, wie man die Gottesdienste wieder voll und die Kirche attraktiver machen könnte. (...) Die Bücher, all die Einsichten, die Neugierde ließ sie nicht mehr los – sie gönnte sich keine Verschnaufpause mehr" (Blech *et al.* 2009: 48f.).

Die kognitiven Hochleistungen – seien sie in diesem Fallbericht auch journalistisch übertrieben – gingen einher mit einer Medikamentenabhängigkeit, Persönlichkeitsveränderungen und Paranoia und führten nach etwa drei Jahren zum Zusammenbruch. Die Betroffene ließ sich in eine Suchtklinik aufnehmen.

Pharmakologisches Neuroenhancement

In diesen beiden Illustrationen geht es um das Thema pharmakologisches Neuroenhancement: der Gebrauch verschreibungspflichtiger Medikamente durch Gesunde, die damit eine Steigerung ihrer kognitiven Leistungsfähigkeit, eine Verbesserung der psychischen Befindlichkeit oder den Abbau von Ängsten und Aufregung in beruflichen oder privaten Stresssituationen beabsichtigen.

Pharmakologisches Neuroenhancement war bereits unter dem Titel „Doping im Beruf" Schwerpunktthema des DAK-Gesundheitsreports 2009 (Krämer und Nolting 2009b). Die wichtigsten Ergebnisse der dort unternommenen Analysen waren wie folgt:

Ergebnisse des DAK-Gesundheitsreports 2009: „Doping am Arbeitsplatz"

- Die vermeintlichen Möglichkeiten des pharmakologischen Neuroenhancements waren unter Erwerbstätigen schon 2008 in hohem Maße bekannt: knapp die Hälfte (44 Prozent) der Arbeitnehmer in Deutschland zwischen 20 und 50 Jahren wusste, dass bestimmte Medikamente zur Leistungssteigerung, Stimmungsverbesserung und zum Abbau von Ängsten und Nervosität eingesetzt werden können.[7]

- Die Einstellung der Erwerbstätigen gegenüber pharmakologischem Neuroenhancement war aufgeschlossen-skeptisch: Zwar schloss eine Mehrheit von etwa 60 Prozent der Befragten den Gebrauch von Medikamenten zur Steigerung der geistigen Leistungsfähigkeit grundsätzlich aus. Die verbliebenen 40 Prozent sahen dagegen „vertretbare Gründe" zum pharmakologischen Neuroenhancement, darunter v.a. die Steigerung von Aufmerksamkeit, Gedächtnis und Konzentration im Beruf sowie zur Bekämpfung von Müdigkeit bei dauernder Tätigkeit im Tag-Nachschicht-Wechsel.

- Die Hälfte der befragten Erwerbstätigen (50 Prozent) war der Meinung, dass mit der Einnahme entsprechender Medikamente Risiken verbunden sind, die den Nutzen überwiegen. Demgegenüber hielt jeder Fünfte die Risiken für vertretbar angesichts der positiven Wirkungen.

---

[7] Diese Ergebnisse basieren auf einer Online-Befragung von 3.017 Erwerbstätigen im Alter von 20 bis 50 Jahren. Die Befragten wurden zufällig aus dem forsa.omninet-Panel ausgewählt. Untersuchungszeitraum war der 20.-26. November 2008.

- Der Anteil derer, die tatsächlich pharmakologisches Neuroenhancement betreiben, war allerdings 2008 ausgesprochen gering: Je nachdem, wie streng die Kriterien definiert wurden (z.B. hinsichtlich Gebrauchshäufigkeiten) kam der DAK-Gesundheitsreport 2009 zu dem Ergebnis, dass ein bis fünf Prozent der Erwerbstätigen zwischen 20 und 50 Jahren (selten bis täglich) Medikamente zur Leistungssteigerung, zur Stimmungsverbesserung und zum Umgang mit Aufregung und Lampenfieber einnehmen. Die Autoren bilanzierten wie folgt:

> „Alles in allem kann nach den Ergebnissen der Bevölkerungsbefragung und den hier zugrunde gelegten Ein- und Ausschlusskriterien, d.h. speziell nach Häufigkeit der Einnahme und der Bezugsquelle bzw. Beschaffungspraxis, von 1,0 Prozent bis 1,9 Prozent ‚Dopern' in der Gruppe der aktiv Erwerbstätigen im Alter von 20 bis 50 Jahren ausgegangen werden. Diese Zahlen stützen u.E. nicht die Annahme, dass es sich beim ‚Doping am Arbeitsplatz' bzw. ‚Enhancement aktiv Erwerbstätiger' um ein (bereits) weit verbreitetes Phänomen handelt" (Krämer und Nolting 2009b: 60).

Dem DAK-Gesundheitsreport 2009 zufolge handelte es sich beim pharmakologischen Neuroenhancement („Hirndoping") um ein marginales Phänomen

Warum ein weiterer Gesundheitsreport zum Thema pharmakologisches Neuroenhancement?

Mit dem damaligen Schwerpunktthema „Doping am Arbeitsplatz" wurden für Erwerbstätige in Deutschland erstmals Daten vorgelegt, die Auskunft über Verbreitung und Häufigkeit (Gebrauchsprävalenzen) von pharmakologischem Neuroenhancement gaben. Zuvor gab es lediglich Daten aus anderen Ländern, v.a. aus den USA, und dort nur für Schüler und Studierende sowie für bestimmte Berufsgruppen (z.B. Soldaten, Wissenschaftler). Im Anschluss an den DAK-Gesundheitsreport hat sich auch in Deutschland die Forschung zur Verbreitung von „Hirndoping" intensiviert und es liegen nun (weitere) Daten zu Gebrauchsprävalenzen bei Schülern und Studierenden sowie in der Allgemeinbevölkerung vor. Die Studienlage erlaubt aber weiterhin kaum aktualisierte Aussagen zu Erwerbstätigen.

Seit 2009 gibt es keine neue Studie zum Neuroenhancement bei Erwerbstätigen

Somit ist nicht bekannt, wie sich die Verbreitung von pharmakologischem Neuroenhancement unter Erwerbstätigen in den letzten sechs Jahren entwickelt hat, sowie ob und wie sich die Einstellungen der erwerbstätigen Bevölkerung dazu verändert haben.

Es ist davon auszugehen, dass seit 2008, also dem Zeitpunkt der Datenerhebung des Gesundheitsreports mit Schwerpunktthema „Doping am Arbeitsplatz", Möglichkeiten des pharmakologischen Neuroenhancement bekannter geworden sind. Die Berichte darüber in der Presse alleine im Nachgang des Gesundheitsreports waren zahlreich. Auch die oben genannten Fallbeispiele, die nach 2009 erschienen sind, dürften zur Bekanntheit des Phänomens beigetragen haben.

Vor allem aber deutet sich an, dass eine Bevölkerungsgruppe, die über kurz oder lang einen Teil der Erwerbstätigen stellen wird, möglicherweise in sehr viel höherem Maße pharmakologisches Neuroenhancement betreibt: Studierende. Dies ist ein weiterer Grund dafür zu prüfen, ob sich „Doping im Beruf" mit dem Aufrücken jüngerer Jahrgänge in den Arbeitsmarkt verbreitet.

Im Übrigen wurde auch für die Allgemeinbevölkerung der Gebrauch von Medikamenten ohne medizinische Notwendigkeit zur Leistungssteigerung, aber auch der Gebrauch nicht-verschreibungspflichtiger Mittel durch die „Kolibri-Studie" des Robert-Koch Instituts erhoben (RKI 2011, Schilling et al. 2012).

Weiterer Forschungsbedarf wird auch durch methodische Kritik erzeugt, die an der Erhebung von Gebrauchsprävalenzen von Neuroenhancement mittels Fragebogen bemängelt, dass eine hohe Dunkelziffer verbleibt, mithin die Verbreitung von Neuroenhancement unterschätzt wird. Immerhin wurden in den entsprechenden Erhebungen, auch der des DAK-Gesundheitsreports 2009, Teilnehmer mehr oder weniger direkt gefragt, ob sie verschreibungspflichtige Medikamente missbrauchen. Es ist ungewiss, wie hoch der Anteil unehrlicher und sozial erwünschter Antworten hierbei ist (Dietz 2011: 173f., Schilling et al. 2012: 6).

Nicht nur ist die Studienlage limitiert hinsichtlich der Verbreitung des Phänomens, auch in Bezug auf Ursachenforschung und Risikofaktoren besteht noch viel Forschungsbedarf. Viele vermeintliche Erkenntnisse beruhen lediglich auf Experteneinschätzungen (Moesgen et al. 2013: 14) oder auf einer (für Erwerbstätige) ungeeigneten Datenbasis (Hermet-Schleicher und Cosmar 2014, RKI 2011).

Memorandum „sieben führender Experten" zum Neuroenhancement

Neben neuen Aspekten der Forschung gab es seit dem letzten DAK-Gesundheitsreport auch neue Initiativen der Bewertung von pharmakologischem Neuroenhancement. So hat eine Autorengruppe von sieben „führenden Experten" 2009 ein Memorandum veröffentlicht, in dem sie sich gegen die prinzipielle Vorab-Verurteilung von pharmakologischem Neuroenhancement wenden (Galert et al. 2009). Zwar gebe es derzeit kein Mittel, das eine nachgewiesene Wirkung hinsichtlich Leistungssteigerung mit keinen oder vernachlässigbaren Nebenwirkungen verbindet. Jedoch müsse man vorbereitet sein, wenn in näherer Zukunft solche Mittel zur Verfügung stehen und zu den verschiedenen rechtlichen und ethischen Aspekten eine Position entwickeln.

Die Einwände, die üblicherweise gegen „Hirndoping" vorgebracht werden, lassen sie nicht gelten. Pharmakologisches Neuroenhancement ist kein Betrug oder eine unfaire Praktik, sondern ist einzuordnen in Bemühungen des Menschen verschiedenster Art, die eigene Leistungsfähigkeit oder das seelische Wohlbefinden zu verbessern. Weder Denksport, Coaching oder Meditation erfährt eine negative Bewertung, ebensowenig der Konsum von Kaffee, Schokolade oder Ginkgo biloba-Extrakten, nicht mal der maßvolle Genuss von Alkohol. Auch gebe es keine natürliche „Obergrenze" der Leistungsfähigkeit des Menschen, die durch „Hirndoping" ins übernatürliche gesteigert werde.

Sie fordern aus ihren Überlegungen, dass es keinesfalls den Pharmherstellern überlassen bleiben dürfe, Studien zu leistungssteigernden Mitteln für Gesunde durchzuführen. Vielmehr solle die zunehmende Nutzung durch psychologische und soziologische Studien begleitet werden.

Dem Memorandum deutscher Experten gegenüber vergleichsweise radikal ist ein Positionspapier US-amerikanischer Wissenschaftler (Greely et al. 2008), das für einen verantwortlichen Gebrauch von Medikamenten zur Leistungssteigerung durch Gesunde plädiert. Die durch Medikamente verfügbaren Möglichkeiten, Gehirnleistungen zu verbessern, seien zu begrüßen und könnten zu erheblichen Verbesserungen in der Welt führen. Es sollte möglichst rasch Forschung zu Gebrauchsmöglichkeiten, Nutzen und Risiken von leistungssteigernden Medikamenten unternommen werden.[8]

> » Grundsätzliche Einwände, die die Nutzung pharmakologischer Neuroenhancer in beliebigen Kontexten ethisch inakzeptabel erscheinen lassen würden, gibt es meines Erachtens nicht. Das heißt jedoch nicht, dass es nicht jenseits von Sicherheitsbedenken in vielen spezifischen Kontexten gute Gründe gibt, ihre Nutzung problematisch zu finden. Das gilt insbesondere, wenn man ethische Gesichtspunkte in einem weiten Sinn berücksichtigt, der dann auch Überlegungen des guten Lebens einschließt. Auch wenn es keine überzeugenden Argumente für grundsätzliche Verbote von ‚idealen' Neuroenhancern (die real womöglich niemals verfügbar sein werden) gibt, könnte es für den Einzelnen aus wohlverstandenem Eigeninteresse sinnvoll sein, sich gegen ihre Nutzung zu entscheiden.
>
> Dr. Thorsten Galert, Deutsches Referenzzentrum für Ethik in den Biowissenschaften

Ebenso interessiert sich der Deutsche Bundestag für Fragen der Bewertung von möglicherweise in Zukunft zur Verfügung stehenden Neuroenhancern und gab beim Büro für Technikfolgen-Abschätzung beim Deutschen Bundestag ein entsprechendes Gutachten in Auftrag (Sauter und Gerlinger 2012, 2011). Derzeit schätzt offenbar kein Experte die Situation hinsichtlich verfügbarer Medikamente so ein, dass nebenwirkungsarme und für Leistungssteigerung von Gesunden geeignete Mittel tatsächlich verfügbar wären. Die Einschätzungen gehen allerdings in der Frage auseinander, ob dies tatsächlich möglich sein wird und ob man demnach in naher Zukunft die Debatte darüber führen muss, ob und wie pharmakologisches Neuroenhancement legitim, legal und gar förderungswürdig sein soll. Die im Rahmen des DAK-Gesundheitsreports befragten Experten waren übrigens übereinstimmend der Ansicht, dass dies nicht der Fall sein soll.

> » Aufgrund der geringen Wirksamkeit bisher verfügbarer Substanzen und keiner absehbaren Vereinfachung der Zugänglichkeit zu diesen Substanzen rechne ich nicht mit relevanter zunehmender Verbreitung.
>
> Dr. Katrin Gerlinger, Büro für Technikfolgen-Abschätzung beim Deutschen Bundestag (TAB)

Was ist pharmakologisches Neuroenhancement?

Unter Neuroenhancement soll in weitgehender Übereinstimmung mit der Begriffsverwendung in der entsprechenden Forschung jeder Versuch (egal mit welchen Mittel) verstanden werden, die kognitive Leistung zu steigern, das psychische Wohlbefinden zu verbessern oder

Begriff pharmakologisches Neuroenhancement

---

[8] Demgegenüber sehr kritische Beiträge sind z.B. Gaßmann *et al.* (2013), Giesert und Wendt-Danigel (2011), Norman *et al.* (2010) und einzelne Beiträge in Hildt und Franke (2013).

Ängste und Nervosität abzubauen.[9] Dazu gehören bspw. Meditation, Alltagsstimulanzien wie Tee oder Kaffee, illegale Drogen wie Kokain und verschreibungspflichtige Medikamente, die nicht indikationsgemäß zur Leistungssteigerung eingesetzt werden.

Pharmakologisches Neuroenhancement ist enger gefasst und meint nur die Einnahme verschreibungspflichtiger Medikamente mit der Absicht, Hirnfunktionen wie z.B. Erinnern, Wachheit oder Konzentration zu steigern oder das psychische Wohlbefinden zu verbessern oder Ängste und Nervosität abzubauen (Krämer und Nolting 2009b: 42f., Lieb 2010: 16f.). Wichtig bei dieser Definition ist, dass es um verschreibungspflichtige Medikamente geht (und nicht etwa um frei verkäufliche Präparate wie bspw. Ginkgo biloba-Extrakte oder Baldrianpräparate) und dass die Einnahme nicht zur Therapie einer Krankheit, wie bspw. einer Aufmerksamkeitsdefizit- und Hyperaktivitätsstörung (ADHS) oder einer Depression erfolgt.

> Die Einnahme verschreibungspflichtiger Medikamente durch Gesunde mit dem Ziel der kognitiven Leistungssteigerung, der Verbesserung des psychischen Wohlbefindens und zum Abbau von Ängsten und Nervosität

Da der Begriff Neuroenhancement, und erst Recht der Begriff „Hirndoping", vor allem die Assoziation der Leistungssteigerung nahelegt, soll kurz ausgeführt werden, warum auch Ziele wie die Verbesserung des psychischen Wohlbefindens und der Abbau von Ängsten und Nervosität unter den Begriff des (pharmakologischen) Neuroenhancements fallen und warum dies helfen soll, am Arbeitsplatz bessere Leistungen zu bringen.

1. Leistungssteigerung: Das Ziel der Leistungssteigerung wird v.a. mit Stimulanzien wie Methylphenidat oder Wachmachern wie Modafinil verfolgt. Gesunde erhoffen sich von der Einnahme dieser Substanzen eine Verbesserung der Konzentrationsfähigkeit, der Vigilanz, Lernfähigkeit und Wachheit sowie die Fähigkeit mit weniger Schlaf auszukommen (Hermet-Schleicher und Cosmar 2014: 9, Krämer und Nolting 2009b: 44). Dass diese Fähigkeiten in den meisten Berufen hilfreich sind, versteht sich von selbst.
2. Verbesserung des psychischen Wohlbefindens: In vielen Tätigkeiten ist nicht nur eine gewisse kognitive Leistungsfähigkeit erforderlich, sondern auch Kompetenzen im Umgang mit Menschen bis hin zu einer ausdrücklichen Anforderung an Freundlichkeit, Einfühlungsvermögen, Charisma oder Begeisterungsfähigkeit. Beispiele hier sind die Tätigkeit von Flugbegleitern, Sozialarbeitern, Call-Center-Agenten, Verkäufern, aber auch von Führungskräften und in mehr oder weniger ausgeprägtem Maße in allen Tätigkeiten, in denen ein Kontakt mit anderen Menschen erforderlich ist. Wer hierbei in guter Stimmung ist, dem werden diese Tätigkeiten leichter von der Hand gehen. Medikamente zum „Mood Enhancement" sind insofern auch „Doping am Arbeitsplatz".
3. Der Abbau von Ängsten und Nervosität ist in ähnlicher Weise ein Ziel von Neuroenhancement, das all jenen hilft, die schüchtern oder ängstlich sind oder schnell in Aufregung geraten. Wer eine Rede halten muss, vor Menschen auftritt oder eine ruhige Hand haben muss, wird sich von dieser Art des Neuroenhancements möglicherweise einen Vorteil versprechen. Ein typisches Beispiel hierfür, zumindest episodischer Evidenz zufolge, ist der des klassischen Musikers. „Es ist kein Geheimnis, dass vor allem unter den Musikern des klassischen Fachs der Gebrauch von Betablockern verbreitet ist", schreibt DIE ZEIT (Drösser 2009). „Diese Medika-

---

[9] So definiert beispielsweise Lieb (2010: 16f.) Neuroenhancement bzw. Cognitive Enhancement, als jede Verbesserung von Hirnfunktionen durch Neurotechnologien welcher Art auch immer.

mente, eigentlich für Herzkranke gedacht, senken die Pulsfrequenz und den Blutdruck. Unter ihrer Wirkung absolvieren die Künstler ihre Auftritte, innerlich immer noch aufgewühlt, aber körperlich ruhiger."

Die Definition des pharmakologischen Neuroenhancements verläuft also entlang der Kriterien (1) verschreibungspflichtige Medikamente, (2) ohne medizinische Notwendigkeit (durch Gesunde) mit den o.g. Zielen. Demnach ist pharmakologisches Neuroenhancement abzugrenzen von:

- der Einnahme von nicht-verschreibungspflichtigen Mitteln (z.B. Ginkgo biloba-Präparaten, Baldrian-Präparate, Koffeintabletten),
- von der Einnahme illegaler Drogen (z.B. Kokain, Amphetamine),
- von Techniken wie der transkraniellen Hirnstimulation,
- von Meditationstechniken,
- von Alltagsstimulanzien wie Kaffee oder Tee,
- von Alltagsorganisation mit dem Ziel des Erhalts von Wohlbefinden und (geistiger) Leistungsfähigkeit wie z.B. ausreichend Schlaf, gute Organisation der Arbeit, gesunde Ernährung, Sport.

Was nicht zum pharakologischen Neuroenhancement gehört

Die zum pharmakologischen Neuroenhancement eingesetzten Medikamentengruppen korrespondieren mehr oder weniger mit den genannten Zielen des Neuroenhancements:

Zu den **pharmakologischen (Psycho-)Stimulanzien** gehören Medikamente, die die Aktivität bestimmter Nervenzellen im Gehirn erhöhen und dadurch die Vigilanz (Aufmerksamkeit) steigern, das Schlafbedürfnis verringern und Motivation und Euphorie steigern (Repantis 2011: 9). Sehr bekannt in diesem Zusammenhang ist der zur Behandlung von ADHS eingesetzte Wirkstoff Methylphenidat, der auch bei Gesunden die Konzentration und kognitive Leistungsfähigkeit steigern soll. Teilweise werden auch Medikamente gegen krankhafte Müdigkeit zu dieser Gruppe gezählt. Insbesondere das „atypische Stimulanz" (Schmitt und Reith 2011) Modafinil, zur Behandlung von Narkolepsie eingesetzt, soll auch bei Gesunden Wachheit und Vigilanz fördern, v.a. wenn ein Schlafdefizit vorliegt (Krämer und Nolting 2009b: 45). (vgl. auch Tabelle 3 sowie Tabelle 4).

Stimulanzien

> » Aufgrund des ungünstigen Nebenwirkungsprofils und der im Vergleich zu Placebo relativ geringen Wirksamkeit rate ich von einem Gebrauch von Stimulanzien wie z.B. Modafinil durch Gesunde ab.
>
> Prof. Dr. Klaus Lieb, Universitätsmedizin Mainz

Antidementiva	Von Medikamenten aus der Gruppe der **Antidementiva** (z.B. Memantin, Piracetam), die zur Behandlung der Alzheimer-Demenz bzw. dementiellen Syndromen zugelassen sind, versprechen sich Gesunde, ihre Gedächtnisleistung verbessern zu können (Franke und Lieb 2010: 856, Hermet-Schleicher und Cosmar 2014: 10) (vgl. auch Tabelle 6).
Antidepressiva	Medikamente aus der Gruppe der **Antidepressiva** werden von Gesunden eingenommen in der Hoffnung, die Stimmung aufzuhellen, das psychische Wohlbefinden zu verbessern und eine gesteigerte Handlungsbereitschaft und Antrieb zu erfahren (Krämer und Nolting 2009b: 50) (vgl. auch Tabelle 5).
Betablocker	Die Gruppe der **Betablocker** (z.B. Metoprolol) wird schließlich von Gesunden eingesetzt, um Lampenfieber, Nervosität und Aufregung zu mindern (vgl. Tabelle 7).

> » In bestimmten Bereichen wird das Interesse immer da sein ('Viagra fürs Gehirn'), vor allem im Bereich der Studierenden, weil mit diesen Mitteln ein angeblicher Vorteil beim Lernen, bei der Konzentration und bei Prüfungen verbunden sein soll ("Wer nicht dopt, wird abgehängt'"). Dass diese heute verfügbaren Mittel diesen Effekt nicht haben, sondern vor allem Risiken bis hin zur Abhängigkeitsentwicklung, zur Überschätzung und Fehleinschätzung und zum "Übertünchen" von wichtigen Körpersignalen wie Müdigkeit oder Überforderung mit sich bringen, wird zu wenig berücksichtigt.
>
> Prof. Dr. Gerd Glaeske, Universität Bremen

4 Schwerpunktthema: Doping am Arbeitsplatz

Aufbau des Schwerpunktthemas

Literaturanalysen zum Forschungsstand

Zwar gibt es seit dem DAK-Gesundheitsreport 2009 keine neuen Daten zur Verbreitung von pharmakologischem Neuroenhancement unter Berufstätigen. Allerdings sind eine Reihe neuer Studien erschienen, die andere Gruppen betrachten, darunter Schüler, Studierende und die Allgemeinbevölkerung. Die Studienlage wird im ersten Kapitel mittels Literaturanalysen aufgearbeitet.

Kapitel 4.1: Literaturanalysen zum Forschungsstand zum pharmakologischen Neuroenhancement

Medikamentenportraits"

Viele Autoren, die Studien zu Wirkungen und Nebenwirkungen von Medikamenten auswerten, die von Gesunden mit dem Ziel der Leistungssteigerung eingenommen werden, kommen zu dem Schluss dass sich mit pharmakologischem Neuroenhancement erstens nicht die Wirkungen erzielen lassen, die sich Konsumenten davon versprechen, und dass zweitens mit erheblichen und gefährlichen Nebenwirkungen zu rechnen ist, darunter Persönlichkeitsveränderungen, Abhängigkeit und sogar dem Verlust von Leistungsfähigkeit. Gleichzeitig ist diese Gefahr Beschäftigten in hohem Maße bewusst. Fehlende Wirksamkeit bei gleichzeitig potentiell gefährlichen Nebenwirkungen sind ein wichtiger Grund, dass pNE vergleichsweise wenig verbreitet ist. Um die Aufklärung in diesem Sinne weiter zu befördern, sind „Medikamentenportraits" in Form von Textkästen in diesen Report eingearbeitet.

Kapitel 4.2: Medikamentenportraits

Ergebnisse der repräsentativen Befragung von Erwerbstätigen zum Thema pharmakologisches Neuroenhancement

Kapitel 2 stellt die Ergebnisse einer repräsentativen Befragung von ca. 5.000 Erwerbstätigen dar, die im Rahmen des DAK-Gesundheitsreport 2015 durchgeführt wurde. Fragestellungen hierbei sind:

- Wie verbreitet ist pharmakologisches Neuroenhancement? Wer sind die Nutzer?
- Wer sind die Nicht-Nutzer und was sind deren Gründe, auf pharmakologisches Neuroenhancement zu verzichten? Welche Gruppen sind gefährdet?
- Wie stehen Arbeitsbedingungen in Zusammenhang mit pharmakologischem Neuroenhancement?
- Nimmt die Verwendung von pharmakologischem Neuroenhancement zu?

Kapitel 4.3: Bevölkerungsbefragung zu Verbreitung von und Einstellungen zu pharmakologischem Neuroenhancement

Analyse der Verordnungsdaten der DAK-Gesundheit

Eine Auswertung der Verordnungsdaten der DAK-Gesundheit soll die Ergebnisse der Beschäftigtenbefragung flankieren und prüft, in welchem Maße Verordnung von entsprechenden Medikamenten indikationsgemäß erfolgen. Je größer das Ausmaß, in dem dies nicht der Fall ist, umso größer der Verdacht, dass Medikamente (vermutlich auf Wunsch des Patienten) ohne medizinische Notwendigkeit verordnet wurden.

Kapitel 4.4: Analyse der Arzneimittelverordnungsdaten der DAK-Gesundheit

Kapitel 4.5: Absatz nicht verschreibungspflichtiger Mittel zum Neuroenhancement	**Analyse des Absatzes von nicht-verschreibungspflichtigen Medikamenten zum Neuroenhancement**
	Gleichwohl nicht-verschreibungspflichtige Mittel wie etwa Ginkgo biloba-Präparate nicht unter den Begriff des pharmakologischen Neuroenhancements fallen, werden diese als ein dem pNE verwandtes Phänomen mit behandelt. Zum einen wurden in der Beschäftigtenbefragung entsprechende Fragen gestellt, zum anderen wurde eine spezielle Datenquelle hierzu ausgewertet, nämlich OTC-Daten von IMS Health, die Apothekenverkäufe erheben.
Kapitel 4.6: Ergebnisse einer halbstandardisierten Expertenbefragung	**Expertenbefragung zum Thema pharmakologisches Neuroenhancement**
	Im Rahmen des DAK-Gesundheitsreport 2015 wurden eine Reihe von Experten zum Thema mittels eines halbstandardisierten Fragebogens befragt. Die Ergebnisse dieser Befragung finden sich zum einen in Form von Originalzitaten in den Report eingearbeitet, zum anderen sind ausgewählte Positionen der Experten in Kapitel 4.6 zusammengestellt.

> » Ich sehe überhaupt keine Chancen von pharmakologischem Neuroenhancement. Erstens gibt es keine belastbare Evidenz, dass Neuroenhancement dem - gesunden - Konsumenten irgendeinen nachhaltigen Gewinn in der Lebensbewältigung bietet. Zweitens ggf. akut erzielte höhere Vigilanz ist ein Surrogatparameter und kein selbständiger - bürgerrelevanter - Nutzen. Drittens: Das Naturprinzip der Homöostase lässt sicher erwarten, dass längerfristiges Neuroenhancement Gegenregulationen induziert. Das leistet Viertens der Entwicklung einer Toleranz und Addiction Vorschub.
>
> Prof. Dr. Jürgen Fritze, Universität Frankfurt am Main

4 Schwerpunktthema: Doping am Arbeitsplatz

4.1 Forschungsstand: Verbreitung von pharmakologischem Neuroenhancement in Deutschland

Wie verbreitet ist die Verwendung verschreibungspflichtiger Medikamente mit dem Ziel der Leistungssteigerung oder der Verbesserung der psychischen Befindlichkeit?

Der Gesundheitsreport 2009 zum Thema „Doping am Arbeitsplatz" fand zu diesen Fragen für Deutschland nahezu keine Studien vor und konnte lediglich US-amerikanischen Studien heranziehen. Mittlerweile hat sich die Studienlage für Deutschland verbessert und es liegen zumindest für bestimmte Verwendergruppen Angaben über die Verbreitung von pharmakologischem Neuroenhancement in Deutschland vor. Vergleichsweise wenig gute Evidenz gibt es demgegenüber für die Ursachen von pNE und seiner Verbreitung unter Erwerbstätigen in Deutschland.

Die Debatte um pharmakologisches Neuroenhancement begann sich in Deutschland etwa zwischen 2008 und 2010 zu intensivieren. Auslöser waren einzelne Studien in den USA, die eine sehr hohe Zahl von Verwendern unter Studierenden behaupteten sowie eine Umfrage der Zeitschrift Nature unter Wissenschaftlern, in der jeder fünfte Teilnehmer angab, Medikamente zur Leistungssteigerung zu verwenden. Auch die ständig steigenden Methylphenidat-Verordnungen nährten den Verdacht – in Deutschland wie in den USA (z.B. Low und Gendaszek (2002)) –, dass ein Teil des verschriebenen Methylphenidats nicht medizinisch notwendig eingenommen wird.

Für Deutschland gibt es kaum Studien über die Verwendung von pharmakologischem Neuroenhancement unter Erwerbstätigen

Für die Gruppe der Erwerbstätigen löste der DAK-Gesundheitsreport 2009 mit dem Schwerpunktthema „Doping am Arbeitsplatz" ein breites Echo in den Medien aus; die in diesem Rahmen durchgeführte Befragung wurde im Rahmen verschiedener Beiträge auch in die Forschung eingebracht und dort vielfach rezipiert (Krämer 2010, 2011, Lieb 2010, RKI 2011).[10]

Bevor die Nature-Umfrage (und dann der DAK-Gesundheitsreport 2009) in Deutschland die Debatte anstieß, lagen schon mehrere Studien zum Missbrauch v.a. von Methylphenidat und Amphetamin-Präparaten (wie Adderall) unter Studierenden in den USA vor, die bis heute in Studien zur Verbreitung von pNE zitiert werden. Auffällig sind bei diesen College-Studien vor allem die teilweise sehr hohen Gebrauchsprävalenzen. So kommt eine systematische Auswertung der für die USA verfügbaren Literatur alleine zum Missbrauch von verschreibungspflichtigen ADHS-Medikamenten (Wilens et al. 2008) zu dem Ergebnis, dass die 12-Monats-Prävalenzen zwischen 5 und 35 Prozent liegen. Bis zu einem Drittel der Studierenden in den USA hat demzufolge alleine in den letzten 12 Monaten ADHS-Medikamente missbraucht.

Studien zum Missbrauch von ADHS-Medikamenten behaupten teilweise sehr hohe 12-Monats-Gebrauchsprävalenzen unter Studierenden von bis zu 35 Prozent

Alamierende Zahlen gingen auch aus der Umfrage hervor, die die Zeitschrift Nature unter Wissenschaftlern durchführte, an der sich 1.427 Wissenschaftler aus 60 Ländern beteiligten. 20 Prozent gaben an, bereits eines oder mehrere Medikamente zur Verbesserung von Konzentration, Gedächtnis oder Aufmerksamkeit eingenommen zu haben, ohne dass eine medizinische Notwendigkeit vorlag. Unter die-

---

[10] Weitere Überblicke über den Forschungsstand zu Neuroenhancement und/oder zu Präventionsaspekten in der Arbeitswelt bieten Henkel (2013), Kowalski (2013), Holzer (2011) sowie Giesert und Wendt-Danigel (2011).

sen „Hirndopern" hatten 62% Methylphenidat eingenommen, 44% Modafinil und 15% Betablocker. Knapp 30 Prozent der Verwender gaben weitere Substanzen an, darunter Adderall und Dexedrin (Maher 2008).[11]

Diese hohen Werte scheinen alamierend, geben aber mit hoher Wahrscheinlichkeit nicht angemessen Auskunft über die Verbreitung des Missbrauchs verschreibungspflichtiger Medikamente zur Leistungssteigerung oder Verbesserung des psychischen Wohlbefindens. Die Studien unter College-Studierenden überschätzen zum einen die Einnahme von Methyphenidat, Adderall u.ä. Stimulanzien, weil häufig nicht nur die Einnahmen mit dem Ziel der Leistungssteigerung erhoben wurde, sondern auch der Missbrauch auf Parties. Z.B. untersuchen Babcock und Byrne (2000) den „recreational use", also den Missbrauch von Methylphenidat als Freizeit-Droge. Dementsprechend ist auch die nasale Einnahme unter den hier Befragten prävalent, eine Applikation, die zum Neuroenhancement praktisch unbekannt ist. In einer Studie von Low und Gendaszek (2002) nimmt jeder fünfte Methyphenidat-Konsument das Medikament in Kombination mit Alkohol ein, was ebenso ein Hinweis auf die Verwendung als Partydroge ist.

Überschätzt wird die Verbreitung des Missbrauchs von Stimulanzien an US-amerikanischen Colleges vermutlich auch deshalb, weil illegale Drogen in vielen Studien mitabgefragt werden. Gegenstand der Befragung in Low/Gendaszek beispielsweise sind Amphetamine, und zwar sowohl in Form verschreibungspflichtiger Medikamente als auch in Form illegaler Drogen. Dementsprechend hoch ist die ermittelte Prävalenz von 35,5 Prozent.

Schwierigkeiten bei der Interpreation dieser Studien bereitet auch die Tatsache, dass es sich bei den Stichproben häufig um so genannte Convenience Samples handelt, also um Stichproben, die nicht durch eine Zufallsauswahl zustande kommen und auch nicht nachträglich im Hinblick auf relevante Kriterien kontrolliert werden können. Studien, die diese methodischen Limitationen nicht aufweisen, kommen zu deutlich niedrigeren Prävalenzen unter Studierenden. Hierzu gehört beispielsweise die Studie von Teter *et al.* (2006) mit einer Zufallsstichprobe auf einem Undergraduate College mit 4.580 Teilnehmern, einer guten Rücklaufquote von 66 Prozent sowie einem Non-Responder-Survey, der keine relevanten Unterschiede zwischen Teilnehmern und Nicht-Teilnehmern fand. Im Jahr 2005 fanden sie für verschreibungspflichtige Stimulanzien eine Lebenszeitprävalenz von 8,3 Prozent und eine 12-Monatsprävalenz von 5,9 Prozent vor. In einer dem vorgeschalteten Studie fanden Teter *et al.* (2003) für den Missbrauch von Methyphenidat eine 12-Monatsprävalenz von 3 Prozent vor.

Auch bei der Nature-Umfrage unter Wissenschaftlern handelt es sich um ein Convenience Sample insofern, als dass die Umfrage online zum Ausfüllen zur Verfügung stand und Teilnehmer sich selbst auswählten. Insbesondere durch den Kontext der vorangehenden Debatten im Internetforum von Sahakian und Morein-Zamir ist davon auszugehen, dass es sich bei den Teilnehmern um Interessierte und Aufgeschlossene handelt (vgl auch die Bewertung von Lieb (2010: 51)).

---

11   Dem vorangeganger war der Kommentar von Sahakian und Morein-Zamir (2007): „Professores little helper" (zit. nach Lieb 2010) basierend auf einer kleinen Umfrage, in der Kollegen der Autoren zur Frage Stellung nahmen, ob sie es in Erwägung ziehen würden, ihre geistige Leistungsfähigkeit mittels Medikamenten zu steigern.

Wie sieht die Studienlage zur Verbreitung von pNE in Deutschland aus? Auch wenn sich die Studienlage seit 2008 verbessert hat, ist die Forschungslandschaft hierzu immer noch vergleichsweise übersichtlich. Im Folgenden sind die für den Kontext dieses Schwerpunktthemas wichtigen Studien zur Verbreitung von pNE in Deutschland dargestellt.

Verwendung von pharmakologischem Neuroenhancement unter Studierenden

Franke *et al.* (2011) erhoben die Prävalenz des nicht-medizinischen Gebrauchs von verschreibungspflichtigen Medikamenten (Methylphenidat und Amphetaminen) unter Schülern und Studierenden in Deutschland zum Zwecke der Leistungssteigerung ("cognitive Enhancement") in Schule und Studium in Deutschland.[12] Befragt wurden Schüler (N=1.035) und Studierende (N=512) ob sie verschreibungspflichtige Medikamente (Methyphenidat, Amphetamine[13] und Modafinil) nicht medizinisch zum Zweck des kognitiven Enhancements einsetzen. Nicht Thema der Befragung ist "Mood Enhancement", also pNE zur Verbesserung des psychischen Wohlbefindens oder zum Abbau von Ängsten und Nervosität.

„Mainzer Studie"

Ausdrückliches Ziel der Studie war, den Missbrauch von Stimulanzien exklusiv zum Neuroenhancement zu ermitteln – im Gegensatz also zu vielen der US-Studien, die den Missbrauch von Medikamenten abfragen und die Motive erst im Nachhinein erheben, wobei dann unter den Motiven auch andere als die des Neuroenhancements zu finden sind, wie z.B. Experimentierfreude, Party oder ein beabsichtigter Gewichtsverlust. Die Befragung fand an acht Schulen statt (Gymnasium und Berufsschule) sowie an der Universität Mainz in den Fachrichtungen Medizin, Ökonomik und Pharmazie. Die Befragungen zeichnen sich durch hohe Rücklaufquoten aus (99,8 bei Schülern und 68,3 Prozent unter Studierenden), die durch die Befragung ganzer Klassen bzw. ganzer universitärer Veranstaltungen erreicht wurde.

Ergebnis war, dass unter den Schülern 1,55 Prozent wenigstens einmal im Leben verschreibungspflichtige Stimulanzien zur Steigerung der kognitiven Leistungsfähigkeit verwendet haben. Unter Studierenden betrug diese Lebenszeitprävalenz 0,78 Prozent. Die 12-Monats-Prävalenzen waren 0,29 Prozent für Schüler und 0,2 Prozent für Studierende (Franke *et al.* 2011: 60ff.).

Ermittelt wurde nicht nur die tatsächliche Verwendung, sondern auch das Wissen um die vermeintlichen Möglichkeiten des pNE. Knapp ein Drittel der Schüler (30,7 Prozent) und 58 Prozent der Studierenden hatte schon von den Möglichkeiten gehört, kognitive Fähigkeiten durch verschreibungspflichtige Medikamente zu steigern (Franke *et al.* 2011: 62). Studierende wissen in dieser Studie zu einem geringeren Anteil um die Möglichkeiten des pNE als Studierende in der Erhebung von Middendorff und in der Erwerbstätigenstudien dieses Reports (vgl. Abschnitt 4.1). Gemessen an den Erhebungszeitpunkten könnte dies

---

12 Außerdem erhoben sie auch den Gebrauch illegaler Drogen zum Zwecke der Leistungssteigerung; die Ergebnisse werden in der Studie für beide Substanzgruppen getrennt ausgewiesen hier werden nur die Ergebnisse zum Enhancement mittels verschreibungspflichtiger Medikamente referiert.

13 Adderall.

HISBUS-Befragung zur Verbreitung und zu Mustern von Hirndoping

ein Hinweis sein, dass das Wissen um Neuroenhancement mit Hilfe von verschreibungspflichtigen Medikamenten schnell zunimmt.

Middendorff et al. (2012) sowie Middendorff und Poskowsky (2013) referieren Ergebnisse der HISBUS-Studie, einer repräsentativen Erhebung unter Studierenden mit Hilfe des HISBUS-Panels (http://www.hisbus.de/) zu „Hirndoping" und „Soft-Enhancement" (Leistungssteigerung mit Mitteln, die nicht verschreibungspflichtig, aber auch keine illegalen Drogen sind). In dieser Erhebung wissen 84% um Möglichkeit des Neuroenhancements, d.h. sie geben an, dass sie schon einmal davon gehört haben, dass es Substanzen gibt, die mit dem Ziel der geistigen Leistungssteigerung eingenommen werden. Für 71 Prozent kommt es nicht in Frage, solche Mittel zu nutzen (wobei mit Mitteln hier auch nicht-verschreibungspflichtige Präparate gemeint sind).

Als „Hirndoper", wie sie die Studie nennt, geben sich in der HISBUS-Studie 5,3 Prozent zu erkennen. Das sind also all jene, die seit Beginn des Studiums wenigstens einmal eine der folgenden Substanzen eingenommen haben: Amphetamine, Methylphenidat, Modafinil, Kokain, MDMA, Betablocker und Cannabis[14]. Als „Soft-Enhancende" klassifiziert die Erhebung 5,2 Prozent der Befragten.

Durch den Einbezug illegaler und sehr verschiedenartiger Drogen sind die Ergebnisse der HISBUS-Befragung nur eingeschränkt mit den Erebnissen anderer Studien, auch die des Schwerpunktthemas in diesem Report, vergleichbar.

Studierendenbefragung mit besonderer Fragetechnik zur Schätzung der Dunkelziffer

Eine Sonderstellung unter den Prävalenzstudien unter Studierenden nimmt die Erhebung von Dietz et al. (2013) ein. Mit Hilfe der Randomised-Response-Technik (RRT), die Befragten ein besonders hohes Maß an Anonymität zusichert, ermittelt er die Prävalenz der Verwendung von verschreibungspflichtigen Medikamenten, aber auch von illegalen Drogen und nicht verschreibungs-, aber apothekenpflichtigen Mitteln (z.B. Koffeintabletten). Diese Begriffsbestimmung von „Hirndoping" ist somit eine weiter gefasste als die in diesem Report und auch als beispielsweise bei Lieb (2010: 25) zu Grunde gelegte Definition, die sowohl illegale Drogen als auch nicht verschreibungspflichtige Mittel ausdrücklich ausschließt (Dietz et al. 2013: 46).

Die Befragung (N=2.569) wurde so durchgeführt, dass Fragebögen zu Beginn von universitären Kursen verteilt und am Ende wieder eingesammelt wurden, so dass hohe Rücklaufquoten erreicht werden konnten. Auf Basis der RRT-Angaben wurden 12-Monats-Gebrauchsprävalenzen von 20 Prozent geschätzt. Diese Angaben liegen erheblich über den Ergebnissen von Franke et al. sowie von Middendorff, schließen aber wie gesagt auch die Verwendung illegaler Drogen und nicht verschreibungspflichtiger Mittel zur Leistungssteigerung und Verbesserung der Stimmung ein. Die Autoren folgern, dass bei Abfrage ohne spezielle Fragetechniken die Verwendung von kognitivem Enhancement unterschätzt wird.

---

14 Der Fragewortlaut lautete hierbei: „Welche Substanz(en) haben Sie zur eigenen geistigen Leistungssteigerung und/oder zur Beruhigung (nicht aus Genussgründen oder im Rahmen ärztlicher Verordnung) eingenommen?" (Middendorff et al. 2012: 93)

> Ein effektives Verbot von Neuroenhancern wäre an Schulen und Universitäten aus verschiedenen Gründen noch weit schwieriger durchzusetzen als im Fall des Dopings im Leistungssport. Beispielsweise wäre ein Kontrollregime, wie es bei professionellen Athleten angewandt wird, bei dem jederzeit unangekündigte Tests auf verbotene Substanzen vorgenommen werden können, während der Schul- und Universitätsausbildung vollkommen abwegig. Wenn entsprechende Kontrollen jedoch nur vor bestimmten Prüfungen durchgeführt würden, könnten Schüler und Studierende, die zur Einnahme von Neuroenhancement-Präparaten entschlossen sind, während der Prüfungsvorbereitung immer noch erheblich von diesen profitieren. Sinnvoller als eine Verbotsstrategie erscheint zum gegenwärtigen Zeitpunkt gezielte Aufklärung, die vor allem thematisieren sollte, wie fragwürdig der Nettonutzen heute verfügbarer Präparate im Verhältnis zu möglichen Nebenwirkungen ist.
>
> Dr. Thorsten Galert, Deutsches Referenzzentrum für Ethik in den Biowissenschaften

Verwendung von pharmakologischem Neuroenhancement in der Allgemeinbevölkerung: die Kolibri-Studie des Robert-Koch Instituts

Zwar hat die Kolibri-Studie des Robert-Koch Instituts zum Konsum leistungsbeeinflussender Mittel in Alltag und Freizeit (RKI 2011) nicht speziell pharmakologisches Neuroenhancement zum Gegenstand, sondern generell die Häufigkeit der Anwendung leistungssteigernder Mittel in Alltag und Freizeit, auch und vor allem beim Sport. Ein Kapitel der Studie wirdmet sich jedoch speziell Mitteln, die zum pharmakologischen Neuroenhancement eingesetzt werden können (RKI 2011: 13).

"Kolibri-Studie" des RKI

Was die Studie in diesem Zusammenhang wertvoll macht, ist, dass sie nicht die Verwendung von pNE innerhalb spezieller Gruppen (wie z.B. Schüler, Studierende oder Erwerbstätige) untersucht, sondern die der Allgemeinbevölkerung.[15] Die Schnittmenge von pharmakologischem Neuroenhancement (wie es im DAK-Gesundheitsreport verstanden wird) mit der Kategorie der leistungssteigernden Mittel der Kolibri-Studie besteht in den folgenden Mitteln: Methylphenidat, Modafinil, Antidementiva, Antidepressiva und Betablocker ("verschreibungspflichtige psycho- und neurotrope Medikamente"). Was im Zusammenhang mit verschreibungspflichtigen Medikamenten genau unter chemisch-synthetischen Stimulanzien (laut Kolibri-Fragebogen z.B. Amphetaminen) zu verstehen ist, ist unklar. Eine Einschränkung der Vergleichbarkeit entsteht weiter dadurch, dass unter den Antidementiva auch nicht verschreibungspflichtige Johanniskraut-Präparate enthalten sein könnten.

Die Anwendung von Neuroenhancement mittels verschreibungspflichtiger Medikamente (hier einschließlich der – üblicherweise illegalen – chemisch-synthetischen Stimulanzien wie Amphetamine und ein-

---

15 Zur Methodik: Die Datenerhebung für die Studie erfolgte von März bis Juli 2010, die Studienteilnehmer rekrutieren sich aus GEDA-Teilnehmern (GEDA=Gesundheit in Deutschland aktuell, eine regelmäßige Befragung im Rahmen des Gesundheitsmonitorings des RKI). Grundgesamtheit ist hier somit die deutschsprachige erwachsene Wohnbevölkerung, die über einen Festnetzanschluss verfügt. An der Kolibri Studie nahmen N=6.142 Erwachsene zwischen 19 und 97 Jahren Teil, der Befragungsmodus war schriftlich postalisch.

schließlich nicht verschreibungspflichtiger Johanniskraut-Präparate) kommt der Kolibri-Studie zufolge sehr selten vor (RKI 2011:87). Nur 1,5 Prozent der Befragten nahmen irgendeines der genannten Mittel (in den zurückliegenden 12 Monaten wenigstens einmal ohne medizinische Notwendigkeit ein). Bei Frauen kommt die Anwendung tendenziell häufiger vor als bei Männern (1,8 zu 1,3 Prozent) was ausschließlich am häufigeren Gebrauch von Antidepressiva liegt (1,2 zu 0,7 Prozent).

Antidepressiva sind unter den genannten Mitteln die am häufigsten eingenommenen Neuroenhancer: 1,0 Prozent der Befragten geben an, diese innerhalb der letzten 12 Monate wenigstens einmal ohne medizinische Notwendigkeit eingenommen zu haben (allerdings sind hier nicht verschreibungspflichtige Johanniskraut-Präparate eingeschlossen). Auf Rang 2 folgen chemisch-synthetische Stimulanzien (Amphetamine) mit 0,5 Prozent (bei Männern und Frauen gleichermaßen). Antidementiva werden von keinem der Befragten eingenommen, Betablocker von nur je 0,1 Prozent der Frauen und Männer. Darüber hinaus gibt niemand die Einnahme von Methylphidat oder von Modafinil an (RKI 2011:87) (Tabelle 2).

Tabelle 2: "Verwendung von Neuroenhancern ohne medizinische Notwendgkeit in den letzten 12-Monaten, stratifiziert nach Geschlecht" (RKI 2011)

	Gesamt		Frauen		Männer	
	%	95%-KI	%	95%-KI	%	95%-KI
12-Monats-Gebrauchsprävalenz der verschreibungspflichtigen Mittel:						
Betablocker	0,1	0,0-0,1	0,1	0,0-0,2	0,0	0,0-0,1
Chemisch-sythetische Stimulanzien	0,5	0,3-1,0	0,5	0,2-1,3	0,5	0,2-1,1
Methyphenidat	0,0	0,0-0,1	0,0	0,0-0,2	-	-
Antidementiva	0,0	0,0-0,1	0,0	0,0-0,1	-	-
Antidepressiva	1,0	0,7-1,4	1,2	0,7-2,0	0,7	0,4-1,3
Modafinil	-	-	-	-	-	-
Gesamt	1,5	1,1-2,1	1,8	1,2-2,8	1,3	0,8-2,0

Quelle: (RKI 2011:87). N=6.142 abzüglich keine Angaben

Die Autoren resümieren: "Die Verwendung von verschreibungspflichtigen Psycho- und Neuropharmaka ohne medizinische Notwendigkeit zur Verbesserung der geistigen Leistungsfähigkeit (Neuroenhancement) ist nur gering verbreitet. Die berichtete Gesamtprävalenz von Männern und Frauen liegt bei 1,5 Prozent. Ein erhöhtes Risiko, pharmakologische Neuroenhancer einzusetzen, weisen insbesondere Frauen, Menschen im Alter von 18 bis 44 Jahren und Erwerbstätige mit einer durchschnittlichen Wochenarbeitszeit von mehr als 40 Stunden auf" (RKI 2011: 10).

DAK Gesundheitsreport 2009

Eine erste Schätzung der Gebrauchsprävalenzen von pharmakologischem Neuroenhancement unter Erwebstätigen in Deutschland leistete der DAK-Gesundheitsreport 2009 (Krämer und Nolting 2009b) mit dem Schwerpunktthema „Doping am Arbeitsplatz". In diesem Zusammenhang wurden N=3.017 Erwerbstätige im Alter von 20 bis 50 per Online-Fragebogen befragt.

DAK-Report 2009 mit Schwerpunktthema „Doping am Arbeitsplatz"

Neben der tatsächlichen Gebrauchsprävalenz wurde gezielt nach indirekten Hinweisen für die Verbreitung von pNE gesucht. 18,5 Prozent der Befragten kennen eine oder mehrere Personen, die Medikamente zur Steigerung der geistigen Leistungsfähigkeit ohne medizinische Notwendigkeit eingenommen haben bzw. einnehmen (Krämer und Nolting 2009b: 52). Ein weiterer indirekter Hinweis: 21,4 Prozent wurden solche Medikamente ohne medizinische Notwendigkeit empfohlen. Die meisten dieser Empfehlungen stammen aus dem Kollegen-, Freundes-, Bekannten- oder Familienkreis (Krämer und Nolting 2009b: 53).

Der Anteil der Befragten, die selbst schon Medikamente zur Verbesserung der geistigen Leistungsfähigkeit oder der psychischen Befindlichkeit ohne medizinische Notwendigkeit eingenommen haben bzw. einnehmen, betrug 5%. Diese Gruppe wurde im Gesundheitsreport vorläufig als „Hirndoper" eingestuft und im Hinblick auf die verwendeten Medikamente und Gebrauchshäufigkeit näher betrachtet.

Als „engerer Kreis" der Hirndoper wurden dann allerdings nur die gezählt, die täglich, bis zu zweimal pro Woche oder bis zu zweimal im Monat entsprechende Medikamente einnehmen. Dies sind 65 Befragte bzw. 2,2 Prozent. (S.56f)

Schließlich wurde eine weitere Eingrenzung dieser Gruppe vorgenommen. Hintergrund hierfür ist die Feststellung, dass ein erheblicher Anteil der Hirndoper die Mittel auf eine Weise bezieht, die darauf hindeutet, dass es sich entweder um nicht verschreibungspflichtige Mittel handelt (die von der Definition von „Hirndoping" ausgeschlossen sind) oder dass doch eine medizinische Indikation gegeben war. Der erste Fall wurde von den Autoren dann vermutet, wenn Befragte angaben, ihre Mittel ohne Rezept bei einer Standort- oder Internetapotheke zu beziehen (es schien ihnen unwahrscheinlich, dass Apotheken verschreibungspflichtige Mittel ohne Rezept ausgeben). Der zweite Fall wurde angenommen, wo Befragte die Mittel mit Rezept (inkl. Privatrezept) oder als ärztliches Muster beziehen (es schien den Autoren unplausibel, dass Ärzte diese Mittel ohne medizinische Begründung verschreiben bzw. ausgeben) (S.59).

Im Ergebnis wurden dann nur noch die als „Hirndoper" angesehen, die ihre Mittel aus folgenden Bezugsquellen beziehen: ohne Rezept von anderen Bezugsquellen, ohne Rezept von anderen Versandquellen, ohne Rezept von Kollegen, Freunden oder Familie *und* die regelmäßig bis häufig diese Mittel einnehmen (d.h. täglich, bis zu zweimal pro Woche und bis zu zwei Mal im Monat. Übrig blieben nach dieser Eingrenzung nur noch 31 Befragte, was bei 3.017 Befragten einem Prozent entspricht.

Als Variante hiervon wurden auch diejenigen einbezogen, die die Einnahme der Präparate von dessen Art oder der eigenen Verfassung abhängig machen. Hierdurch erhöhte sich die Zahl der „Hirndoper" auf 49 Personen (=1,6 Prozent). Für eine weitere Variante wurde es doch für möglich gehalten, dass Ärzte Rezepte auch ohne medizinische Notwendigkeit ausstellen, so dass wenigstens die Hälfte derer eingeschlossen wurde, die ihre Mittel über ein Privatrezept erhalten haben. Die Zahl der „Hirndoper" erhöhte sich hierdurch auf 57 Befragte bzw. 1,9 Prozent.

Insgesamt kam der Report so zu der Schätzung, dass die Verwender von pNE 1,0 bis 1,9 Prozent der Erwerbstätigen zwischen 20 und 50 Jahren ausmachen.

> » Folgende Personengruppen sind in besonderem Maße gefährdet, leistungssteigernde Mittel zu nehmen: Menschen in Arbeitsumgebungen, in denen physiologische Grenzen unzureichend berücksichtigt werden wie z.B. Berufsmusiker, Krankenhausärzte, Schüler/Studenten mit sehr hohen Lernpensen. Nicht nur Spitzenkräfte, auch Personen der sogenannten ‚zweiten Reihe', die Angst haben, den Anschluss im Leistungswettbewerb zu verlieren, scheinen gefährdet zu sein.
>
> Dr. Katrin Gerlinger Büro für Technikfolgen-Abschätzung beim Deutschen Bundestag (TAB)

Als Fazit dieses Überblicks über den Forschungsstand zur Verbreitung von pharmakologischen Neuroenhancement kann festgehalten werden:

- Die hohen Prävalenzen, die zum Teil von amerikanischen College-Studien behauptet werden, können sehr wahrscheinlich nicht auf Deutschland übertragen werden.[16]
- Befragungen unter Studierenden in Deutschland ermitteln in der Regel Gebrauchsprävalenzen im niedrigen einstelligen Prozentbereich. Nur wenn auch illegale Drogen (darunter sehr verbreitete wie Cannabis) einbezogen werden, sind es mittlere einstellige Prävalenzen.
- In der Allgemeinbevölkerung spielt pharmakologisches Neuroenhancement wahrscheinlich eine sehr geringe Rolle.
- Auch unter Erwerbstätigen sind verschreibungspflichtige Medikamente zur Verbesserung von Leistungsfähigkeit und psychischem Wohlbefinden nur wenig verbreitet. Als „engerer Kreis" der „Hirndoper" machte der DAK-Gesundheitsreport 2009 nur 1-1,9 Prozent der Erwerbstätigen aus.
- Allerdings gibt es Hinweise, dass Befragungen die Verbreitung von pNE unterschätzen, wenn sie nicht spezielle Fragetechniken anwenden, die den Befragten unmittelbar erfahrbare Anonymität garantiert, da diese sonst unwahre Angaben machen.

Diese Studienlage legt es nahe, die Verbreitung von pNE unter Erwerbstätigen erneut zu untersuchen. Die bislang einzige Untersuchung zum Thema unter Erwerbstätigen wurde durch den DAK-Gesundheitsreport selbst unternommen und liegt nun schon 6 Jahre zurück. Angesichts der relativen Neuartigkeit des Themas könnte sich in dieser Zeit die Verwendung von pNE stark verändert haben. Zudem

---

[16] Vgl. hierzu auch Partridge (2013), der viele Gründe dafür anführt, dass die hohen Prävalenzen auch für die USA stark übertrieben sind.

sollte das Problem einer möglicherweise sehr hohen Dunkelziffer angegangen werden. Die im Folgenden dargestellte Befragung unternahm dies mit Hilfe einer speziellen Fragetechnik und ist so in der Lage, auch die Dunkelziffer mit in den Bericht einzubeziehen.

4.2 Medikamente, die zum pharmakologischen Neuroenhancement eingesetzt werden

In den folgenden Medikamentenportraits werden die wichtigsten Medikamente und Medikamentengruppen, die von Gesunden zur Leistungssteigerung, zur Verbesserung des psychischen Wohlbefindens und zum Abbau von Ängsten und Nervosität eingenommen werden, dargestellt.

Tabelle 3: Medikamentenportrait Methylphenidat

Methylphenidat als Psychostimulanz
Methylphenidat (MPH) ist bekannt geworden unter dem Handelsnamen Ritalin, wird inzwischen aber auch unter dem Namen Medikinet oder Concerta vertrieben. MPH kam in den 1950er-Jahren auf den Markt und war zunächst rezeptfrei als Mittel gegen chronische Erschöpfungszustände, Antriebstörungen und Depressionen erhältlich. Seit 1971 fällt es unter das Betäubungsmittelgesetz und darf nur noch bei klarer Indikation vom Arzt verschieben werden.
Wie wirkt MPH auf den Nervenstoffwechsel?
Als hautpverantwortlich für die stimulierende Wirkung von MPH wird angesehen, dass es die Konzentration vor allem des Botenstoffs Dopamin an den Nervenendigungen steigert. Dies wird sowohl durch eine erhöhte Freisetzung als auch eine Hemmung der Wiederaufnahme erreicht.
Wofür wird MPH vom Arzt verschrieben?
Bei Kinder und Erwachsenen mit Aufmerksamkeitsdefizit-/Hyperaktivitätsstörung (ADHS).
Welche Wirkungen erhoffen sich Gesunde, wenn sie MPH zum Neuroenhancement einnehmen?
Verbesserung der Wachheit und Konzentration, Euphorie.
Welche Wirkungen sind demgegenüber bei Gesunden tatsächlich nachgewiesen?
Steigerung der Wachheit, Verbesserung der Aufmerksamkeit und Verkürzung der Reaktionszeiten; keine messbare Wirkung auf Stimmung und Gedächtnis; kein Verbesserungseffekt bei längerfristiger Einnahme.
Mögliche Nebenwirkungen
Von harmlosen Nebenwirkungen wie Kopfschmerzen, Nervosität, Schlaflosigkeit bis hin zu Herzrhythmusstörungen, Stimmungsschwankungen oder Persönlichkeitsveränderungen.

Literatur: Schmid *et al.* (2011), Lieb (2010), Sauter und Gerlinger (2012), Müller (2010), Glaeske *et al.* (2011), Stix (2010)

> Für Stimulanzien, wie z.B. Methylphenidat gilt: Für Gesunde gibt es allenfalls Hinweise darauf, dass schneller und länger gelernt werden kann, weil man länger wach und ansprechbar ist. Allerdings ist der Erfolg oftmals "kläglich", weil das Gelernte nicht als "feste Information" abgerufen werden kann. Manche leiden z.B. in Prüfungen unter Problemen der richtigen Selbsteinschätzung: Die Euphorie sagt einem, man habe glänzend abgeschnitten, dabei ist man durchgefallen.
>
> Prof. Dr. Gerd Glaeske, Universität Bremen

Tabelle 4: Medikamentenportrait Modafinil

Modafinil als Psychostimulanz
Modafinil wurde in den 1980er Jahren in Frankreich erfunden und wird seit 1998 in Deutschland unter dem Namen Provigil oder Vigil, das auf Lateinisch „wach" bedeutet, verkauft. Dem Namen entsprechend wurde dieses Mittel bei verschiedenen Erkrankungen eingesetzt, die mit einer starken Tagesmüdigkeit einhergehen.
Wie wirkt Modafinil auf den Nervenstoffwechsel?
Der genaue Wirkmechanismus von Modafinil ist bis heute nicht bekannt. Es ist nachgewiesen, dass Modfinil einen Dopamintransporter in den Nervenzellen hemmt und dadurch die Wiederaufnahme des Botenstoffs beeinflusst.
Wofür wird Modafinil vom Arzt verschrieben?
Seit 2011 ist Modafinil nur noch bei Narkolepsie zugelassen. Für alle anderen Störungen, bei denen Modafinil davor eingesetzt wurde, konnte die Wirkung nicht eindeutig nachgewiesen werden.
Welche Wirkungen erhoffen sich Gesunde, wenn sie Modafinil zum Neuroenhancement einnehmen?
Steigerung der Wachheit, Verbesserung der Gedächtnisleistung, Aufhellung der emotionalen Stimmung, Senkung des Schlafbedürfnisses.
Welche Wirkungen sind demgegenüber bei Gesunden tatsächlich nachgewiesen?
Erhöhung der Wachheit, kürzere Reaktionszeit, Wirkung auf Gedächtnisleistung und Aufmerksamkeit ist unklar, keinen Einfluss auf Stimmung.
Mögliche Nebenwirkungen
Unter anderem Kopfschmerzen, Schwindelgefühl, Schlaflosigkeit, Herzrasen, Leberfunktionsstörungen, Verdauungsstörungen.

Literatur: Lieb (2010), Sauter und Gerlinger (2012), Hermet-Schleicher und Cosmar (2014), Repantis (2011), Müller (2010), Stix (2010)

Tabelle 5: Medikamentenportrait Antidepressiva

Antidepressiva

Die ersten Antidepressiva wurden in den 50er Jahren zugelassen. Die Gruppe der Antidepressiva umfasst verschiedene Substanzklassen. Am häufigsten werden Präparate aus der Gruppe der selektiven Serotonin-Wiederaufnahme-Hemmer(SSRI) verwendet. Sie scheinen auch im Zusammenhang mit dem Neuroenhancement die wichtigste Wirkstoffgruppe im Bereich der Antidepressiva darzustellen. Im Gegensatz zu den Psychostimulanzien entfalten diese Mittel ihre gewünschte Wirkung zumeist erst nach mehrwöchiger Einnahme.

Wie wirken Antidepressiva auf den Nervenstoffwechsel?

Selektive Serotonin-Wiederaufnahme-Hemmer hemmen – wie ihr Name schon sagt – selektiv die Wiederaufnahme des populär auch nicht ganz korrekt als „Glückshormon" bezeichneten Serotonins in die Nervenendigungen (Synapsen). Somit steigt die Konzentration des Serotonins im Zwischenraum zwischen den Nervenzellen.

Wofür werden Antidepressiva vom Arzt verschrieben?

Depressionen, Angsterkrankungen, Zwangsstörungen, Panikstörungen, Essstörungen, posttraumatische Belastungsstörung, Schmerzsyndrome.

Welche Wirkungen erhoffen sich Gesunde, wenn sie Antidepressiva zum Neuroenhancement einnehmen?

Stimmungsaufhellung, Aktivierung, Überwindung von Unsicherheit und Schüchternheit.

Welche Wirkungen sind demgegenüber bei Gesunden tatsächlich nachgewiesen?

Wirkt nicht besser als ein Placebo; die erhofften Effekte konnten bei Gesunden nicht festgestellt werden.

Mögliche Nebenwirkungen

Häufiger sind Benommenheit, Verdauungsstörungen, Kopfschmerzen, Schlaflosigkeit; Nervosität, allergische Reaktionen; selten kann es auch zu schweren Reaktionen an Lunge, Nieren oder Leber kommen.

Beispiele

Fluoxetin, Sertralin, Citalopram, Escitalopram

Literatur: Lieb (2010), Sauter und Gerlinger (2012), Hermet-Schleicher und Cosmar (2014), Müller (2010), Glaeske *et al.* (2011), Stix (2010), Repantis (2011)

4 Schwerpunktthema: Doping am Arbeitsplatz

Tabelle 6: Medikamentenportrait Antidementiva

Antidementiva

Die Antidementiva (auch als Nootropika bezeichnet) lassen sich in verschiedene Wirkstoffgruppen unterteilen. Häufig eingesetzt werden Acetylcholinesterasehemmer, die für leichte bis mittelschwere Demenz zugelassen sind und Memantin, das bei mittelschwerer bis schwerer Demenz eingesetzt wird. Oft verwendet, aber nicht ganz unumstritten, ist das cyclische GABA-Derivat Piracetam. Das bekannteste pflanzliche Anti-Dementivum ist Ginkgo-biloba-Extrakt, das allerdings lediglich zur Behandlung von hirnorganischen Leistungsstörungen zugelassen ist.

Wie wirken Antidementiva auf den Nervenstoffwechsel?

Acetylcholinesterasehemmer verhindern den Abbau das Botenstoffs Acetylcholin. Dieser Stoff spielt im Gehirn eine wichtige Rolle für die Steuerung der Wachheit, der Konzentration und der Gedächtnisleistung. Da bekannt ist, dass bei der Alzheimer-Demenz die Acetylcholin-produzierenden Nervenzellen absterben, kann durch diesen Wirkstoff dem entstehenden Acetylcholin-Mangel entgegengewirkt werden.

Auf der Feststellung beruhend, dass der Botenstoff Glutamat Nervenzellen schädigen kann, wenn die Konzentration zwischen den Nerven-zellen zu hoch ist, wird Memantin zur Blockierung der Glutamat-Rezeptoren und somit zum Schutz der Nervenzellen eingesetzt.

Die Wirkungsweise von Ginkgo-Extrakt auf den Nervenstoffwechsel ist wie die von Piracetam noch nicht hinreichend geklärt. Von Piracetam weiß man, dass es den Zuckerstoffwechsel beschleunigt und die Sauerstoffverwertung im Gehirn fördert.

Wofür werden Antidementiva vom Arzt verschrieben?

Erkrankungen, die zu einem Gedächtnisabbau im Alter führen, wichtigster Vertreter ist die Alzheimer-Demenz.

Welche Wirkungen erhoffen sich Gesunde, wenn sie Anti- Dementiva zum Neuroenhancement einnehmen?

Verbesserung der Gedächtnisleistung

Welche Wirkungen sind demgegenüber bei Gesunden tatsächlich nachgewiesen?

Studien mit Gesunden zeigen widersprüchliche Ergebnisse, manche weisen gar auf eine leichte Verschlechterung der Gedächtnisleistung hin.

Mögliche Nebenwirkungen

Sehr häufig sind Verdauungsstörungen und Kopfschmerzen; gelegentlich kommt es zu Magen- oder Darmblutung sowie Krampfanfällen.

Beispiele

Acetylcholinesterasehemmer: Donepezil, Rivastigmin, Galantamin; Memantin; Piracetam

Literatur: Lieb (2010), Sauter und Gerlinger (2012), Hermet-Schleicher und Cosmar (2014), Quednow (2010), Repantis (2011)

> Die Chancendiskussion wird ja betrieben von interessierter Seite. Die sagen ‚Ja, aber wenn es da etwas gäbe, das nebenwirkungsfrei wäre und uns leistungsfähiger macht, länger wach, aufnahmebereiter, erinnerungsfähiger und all diese Dinge, und dabei auch noch ausgeglichener und ruhiger, dann wäre es doch sinnvoll, wenn alle das nehmen.' Das wird es nicht geben, das hat es noch nie gegeben. Sie werden etwas, was die psychische, mentale und organische Leistungsfähigkeit dauerhaft steigert, nicht ohne Nebenwirkungen bekommen. Denn der Körper und die Psyche brauchen Energien, um das wieder aufzufüllen. Und wenn Sie stattdessen eine Tablette zuführen, die in Ihrem Hirn manipuliert, dann kann das nur schief gehen – die Frage ist nicht ob, sondern wann und wie gravierend. Insofern ist diese Diskussion nur eine Werbekampagne dafür, es jetzt schon zu tun, mit Dingen, die erwiesenermaßen extreme unerwünschte Wirkungen haben.

Dr. Raphael Gaßmann, Deutsche Hauptstelle für Suchtfragen e.V.

Tabelle 7: Medikamentenportrait Betablocker

Betablocker
Betablocker kamen in den 1960er Jahren auf den Markt. Sie gehören zu den am häufigsten verschriebenen Arzneimitteln, da ihr Anwendungsgebiet sehr breit ist.
Wie wirken Betablocker auf den Nervenstoffwechsel?
Die Ausschüttung der „Stresshormone" Adrenalin und Noradrenalin wird durch den Einsatz von Betablockern vermindert. Adrenalin und Noradrenalin führen in Stresssituationen sowie bei körperlicher Belastung zu einer Steigerung der Herzfrequenz und zum Anstieg des Blutdrucks, als Ausdruck einer physiologischen Anpassungsreaktion. Betablocker binden sich an die Rezeptoren dieser Stresshormone und hemmen somit ihre Wirkung auf das Herz-Kreislauf-System, aber auch bspw. auf die Lunge, wo die Botenstoffe für eine Erweiterung der Bronchien sorgen.
Wofür werden Betablocker vom Arzt verschrieben?
Bluthochdruck, Herzerkrankungen, Angstzustände, Migräneprophylaxe sowie zur symptomatischen Behandlung einer Schilddrüsenüberfunktion.
Welche Wirkungen erhoffen sich Gesunde, wenn sie Betablocker zum Neuroenhancement einnehmen?
Abbau von Stress, Nervosität und Lampenfieber.
Welche Wirkungen sind demgegenüber bei Gesunden tatsächlich nachgewiesen?
Reduzierung von Angstsymptome wie Herzklopfen oder Zittern, Aufregung nimmt ab.
Mögliche Nebenwirkungen
Gelegentlich kommt es zu Müdigkeit, depressiven Verstimmungen, vorübergehenden Magen-Darm-Beschwerden, aber auch allergische Hautreaktionen sind möglich. Bei Menschen mit Asthma kann es zu Atemnot kommen.
Beispiele
Metoprolol, Propranolol

Literatur: Lieb (2010), Sauter und Gerlinger (2012), Hermet-Schleicher und Cosmar (2014)

> Ohne erwiesenen Nutzen bleiben auch die geringsten Risiken unvertretbar. Alle für vermeintliches Neuroenhancement benutzten Pharmaka haben Nebenwirkungen und toxikologische Risiken. Dazu gehört bei den Stimulanzien auch die Gefahr der Addiction. Alle Risiken und Nebenwirkungen können sich nur durch einen Nutzen rechtfertigen, dessen Nachweis im Sinne Neuroenhancement fehlt.
>
> Prof. Dr. Jürgen Fritze, Universität Frankfurt am Main

4.3 Ergebnisse der standardisierten Befragung von 5.017 Erwerbstätigen im Alter von 20 bis 50 Jahren

Im Folgenden werden die Ergebnisse der repräsentativen Online-Befragung von 5.017 Erwerbstätigen entlang von vier Analyselinien dargestellt.

Verbreitung und Gebrauchsmuster von pharmakologischem Neuroenhancement

Wie verbreitet ist pharmakologisches Neuroenhancement (pNE)? Wer sind die Verwender?

Mittels der Befragung konnte ermittelt werden, wie hoch der Anteil der Erwerbstätigen (20-50 Jahre) in Deutschland ist, die pharmakologisches Neuroenhancement verwenden. Diese „Verwender" werden weiter unter die Lupe genommen: Welche Gruppen sind besonders betroffen? Welche Nutzungsmuster lassen sich unter den Verwendern von pNE erkennen? Mit anderen Worten: Wie häufig und zu welchen Anlässen nehmen sie verschreibungspflichtige Medikamente mit dem Ziel der Leistungssteigerung oder der Verbesserung des psychischen Wohlbefindens? Wie beziehen sie die Medikamente?

Gründe für Nicht-Verwendung

Wer sind die Nicht-Verwender und was sind deren Gründe, auf pharmakologisches Neuroenhancement zu verzichten? Welche Gruppen sind gefährdet?

Neben den Verwendern werden auch die Nicht-Verwender eingehend untersucht. Sollte die Verbreitung von pNE in Zukunft weiter zunehmen, werden die neuen Verwender aus dieser Gruppe kommen. Daher ist es wichtig zu wissen, was die Gründe sind, auf den Missbrauch von Medikamenten zur Leistungssteigerung zu verzichten. Wie stabil und entschieden sind die Nicht-Verwender von pNE? Und umgekehrt: wer zeigt eine bloß schwache Ablehnung gegenüber pNE und steht in Zukunft unter Risiko, mit pNE zu beginnen. Wo kann Prävention ansetzen, um diese Gruppe darin zu bestärken, auch weiterhin keine verschreibungspflichtigen Mittel zu missbrauchen?

Arbeitsbedingungen und pharmakologisches Neuroenhancement

Wie stehen Arbeitsbedingungen in Zusammenhang mit pharmakologischem Neuroenhancement?

Eine dritte Auswertungslinie der standardisierten Befragung bezieht sich auf einen möglichen Zusammenhang von Arbeitsbedingungen und Merkmalen der Arbeit einerseits, sowie der Verwendung von pNE andererseits. Verwenden Erwerbstätige also eher Medikamente zur Leistungssteigerung oder eher zur Verbesserung des psychischen Wohlbefindens, wenn sie nachteiligen Arbeitsbedingungen ausgesetzt sind? Hierzu gibt es eine Reihe von Thesen und Behauptungen, ohne dass dies bisher empirisch gut untersucht wäre.

4 Schwerpunktthema: Doping am Arbeitsplatz

Nimmt die Verwendung von pharmakologischem Neuroenhancement zu?

Die Befragung baut auf der empirischen Erhebung auf, die im Rahmen des DAK-Gesundheitsreports 2009 mit Schwerpunktthema „Doping am Arbeitsplatz" durchgeführt wurde. Dies ermöglicht einen Zeitvergleich – 2008 mit 2014. Neben der Frage, ob „Doping am Arbeitsplatz" zugenommen hat, wird auch das Wissen um die vermeintlichen Möglichkeiten der Leistungssteigerung mittels verschreibungspflichtiger Medikamente untersucht.

Nimmt „Doping am Arbeitsplatz" zu?

Diesen Auswertungen ist zunächst eine Beschreibung der Methodik und Stichprobe vorangestellt.

Methodik und Stichprobe

Diese skizzierten zentralen Fragestellungen des aktuellen DAK-Gesundheitsreports lassen sich nur schwer durch Analyse von Routinedaten der DAK-Gesundheit beantworten. Auch die Literaturstudien, die im Rahmen des Reports durchgeführt wurden, lassen auf diese Frage keine Antwort zu, da sich die meisten Studien für Deutschland auf Studierende, Schüler oder die Allgemeinbevölkerung beziehen, nicht jedoch auf Erwerbstätige. Die Daten, die in Bezug auf Erwerbstätige zur Verfügung stehen, wurden durch die DAK-Gesundheit selbst im Rahmen des letzten Reports zu diesem Thema erhoben. Die Erhebung hierfür liegt nun schon sieben Jahre zurück (Krämer und Nolting 2009b).

Daher wurde erneut eine Befragung von Beschäftigten durchgeführt, mit dem Ziel, Erkenntnisse zu den oben genannten sowie zu weiteren Fragestellungen zu gewinnen. Um die Vergleichbarkeit zur Befragung im Jahr 2008 zu gewährleisten, wurden erneut Erwerbstätige im Alter von 20 bis 50 Jahren mit einem standardisierten Online-Fragebogen befragt. Zentrale Fragen sind in gleicher oder sehr ähnlicher Weise gestellt, um die Antworten von 2008 mit den aktuellen vergleichen zu können. Die Befragten wurden aus dem forsa.omninet-Panel zufällig ausgewählt. Der Befragungszeitraum war vom 05. bis 24. November 2014. Durchgeführt wurde die Befragung von der forsa Politik- und Sozialforschung GmbH.

Repräsentative Befragung von Erwerbstätigen im Alter von 20 bis 50 Jahren

Es beteiligten sich N=5.017 Erwerbstätige von 10.213 angeschriebenen Teilnehmern des Forsa-Panels, was einer Rücklaufquote von 49,1 Prozent entspricht. Der Einladungstext nannte das genaue Thema (pharmakologisches Neuroenhancement) nicht, sondern sprach von einer Befragung zum Thema „persönliches Wohlbefinden". Somit ist nicht davon auszugehen, dass es eine selektive Teilnahme dahingehend gab, dass nur besonders interessierte oder im Gegenteil besonders ablehnende Erwerbstätige teilnahmen.

Diese Stichprobe wurde auf den Mikrozensus 2013 nach Region (West/Ost), Bildung (d.h. Schulabschluss) sowie Alter und Geschlecht gewichtet – alle folgenden berichteten Ergebnisse basieren auf dieser gewichteten Stichprobe. Zu beachten ist, dass die Anzahl der Befragten von der Gesamtzahl 5.017 abweichen kann, und zwar immer dann, wenn nicht alle Befragten eine Frage beantwortet haben, oder wenn sich die Frage nur auf eine Teilgruppe der Befragten bezieht. Sollte die Zahl der fehlenden Antworten bei einer Frage das normale

Maß übersteigen und ein Ausmaß haben, das auf Probleme hindeutet, z.B. bei der Frageformulierung, ist dies gesondert angegeben.

Die gewichtete Stichprobe ist repräsentativ für die Grundgesamtheit der (abhängig beschäftigten und selbständigen) Erwerbstätigen in Deutschland im Alter von 20 bis 50 Jahren und stellt sich folgendermaßen dar:

Alter und Geschlecht der Befragten

Tabelle 8: Befragte nach Alter und Geschlecht

Alter	Geschlecht					
	Männer		Frauen		Gesamt	
	Anzahl	Anteil an Alter	Anzahl	Anteil an Alter	Anzahl	Anteil an Alter
20 bis 24	201	7,5%	161	6,9%	362	7,2%
25 bis 29	461	17,2%	436	18,6%	897	17,9%
30 bis 34	346	13,0%	326	13,9%	672	13,4%
35 bis 39	461	17,3%	368	15,7%	829	16,5%
40 bis 44	401	15,0%	349	14,9%	750	14,9%
45 bis 50	801	30,0%	706	30,1%	1.507	30,0%
Gesamt	2.671	100,0%	2.346	100,0%	5.017	100,0%

Quelle: IGES nach Erwerbstätigenbefragung der DAK-Gesundheit 2014

Befragte nach beruflichen Statusgruppen

Tabelle 9: Befragte nach beruflicher Statusgruppe

	Anzahl	Anteil
Arbeiter		
Arbeiter, ungelernt oder angelernt	242	4,9%
Gelernte und Facharbeiter	607	12,2%
Meister oder Polier	78	1,6%
Angestellte		
Angestellte mit einfacher Tätigkeit	423	8,5%
Angestellte mit qualifizierter Tätigkeit	1.813	36,4%
hochqualifizierter Angestellte/Leitungsfunktion	884	17,8%
Angestellte mit umfassenden Führungsaufgaben	66	1,3%
Selbständige		
Freie Berufe, selbstständige Akademiker	142	2,8%
Sonstige Selbstständige und mithelfende Familienangehörige	119	2,4%
Beamte		
Einfacher und mittlerer Dienst	153	3,1%
Gehobener und höherer Dienst	247	5,0%
Auszubildender oder Praktikanten		
Auszubildender oder Praktikant	110	2,2%
Sonstiges	93	1,9%
Gesamt	4.976	100,0%

Quelle: IGES nach Erwerbstätigenbefragung der DAK-Gesundheit 2014

Tabelle 10: Befragte nach höchstem Schulabschluss

	Anzahl	Anteil
Keinen	11	0,2%
Hauptschulabschluss	1.172	23,6%
Realschulabschluss	1.838	37,0%
Abitur / Fachabitur	1.952	39,2%
Gesamt	4.973	100,0%

Quelle: IGES nach Erwerbstätigenbefragung der DAK-Gesundheit 2014

Schulabschluss der Befragten

Verbreitung von pharmakologischem Neuroenhancement (pNE) unter Erwerbstätigen

Wie verbreitet ist pharmakologisches Neuroenhancement unter Beschäftigten – also die Verwendung verschreibungspflichtiger Medikamente durch Gesunde zur Leistungssteigerung, zur Verbesserung des psychischen Wohlbefindens oder zum Abbau von Ängsten und Nervosität?

Wie verbreitet ist pharmakologisches Neuroenhancement in der Arbeitswelt?

Diese zentralen Fragestellungen des Gesundheitsreports zielen auf den Anteil der Beschäftigten ab, die pharmakologisches Neuroenhancement nutzen oder schon einmal genutzt haben. In der Befragung gaben die Teilnehmer an, ob Sie (in den vergangenen zwölf Monaten oder vor längerer Zeit) verschreibungspflichtige Medikamente …

a. zur Verbesserung der geistigen Leistungsfähigkeit und/oder
b. zur Verbesserung der Stimmung oder zur Linderung von Ängsten und Nervosität

… ohne medizinische Notwendigkeit eingenommen haben.

Die Kriterien für pNE wurden in den Frageformulierungen mit großer Sorgfalt nachgehalten, d.h. es wurde stets darauf hingewiesen, dass es um *verschreibungspflichtige* Medikamente geht, (und nicht etwa um frei verkäufliche Präparate, seien sie auch apothekenpflichtig wie z.B. Koffeintabletten). Auch wurde darauf hingewiesen, dass es um eine nicht medizinisch notwenige Einnahme dieser Medikamente geht, und nicht etwa um eine indikationsgemäße zur Behandlung entsprechender Krankheiten wie Aufmerksamkeitsdefizitstörungen oder Depressionen.

Die Befragten beantworteten pro Medikamentengruppe (a und b) zunächst, ob sie solche verschreibungspflichtigen Medikamente in letzter Zeit oder in der Vergangenheit eingenommen haben. Falls sie dies bejahten, bekamen sie (wiederum pro Medikamentengruppe) die Frage vorgelegt, ob diese Einnahme medizinisch notwendig war. Beide Fragen waren mit Hinweisen versehen, was „verschreibungspflichtig" und was „medizinisch notwendig" bedeutet.[17]

Kriterium für Verwender von pharmakologischem Neuroenhancement

Als Verwender von pharmakologischem Neuroenhancement zur Leistungssteigerung gilt demnach, wer angibt, Medikamente zur Leistungssteigerung ohne medizinische Notwendigkeit in den letzten 12 Monaten oder vor längerer Zeit eingenommen zu haben. Wer Medikamente zur Verbesserung der Stimmung oder zur Linderung von Ängsten und Nervosität ohne medizinische Notwendigkeit einnimmt oder eingenommen hat, gilt als Verwender von pharmakologischem Neuroenhancement „Stimmungsverbesserung / Abbau Nervosität".

Lebenszeit-Gebrauchsprävalenz von pharmakologischem Neuroenhancement:

Als Verwender von pharmakologischem Neuroenhancement gilt jeder, der Medikamente aus wenigstens einer der beiden Gruppen ohne medizinische Notwendigkeit eingenommen hat. Bei der Ermittlung dieser Anteile wird zunächst keine Rücksicht darauf genommen, ob die Verwendung in den vergangenen 12 Monaten oder vor längerer Zeit stattfand. Es handelt sich demnach um die Lebenszeitgebrauchsprävalenz von pharmakologischem Neuroenhancement.

… zur Leistungssteigerung: 3,3 Prozent
… zur Verbesserung der Stimmung oder zum Abbau von Ängsten und Nervosität: 4,7 Prozent

6,7 Prozent der Befragten haben mindestens einmal in ihrem Leben pharmakologisches Neuroenhancement (mittels einer oder beider Medikamentengruppen) betrieben. 3,3 Prozent haben bereits Neuroenhancement zur Leistungssteigerung verwendet oder tun das aktuell. 4,7 Prozent betrieben oder betreiben aktuell Neuroenhancement zur Verbesserung der Stimmung oder zum Abbau von Ängsten und Nervosität (vgl. Abbildung 24).

Zu beachten ist, dass sich die Anteile von pNE zur Leistungssteigerung und pNE zur Stimmungsverbesserung nicht einfach aufsummieren lassen, und sich dadurch der Anteil der Verwender insgesamt errechnen ließe. Vielmehr gibt es eine Schnittmenge von Verwendern, die beide Medikamentengruppen zum Neuroenhancement verwenden.

---

17 Als Erklärung für "verschreibungspflichtig" wurde folgender Hinweis eingeblendet: „Anmerkung: verschreibungspflichtig bedeutet, dass Sie dieses Medikament normalerweise nur gegen Vorlage eines ärztlichen Rezepts bekommen". Die Erklärung für „medizinisch notwendig" im Falle der Medikamente zur Leistungssteigerung lautet: „Anmerkung: Medizinisch notwendig heißt: Auf Rat eines Arztes zur Behandlung einer bestimmten Krankheit wie z.B. Aufmerksamkeitsstörungen oder krankhafter Müdigkeit". Die Erläuterung zur Medikamentengruppe Verbesserung der Stimmung und Linderung von Ängsten und Nervosität lautete: „Anmerkung: Medizinisch notwendig heißt: Auf Rat eines Arztes zur Behandlung einer bestimmten Krankheit wie z.B. Depressionen oder Angstzuständen". „Anmerkung: Medizinisch notwendig heißt: Auf Rat eines Arztes zur Behandlung einer bestimmten Krankheit wie z.B. Depressionen oder Angstzuständen".

4 Schwerpunktthema: Doping am Arbeitsplatz

Abbildung 24: Lebenszeit-Gebrauchsprävalenzen von pharmakologischem Neuroenhancement

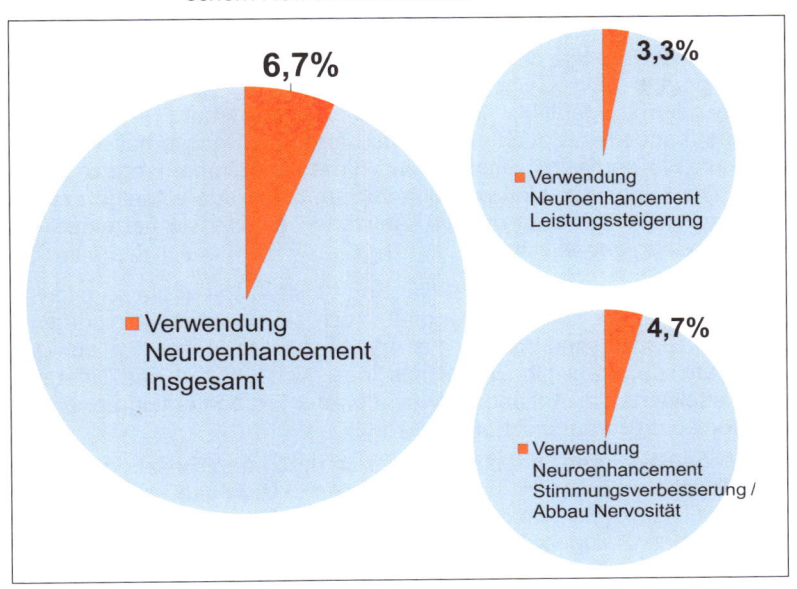

6,7 % Verwendung Neuroenhancement Insgesamt

3,3 % Verwendung Neuroenhancement Leistungssteigerung

4,7 % Verwendung Neuroenhancement Stimmungsverbesserung / Abbau Nervosität

6,7 Prozent der Beschäftigten verwenden oder verwendeten pharmakologisches Neuroenhancement

Quelle: IGES nach Erwerbstätigenbefragung der DAK-Gesundheit 2014 (N=4.971)

Schätzung der Untererfassung: Verwendung von pharmakologischem Neuroenhancement einschließlich des Dunkelfelds

Diese Ergebnisse beruhen auf einer direkten Abfrage der Verwendung von Neuroenhancement.[18] Bei Befragungen zu sensiblen Themen und „unangenehmen Fragen" ist jedoch immer mit falschen bzw. sozial erwünschten Antworten zu rechnen – Befragte geben in einem gewissen Maße jene Antworten, von denen sie annehmen, dass diese von ihnen erwartet werden. Demnach sind sie nur eingeschränkt bereit, ein Handeln „zuzugeben", das sozial missbilligt wird (Schnell et al. 1992: 363). Dies ist in Forschungen zum pharmakologischen Neuroenhancement zu berücksichtigen. Was in diesem Gesundheitsreport meist neutral als pharmakologisches Neuroenhancement bezeichnet wird, wird häufig auch unter der Thematik "Hirndoping" oder auch Medikamentenmissbrauch debattiert. Einige der zum „Hirndoping" verwendeten Medikamente fallen in Deutschland sogar unter das Betäubungsmittelgesetz.[19]

Schätzung der Untererfassung der Verbreitung von pharmakologischem Neuroenhancement

Um die daraus möglicherweise folgende Unterschätzung der Verbreitung von pNE kontrollieren zu können, wurde zusätzlich zur direkten Abfrage eine besondere Fragetechnik eingesetzt, die bei sensiblen Themen und unangenehmen Fragen ehrlichere Antworten der Befragten befördert: die Unmatched Count Technique (UCT-Technik, auch Item-Count-Technique, ICT). Über die bloße Zusicherung von Anonymität hinaus schafft diese Technik eine für den Befragten greifbare

---

[18] Genauer: die Teilnehmer wurden danach gefragt, ob sie (in den vergangenen 12 Monaten oder noch länger zurückliegend) Medikamente zur Leistungssteigerung, zur Verbesserung der Stimmung oder zum Abbau von Ängsten eingenommen haben. Daraufhin erfolgte die Abfrage, ob diese Einnahme medizinisch notwendig war.

[19] Z.B. Methylphenidat. Vgl. Anlage 3 zum BTMG: verkehrsfähige und verschreibungsfähige Betäubungsmittel.

anonyme Befragungssituation, in der er geschützt davor ist, dass seine individuelle Antwort erkennbar ist[20] (Coutts und Jann 2011, Kirchner *et al.* 2013: 295, Raghavarao und Federer 1978).

Unmatched Count Technique (UCT)

In den eingesetzten UCT-Frageblöcken wird der jeweiligen *Experimentalgruppe* eine Reihe von Fragen vorgelegt („Long List"), die neben dem eigentlich interessierenden Merkmal (Verwendung Neuroenhancement) auch eine Reihe harmloser Sachverhalte abfragt („Gehen Sie gerne ins Kino?", „Sind Sie schon einmal umgezogen?" u.ä.). Die Experimentalgruppe beantwortet nicht jede einzelne Frage, sondern gibt die Anzahl der „Ja"-Antworten an, die sie bei einzelner Beantwortung geben würden.

Die *Kontrollgruppe* beantwortet die „Short List", also nur die harmlosen Fragen ohne das sensible Merkmal. Auch sie beantwortet nicht jede einzelne Frage, sondern gibt die Anzahl der „Ja"-Antworten an. Die Prävalenz des sensiblen Merkmals lässt sich anhand der Differenz des Mittelwerts der Anzahl Ja-Antworten der Experimentalgruppe und der der Kontrollgruppe schätzen.

Die Genauigkeit der Schätzung lässt sich durch den Einsatz mehrerer UCT-Blöcke erhöhen. Im hier eingesetzten Design gab es zwei UCT-Blöcke (Tabelle 11). Befragte wurden per Zufall entweder Gruppe 1 oder Gruppe 2 zugeordnet.[21] Im ersten UCT-Block ist Gruppe 1 die Experimentalgruppe und beantwortet die Long List. Gruppe 2 ist demgegenüber die Kontrollgruppe und beantwortet die Short List. Hieraus ergibt sich ein erster Schätzer für die Prävalenz von pNE.

---

[20] Ausnahme: wenn der Befragte alle Fragen mit „Ja" beantwortet, ist ersichtlich, dass er auch das sensible Merkmal mit „Ja" beantwortet hat.

[21] Darüber hinaus gab es eine dritte Gruppe, der gar keine UCT-Blöcke vorgelegt wurden.

Tabelle 11: Design der UCT-Technik in der Befragung zum DAK-Gesundheitsreport 2015

UCT-Block Nr. 1	
Gruppe 1	**Gruppe 2**
Experimentalbedingung („Long List")	Kontrollbedingung („Short List")
• Haben Sie schon einmal den Arbeitgeber gewechselt? • Gehen Sie gerne ins Kino? • Haben Sie einen Partner oder sind verheiratet? • Haben Sie schon einmal verschreibungspflichtige Medikamente ohne medizinische Notwendigkeit zur geistigen Leistungssteigerung oder Verbesserung der Stimmung eingenommen bzw. tun das aktuell?	• Haben Sie schon einmal den Arbeitgeber gewechselt? • Gehen Sie gerne ins Kino? • Haben Sie einen Partner oder sind verheiratet? • –
Anzahl Ja-Antworten: _____	Anzahl Ja-Antworten: _____

UCT-Block Nr.2	
Gruppe 1	**Gruppe 2**
Kontrollbedingung („Short List")	Experimentalbedingung („Long List")
• Haben Sie schon einmal Urlaub in Frankreich gemacht? • Haben Sie bisher an allen Bundestagswahlen teilgenommen, bei denen Sie wahlberechtigt waren? • Hatten Sie schon einmal ein Haustier? • –	• Haben Sie schon einmal Urlaub in Frankreich gemacht? • Haben Sie bisher an allen Bundestagswahlen teilgenommen, bei denen Sie wahlberechtigt waren? • Hatten Sie schon einmal ein Haustier? • Haben Sie schon einmal verschreibungspflichtige Medikamente ohne medizinische Notwendig-keit zur geistigen Leistungssteigerung oder Verbesserung der Stimmung eingenommen bzw. tun das aktuell?
Anzahl Ja-Antworten: _____	Anzahl Ja-Antworten: _____

Quelle: IGES in Anlehnung an Kirchner et al. (2013)

Die Dunkelziffer der Verwendung von pNE wird mit Hilfe der UCT-Technik (Double List Design) geschätzt

Im zweiten UCT-Block ist Gruppe 2 die Experimentalgruppe und beantwortet eine zweite Longlist. Gruppe 1 beantwortet im zweiten Block dementsprechend die zweite Short List. Die Frage zum sensiblen Merkmal lautet in beiden Experimentallisten: „Haben Sie schon einmal verschreibungspflichtige Medikamente ohne medizinische Notwendigkeit zur geistigen Leistungssteigerung oder Verbesserung der Stimmung eingenommen bzw. tun das aktuell?" (Tabelle 11)

Die Ergebnisse sind in Tabelle 12 dargestellt. UCT-Block Nr. 1 kommt zu einem Schätzer von 12,5 Prozent (Differenz der Mittelwerte der Longlist und der Shortlist in Prozent). UCT-Block Nr. 2 ergibt einen Schätzer von 11,7 Prozent. Der Mittelwert aus beiden Schätzern ist 12,1 Prozent.

Tabelle 12: UCT-Frageblöcke: Ergebnisse

Gruppe 1 (N=1.684)	Gruppe 2 (N=1.666)
UCT-Block Nr. 1	
Mittelwert Longlist: 2,33	Mittelwert Shortlist: 2,21
Schätzer aus UCT-Block Nr.1: 12,5 Prozent	
UCT-Block Nr.2	
Mittelwert Shortlist: 2,06	Mittelwert Longlist: 2,17
Schätzer aus UCT-Block Nr.2: 11,7 Prozent	
Mittelwert aus beiden Schätzern: 12,1 Prozent	

Quelle: IGES nach Erwerbstätigenbefragung der DAK-Gesundheit 2014

Verbreitung von pharmakologischem Neuroenhancement inklusive Untererfassung (Dunkelziffer): 12,1 Prozent

Den Antworten auf die UCT-Fragen zufolge beträgt die Lebenszeit-Prävalenz der Verwendung von pharmakologischem Neuroenhancement 12,1 Prozent. Demnach ist der Anteil der Verwender also um etwa 80 Prozent höher als der Anteil von 6,7 Prozent, der bei direkter Abfrage ermittelt wurde.

Unter der Annahme, dass die Untererfassung von pNE stets in etwa gleich ist, also z.B. bei Männern und Frauen, bei der 12-Monats-Prävalenz genau wie bei der Lebenszeitprävalenz, kann davon ausgegangen werden, dass der wahre Wert bei all diesen Angaben um 80 Prozent höher liegt.

Verwendung von pharmakologischem Neuroenhance-ment nach Geschlecht

Während Neuroenhancement zur Leistungssteigerung vor allem Männer anspricht, wird solches zur Verbesserung der Stimmung oder zum Abbau von Ängsten und Nervosität häufiger von Frauen genutzt. Unter den Männern haben 4,0 Prozent in der Vergangenheit oder aktuell pNE zur Leistungssteigerung verwendet – unter den Frauen beträgt dieser Anteil nur 2,5 Prozent. Pharmakologisches Neuroenhancement zur Verbesserung der Stimmung und zum Abbau von Ängsten und Nervosität wird dagegen eher von Frauen als von Männern verwendet: 5,5 zu 4,1 Prozent (Abbildung 25).

Bezüglich der Verwendung von pNE insgesamt unterscheiden sich Männer und Frauen praktisch nicht. Gegenüber der Befragung im Rahmen des DAK-Gesundheitsreports 2009 (Krämer und Nolting 2009b: 54f.) haben die Männer offenbar nachgezogen: Sie greifen nur noch unwesentlich seltener als Frauen zu verschreibungspflichtigen Medikamenten ohne medizinische Notwendigkeit. Unterschiede zwischen den Geschlechtern bestehen jedoch weiterhin in der Art des Neuroenhancements: wenn Frauen pNE verwenden, dann neigen sie eher zu Mitteln zur Verbesserung des psychischen Wohlbefindens. Unter Männern sind beide Arten des Neuroenhancements etwa gleich (wenig) verbreitet (Abbildung 25).

Neuroenhancement zur Leistungssteigerung spricht eher Männer als Frauen an

Abbildung 25: Lebenszeit-Gebrauchsprävalenzen von pharmakologischem Neuroenhancement nach Geschlecht

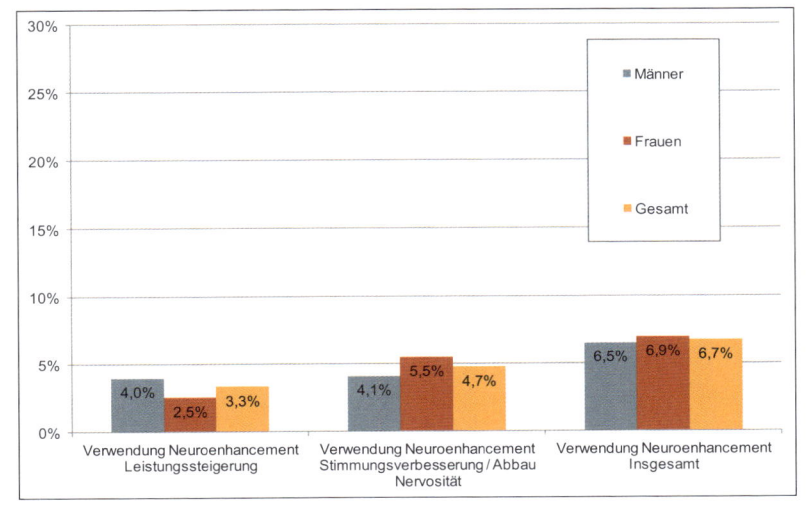

	Verwendung Neuroenhancement Leistungssteigerung	Verwendung Neuroenhancement Stimmungsverbesserung / Abbau Nervosität	Verwendung Neuroenhancement Insgesamt
Männer	4,0%	4,1%	6,5%
Frauen	2,5%	5,5%	6,9%
Gesamt	3,3%	4,7%	6,7%

Quelle: IGES nach Erwerbstätigenbefragung der DAK-Gesundheit 2014 (Männer: N=2.644-2.652; Frauen: N=2.327-2.337; Gesamt: N=4.971-4.989)

Neben der Analyse der Verwendung von pNE nach Geschlecht verspricht die Analyse nach Alter Aufschlüsse. Abbildung 26 zeigt die Verwendung von pNE (insgesamt, also Leistung und Stimmung zusammengenommen) nach Altersgruppen.

Altersunterschiede bei der Verwendung von pharmakologischem Neuroenhancement bestehen kaum

Im Großen und Ganzen sind die Unterschiede zwischen den Altersgruppen – mit einer Ausnahme – gering. Klar auffällig sind die 45- bis 50-Jährigen, die einen Anteil von pNE-Verwendern von 8,2 Prozent aufweisen (vgl. Abbildung 26). Zu beachten ist bei der Lebenszeitprävalenz jedoch, dass Ältere mehr Zeit als Jüngere hatten, irgendwann im Leben pNE zu verwenden.[22] Analysen an späterer Stelle in diesem Bericht werden diesen Faktor berücksichtigen und den 12-Monats-Zeitraum gesondert berücksichtigen.

> » Ich sehe bei Stimulanzien weder Chancen noch Potenziale des Gebrauchs durch Gesunde. Es ist zu unterscheiden zwischen einmaligem oder seltenem „Probierkonsum" und öfterem oder gar Dauerkonsum. Risiken und Nebenwirkungsrate steigen deutlich mit Frequenz, Dauer und Dosis der konsumierten Substanzen und sind substanzspezifisch zu betrachten. Sie reichen bei Ritalin von „ich merke nix" (was überhaupt nicht heißt, dass keine Wirkungen vorhanden wären, nur spürt sie der Konsument erst im Nachhinein) bis „völlig überdreht und unruhig", im schlechten Fall allerdings auch bis zu Kreislaufkollaps und Schlimmerem. Ungeklärt ist bis heute ja bekanntermaßen der Wirkmechanismus von Ritalin, aber auch, ob die durch die Substanz verursachten psychischen und kognitiven Störungen nicht doch dauerhaft (auch nach Absetzen des Präparates) sind.
>
> Karsten Strauß, Strauß & Partner, Institut für Suchtmedizin

Abbildung 26: Lebenszeit-Gebrauchsprävalenzen von pharmakologischem Neuroenhancement nach Alter

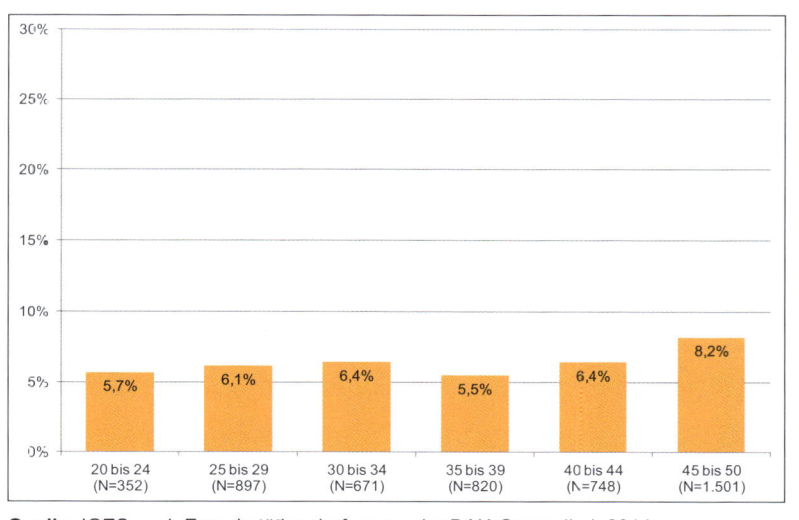

Altersgruppe	Anteil
20 bis 24 (N=352)	5,7%
25 bis 29 (N=897)	6,1%
30 bis 34 (N=671)	6,4%
35 bis 39 (N=820)	5,5%
40 bis 44 (N=748)	6,4%
45 bis 50 (N=1.501)	8,2%

Quelle: IGES nach Erwerbstätigenbefragung der DAK-Gesundheit 2014

---

22 Dagegen kann bei Älteren ein Recall-Bias einen Effekt dahingehend haben, dass sie die Verwendung wieder vergessen haben und in der Befragung nicht angeben.

Eine feinere Analyse, die die Altersgruppen nach Geschlecht differenziert, bestätigt, dass es wenige bedeutsame Unterschiede zwischen den Altersgruppen gibt. Mit einer Ausnahme: Es zeigt sich bei den 40- bis 50-jährigen Frauen eine erhöhte Gebrauchsprävalenz (8,4 Prozent), nicht jedoch bei den Männern (Abbildung 27).

Den größten Anteil der Verwender stellen Frauen im Alter von 40 bis 50 Jahren mit 8,4 Prozent

Tiefere Analysen, die nach Art des pNE unterscheiden (Leistung vs. Stimmung) lassen vermuten, dass Frauen in dieser Altersgruppe bezüglich beider Arten von pNE (unter den Frauen) die höchsten Gebrauchsprävalenzen aufweisen.[23] Bei männlichen Erwerbstätigen steigt die Lebenszeitprävalenz mit dem Alter an.

Abbildung 27: Lebenszeit-Gebrauchsprävalenzen von pharmakologischem Neuroenhancement nach Alter und Geschlecht

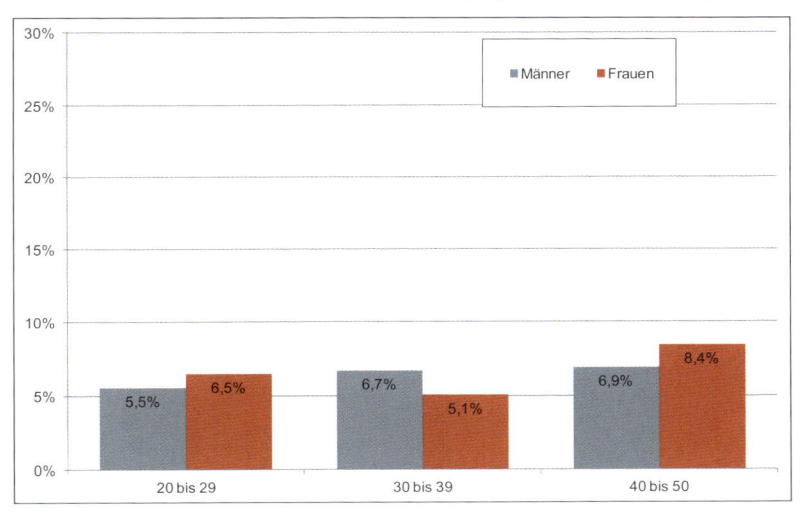

Analysen nach Alter und Geschlecht weisen erwerbstätige Frauen zwischen 40 und 50 Jahren mit 8,4 Prozent als häufigste Verwender von pNE aus

Altersgruppe	Männer	Frauen
20 bis 29	5,5%	6,5%
30 bis 39	6,7%	5,1%
40 bis 50	6,9%	8,4%

Quelle: IGES nach Erwerbstätigenbefragung der DAK-Gesundheit 2014 (N (Männer/Frauen) = 2.471/2.164.)

Die hier berichteten Lebenszeit-Gebrauchsprävalenzen geben noch nicht Auskunft darüber, wer aktueller Verwender von Neuroenhancement ist. Vielmehr gingen in diese Berichte auch Befragte ein, die möglicherweise nur einmal und vor langer Zeit verschreibungspflichtige Medikamente zum Neuroenhancement missbraucht haben.

Wie hoch ist demgegenüber die 12-Monats-Gebrauchsprävalenz, mit anderen Worten der Anteil der aktuellen Verwender von Neuroenhancement unter Beschäftigten?

Wie hoch ist die 12-Monatsprävalenz des Gebrauchs von Neuroenhancern?

---

23 Durch die Vielzahl der Differenzierungen (Alter, Geschlecht und pNE-Art (Leistung vs. Stimmung) werden die Fallzahlen sehr klein, weswegen weitere Analysen hier nicht abgebildet sind. In der Gruppe der 40- bis 50-jährigen Frauen sind jedoch die Gebrauchsprävalenzen für beide Medikamentengruppen höher als bei den anderen Altersgruppen der Frauen: 3,3 Prozent für die Leistungssteigerung und 6,9 Prozent für die Verbesserung der Stimmung.

Der Anteil der Neuroenhancement-Verwender in den letzten 12 Monaten ist deutlich geringer als der derjenigen, die *jemals* entsprechende Medikamente mit dem Ziel der Leistungssteigerung oder Stimmungsverbesserung eingenommen haben: 3,2 Prozent der Befragten geben an, innerhalb der letzten 12 Monate verschreibungspflichtige Medikamente ohne medizinische Notwendigkeit eingenommen zu haben. 1,5 Prozent geben dies für die Gruppe der leistungssteigernden Mittel an, 2,1 Prozent für die Gruppe der Mittel zur Verbesserung der Stimmung und zum Abbau von Ängsten und Nervosität (Abbildung 28).

3,2 Prozent der Erwerbstätigen haben in den letzten 12-Monaten pNE verwendet

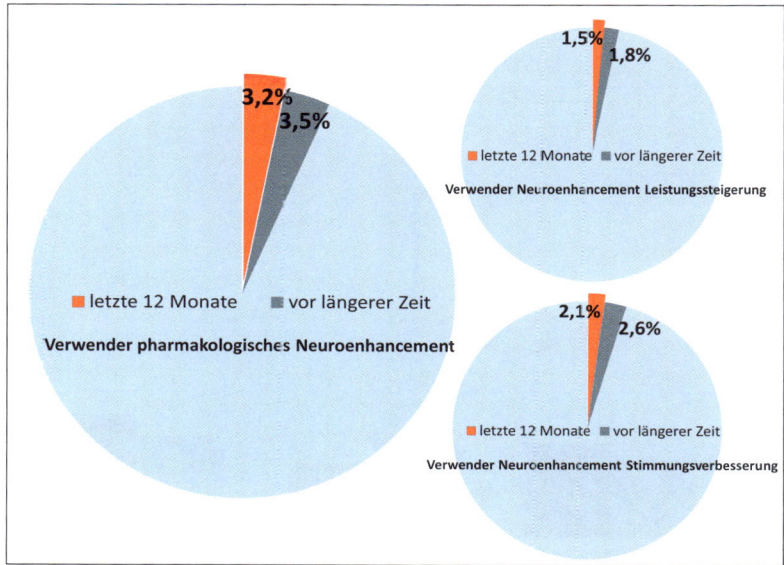

Abbildung 28: (12-Monats-) Gebrauchsprävalenzen von pharmakologischem Neuroenhancement

Quelle: IGES nach Erwerbstätigenbefragung der DAK-Gesundheit (N=4.989)

Die an den Lebenszeit-Gebrauchsprävalenzen von pNE beobachteten Geschlechterunterschiede zeigen sich auch bezüglich der 12-Monatsprävalenz (Abbildung 29): Männer neigen häufiger als Frauen zu Neuroenhancement mittels Medikamenten zur Leistungssteigerung (2,0 zu 0,9 Prozent) – Frauen greifen nur unwesentlich häufiger als Männer zu Präparaten zur Stimmungsverbesserung oder zum Abbau von Ängsten und Nervosität (2,3 zu 1,9 Prozent). Diesen Angaben zufolge gilt für Neuroenhancement insgesamt: Etwa jeder 30. Mann und jede 33. Frau hat in den zurückliegenden 12 Monaten einmal oder mehrmals verschreibungspflichtige Medikamente ohne medizinische Notwendigkeit eingenommen.

Inklusive der Dunkelziffer könnte die 12-Monats-Gebrauchsprävalenz bei 5,8 Prozent liegen

Auch bezüglich der 12-Monats-Gebrauchsprävalenz dürfte es eine Untererfassung (Dunkelziffer) geben, die in ähnlichem Verhältnis zu den berichteten Werten steht, wie dies bei der Lebenszeit-Gebrauchsprävalenz ermittelt wurde. Demnach könnte der Anteil der aktuellen Verwender von pharmakologischem Neuroenhancement um 80 Prozent höher sein. Falls diese Annahme zutrifft, hätte ein Anteil von 5,8 Prozent der Erwerbstätigen innerhalb der letzten 12 Monate

4 Schwerpunktthema: Doping am Arbeitsplatz

verschreibungspflichtige Medikamente mit dem Ziel der Verbesserung der geistigen Leistung oder des psychischen Befindens missbraucht.

Abbildung 29: 12-Monats-Gebrauchsprävalenzen von pharmakologischem Neuroenhancement nach Geschlecht

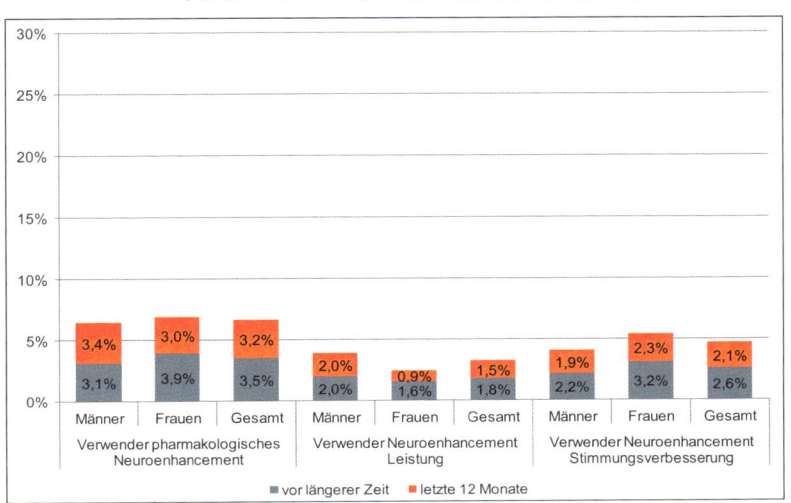

Analyse der 12-Monatsprävalenz Neuroenhancement nach Alter

Quelle: IGES nach Erwerbstätigenbefragung der DAK-Gesundheit (Männer: N=2.644-2.652; Frauen: N=2.327-2.337; Gesamt: N=4.971-4.989)

Abbildung 30 zeigt, dass der größte Anteil aktueller Verwender in der ältesten Altersgruppe zu finden ist: 4,0 Prozent bei den 40- bis 50-Jährigen. Die jüngeren Altersgruppen (die 20- bis 29-Jährigen) greifen seltener zu pNE, in etwa so viel wie die mittlere Altersgruppe (die 30- bis 39-Jährigen) mit je 2,5 Prozent.

Dies gilt allerdings nicht für beide Medikamentengruppen: Bei leistungssteigernden Medikamenten sind die Unterschiede der 12-Monats-Gebrauchsprävalenzen gering: in allen Altersgruppen liegen sie unter zwei Prozent. Stimmungsverbessernde Medikamente werden dagegen zu einem größeren Anteil von der älteren Altersgruppen eingenommen als von den mittleren und jüngeren Altersgruppen: 2,8 Prozent 12-Monats-Prävalenz gegenüber 1,7 und 1,3 Prozent. Analysen nach Alter und Geschlecht weisen erwerbstätige Frauen zwischen 40 und 50 Jahren mit 8,4 Prozent als häufigste Verwender von pNE aus.

Wie Abbildung 27 gezeigt hat, sind es v.a. Frauen, die den großen Anteil Verwender in dieser Altersgruppe ausmachen.

Die höchsten Gebrauchsprävalenzen von pNE finden sich bei den 40- bis 50-Jährigen

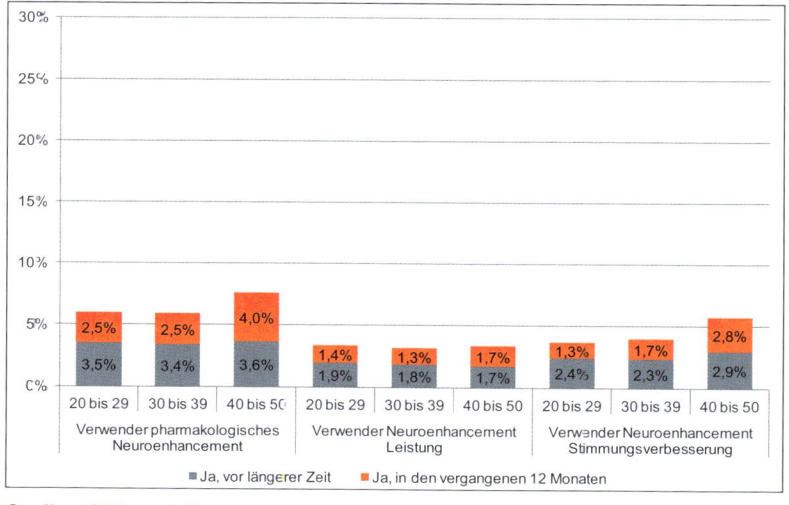

Abbildung 30: 12-Monats-Gebrauchsprävalenzen von pharmakologischem Neuroenhancement nach Alter

[Balkendiagramm mit folgenden Werten:]

Verwender pharmakologisches Neuroenhancement:
- 20 bis 29: 3,5% (Ja, vor längerer Zeit) / 2,5% (Ja, in den vergangenen 12 Monaten)
- 30 bis 39: 3,4% / 2,5%
- 40 bis 50: 3,6% / 4,0%

Verwender Neuroenhancement Leistung:
- 20 bis 29: 1,9% / 1,4%
- 30 bis 39: 1,8% / 1,3%
- 40 bis 50: 1,7% / 1,7%

Verwender Neuroenhancement Stimmungsverbesserung:
- 20 bis 29: 2,4% / 1,3%
- 30 bis 39: 2,3% / 1,7%
- 40 bis 50: 2,9% / 2,8%

Quelle: IGES nach Erwerbstätigenbefragung der DAK-Gesundheit 2014 (Alter 20-29: N=1.247-1.249; Alter 30-39: N=1.488-1.491; Alter 40-50: N=2.236-2.249)

Analysen nach Alter und Geschlecht ergeben also, dass Frauen zu etwas höheren Anteilen pharmakologisches Neuroenhancement betreiben als Männer (6,9 zu 6,5 Prozent) und dass die Altersgruppe der 45- bis 50-Jährigen mit 8,2 Prozent die höchsten Gebrauchsprävalenzen aufweist. Eine Gruppenbildung nach beiden Kategorien – Alter und Geschlecht – weist die Frauen zwischen 40 und 50 Jahren mit 8,4 Prozent als anteilsmäßig größte Verwendergruppe aus.

Verwendung von pharmakologischen Neurenhancement nach soziodemographischen Merkmalen

Welche weiteren Unterschiede bezüglich der Verwendung von pharmakologischem Neuroenhancement nach verschiedenen soziodemografischen Merkmalen sowie arbeitsbezogenen Merkmalen gibt es? Dies wird im Folgenden geprüft.

Bildung (Merkmal: Schulabschluss)

Erwerbstätige mit Realschulabschluss haben die höchste Lebenszeit-Gebrauchsprävalenz für pNE zur Stimmungsverbesserung

In der Nutzung von pNE unterscheiden sich Erwerbstätige mit verschiedenen Schulabschlüssen (Haupt-, Realschulabschluss und (Fach-)Abitur) nicht signifikant[24].

Betrachtet man nur die Verwendung von Neuroenhancement mittels Medikamente zur Verbesserung der Stimmung, haben Erwerbstätige mit Realschulabschluss eine erhöhte Lebenszeitprävalenz (5,8 Prozent) gegenüber Beschäftigten mit Hauptschulabschluss (4,2 Prozent) oder (Fach-) Abitur (3,9 Prozent).[25]

---

24 Wenn nicht anderweitig ausgewiesen ist mit Signifikanz stets das Ergebnis eines Chi-Quadrat-Tests über die entsprechende Kreuztabelle gemeint. Das zugrunde gelegte Signifikanzniveau ist 5%.

25 Die Analysen wurden mit der Lebenszeitprävalenz, nicht mit der 12-Monats-Prävalenz durchgeführt, weil bei letzterer zu geringe Fallzahlen gegeben sind. Personen ohne Schulab-

Bildung (Merkmal: Akademiker / Nicht-Akademiker)

Akademiker nehmen zu einem – nicht signifikant – höheren Anteil Medikamente zur Leistungssteigerung als Nicht-Akademiker (3,4 zu 3,1 Prozent, Lebenszeit). Erwerbstätige ohne akademischen Abschluss weisen stattdessen höhere Gebrauchsprävalenzen auf, wenn es um Neuroenhancement mittels Medikamente zur Verbesserung der Stimmung geht: 4,8 zu 3,8 Prozente (nicht signifikant). In Bezug auf Neuroenhancement mittels beider Medikamentengruppen liegen die Nicht-Akademiker mit 6,7 Prozent vor den Akademikern (5,9 Prozent).[26]

Akademiker und nicht-Akademiker unterscheiden sich nicht signifikant voneinander. Nicht-Akademiker haben tendenziell höhere Prävalenzen für pNE zur Stimmungsverbesserung

Berufliche Stellung

Die Auswertung deutet darauf hin, dass Angestellte die höchsten Lebenszeit-Gebrauchsprävalenzen von pNE aufweisen. 7,1 Prozent in dieser Gruppe haben irgendwann pNE verwendet. Beamte weisen mit 4,1 Prozent die niedrigsten Prävalenzen auf, Arbeiter und Selbständige liegen mit 5,9 bzw. 5,8 Prozent leicht unter dem Durchschnitt von 6,7 Prozent. Die Unterschiede sind nicht signifikant (Abbildung 31).

Die höchsten Gebrauchsprävalenzen weisen Angestellte auf, die geringsten Beamte

Abbildung 31: Anteil der Verwender von pharmakologischem Neuroenhancement (Lebenszeitprävalenz) nach beruflicher Stellung

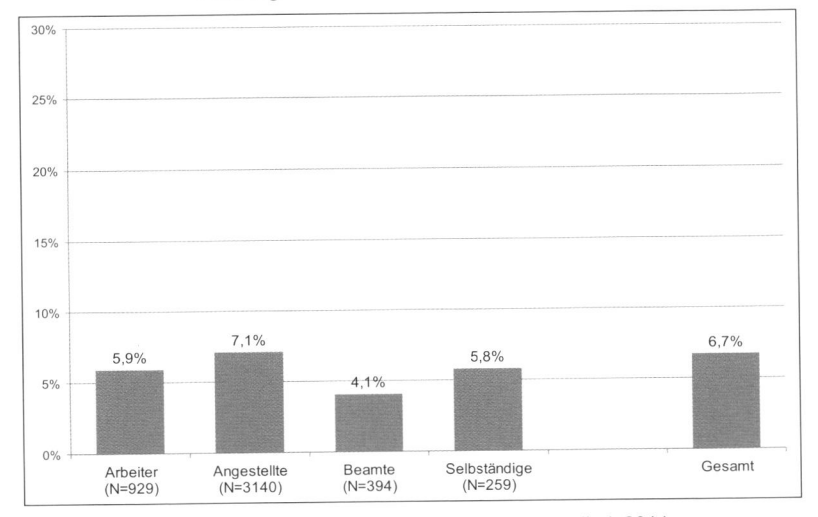

Arbeiter (N=929)	Angestellte (N=3140)	Beamte (N=394)	Selbständige (N=259)	Gesamt
5,9%	7,1%	4,1%	5,8%	6,7%

Quelle: IGES nach Erwerbstätigenbefragung der DAK-Gesundheit 2014

Die hier verwendete Einteilung der beruflichen Stellung ignoriert die Unterschiede innerhalb der Kategorien der beruflichen Stellung. So zählen zu den Arbeitern beispielsweise un- und angelernte Arbeiter wie auch gelernte Arbeiter und auch Meister und Poliere (Tabelle 9). Hinter den Angestellten verbergen sich solche mit einfacher, mit quali-

---

schluss wurden von der Analyse ausgeschlossen, da nur N=11 Befragte keinen Schulabschluss haben.

26 Die Analyse schließt diejenigen aus, die bei der Frage nach dem akademischen Abschluss keine Angabe gemacht haben oder sich in besonderen Situationen, wie z.B. in einem berufsbegleitenden Studium befinden. Daher liegt die Gebrauchsprävalenz für die gültigen Antworten nur bei 6,5 Prozent, statt der 6,7 Prozent, die über alle Befragten ermittelt wurden.

Unterscheidung nach Tätigkeitsniveau

fizierter und mit hochqualifizierter Tätigkeit sowie Angestellte mit umfassenden Führungsaufgaben. Die Selbstständigen dürften in sich ebenfalls hochgradig heterogen sein.

Daher wurde eine weitere Einteilung der beruflichen Stellung vorgenommen, die auf Basis des Tätigkeitsniveaus Gruppen zusammenfasst. Hierbei entstehen die drei Tätigkeitskategorien an-/ungelernt bzw. einfach, gelernt/qualifiziert sowie hochqualifiziert/gehoben, die die jeweiligen Qualifikationsniveau innerhalb der Arbeiter, Angestellten und Beamten widerspiegeln.[27]

Abbildung 32 zeigt die Lebenszeit-Gebrauchsprävalenz von pharmakologischem Neuroenhancement nach dieser Kategorie. Hieraus geht ein deutlicher Trend hervor, dass, je einfacher das Tätigkeitsniveau ist, desto größer ist die Wahrscheinlichkeit, zumindest irgendwann pharmakologisches Neuroenhancement betrieben zu haben. Arbeiter, Angestellte und Beamte mit einfacher Tätigkeit haben zu 8,5 Prozent bereits Medikamente zur Leistungssteigerung oder zur Stimmungsverbesserung eingenommen, gelernte und qualifizierte Arbeiter oder Angestellte demgegenüber nur zu 6,7 Prozent (was dem Durchschnitt über alle Befragte entspricht). Der Anteil der Nutzer ist am geringsten bei den Beschäftigten mit hochqualifizierter bzw. gehobener oder höherer Tätigkeit: 5,1 Prozent. Die Unterschiede sind im Chi-Quadrat-Test auf einem 5 Prozent Niveau signifikant.

Abbildung 32: Anteil Verwender von pharmakologischem Neuroenhancement (Lebenszeitprävalenz) nach Niveau der Tätigkeit

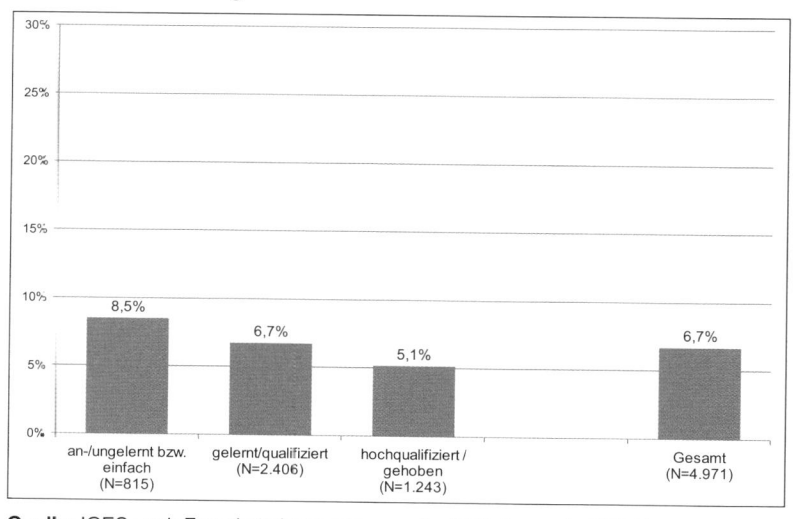

Tätigkeitsniveau	Anteil
an-/ungelernt bzw. einfach (N=815)	8,5%
gelernt/qualifiziert (N=2.406)	6,7%
hochqualifiziert/gehoben (N=1.243)	5,1%
Gesamt (N=4.971)	6,7%

Quelle: IGES nach Erwerbstätigenbefragung der DAK-Gesundheit 2014

---

27 Selbständige wurden aus der Analyse ausgeschlossen, da über sie keine weiteren Informationen über das Niveau ihrer Tätigkeit vorliegen. Die Klassifikation der übrigen beruflichen Stellungen erfolgte folgendermaßen: als an-/ungelernt bzw. einfach werden Arbeiter mit an- und ungelernter Tätigkeit, Angestellte mit einfacher Tätigkeit sowie Beamte im einfachen und mittleren Dienst klassifiziert. Zu der Kategorie gelernt/qualifiziert gehören Gelernte und Facharbeiter sowie Angestellte mit qualifizierter Tätigkeit. Als hochqualifiziert/gehoben werden Meister und Poliere, Angestellte mit hochqualifizierter Tätigkeit, Angestellte mit umfassenden Führungsaufgaben sowie Beamte im gehobenen und höheren Dienst klassifiziert.

Befristete Beschäftigung (Vertrag befristet/unbefristet)

Beschäftigte mit einem befristeten Vertrag verwenden möglicherweise zu einem höheren Anteil als unbefristet Beschäftigte pharmakologisches Neuroenhancement (7,5 zu 6,4 Prozent). Der Unterschied ist jedoch nicht signifikant. Auch wenn pNE zur Leistungssteigerung und pNE zur Stimmungsverbesserung im Einzelnen betrachtet werden, zeigt sich kein signifikanter Unterschied.

Befristet Beschäftigte verwenden zu einem höheren Anteil pNE als unbefristet Beschäftigte

Arbeitszeit

Erwerbstätige unterscheiden sich möglicherweise nach Arbeitszeit in ihrer Neigung, pharmakologisches Neuroenhancement zu betreiben:

Abbildung 33 zeigt einen Trend, demzufolge der Anteil der Nutzer mit der Arbeitszeit zunimmt. Den geringsten Anteil weisen demnach die Erwerbstätigen mit einer Wochenarbeitszeit von 20 bis weniger als 40 Stunden auf. Den höchsten Anteil weisen Erwerbstätige mit 45 Stunden und mehr auf. Die Unterschiede sind allerdings nicht signifikant.[28]

Abbildung 33: Anteil der Verwender von pharmakologischem Neuroenhancement (Lebenszeit) nach tatsächlicher Arbeitszeit (d.h. Arbeitszeit inklusive Überstunden)

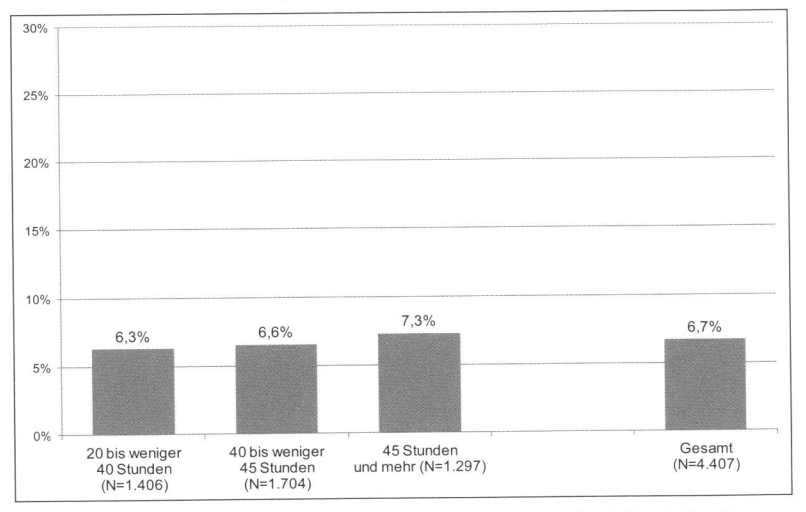

Der Anteil der Verwender von pNE nimmt mit der Arbeitszeit zu

Arbeitszeit	Anteil
20 bis weniger 40 Stunden (N=1.406)	6,3%
40 bis weniger 45 Stunden (N=1.704)	6,6%
45 Stunden und mehr (N=1.297)	7,3%
Gesamt (N=4.407)	6,7%

Quelle: IGES nach Erwerbstätigenbefragung der DAK-Gesundheit 2014. Die Gruppe der Erwerbstätigen mit weniger als 20 Stunden wurde wegen geringer Fallzahl und unplausibler Angaben zur Arbeitszeit von der Analyse ausgeschlossen werden.

Arbeitsplatz- und Beschäftigungssicherheit

Erwerbstätige, die sich ihres Arbeitsplatzes vergleichsweise sicher sind, sind seltener aktuelle pNE-Verwender (12-Monate) als Erwerbstätige, die es für eher wahrscheinlich oder sogar sehr wahrscheinlich halten, dass sie gegen ihren Willen ihren Arbeitsplatz verlieren. Die

---

[28] Es zeigen sich auch dann keine signifikanten Unterschiede, wenn die Analyse nach Geschlecht stratifiziert durchgeführt wird.

Unterschiede sind für pNE zur Stimmungsverbesserung signifikant[29] (Abbildung 34).

Gleiches gilt für die Chancen auf dem Arbeitsmarkt: Erwerbstätige, die es für sehr wahrscheinlich oder eher wahrscheinlich halten, dass sie (im Falle der Arbeitslosigkeit) eine neue Stelle finden, sind signifikant seltener Verwender von pNE als Beschäftigte, die diesbezüglich weniger zuversichtlich sind. Beide Zusammenhänge gelten für Neuroenhancement mittels beider Medikamentengruppen (also Leistung und Stimmung) und dementsprechend auch für pNE insgesamt (Abbildung 35).

Abbildung 34: Anteil der Nutzer von pharmakologischem Neuroenhancement (12-Monate) der Medikamentengruppen Leistung und Stimmung nach Arbeitsplatzsicherheit

Mit abnehmender Arbeitsplatzsicherheit nimmt der Anteil der Verwender zu

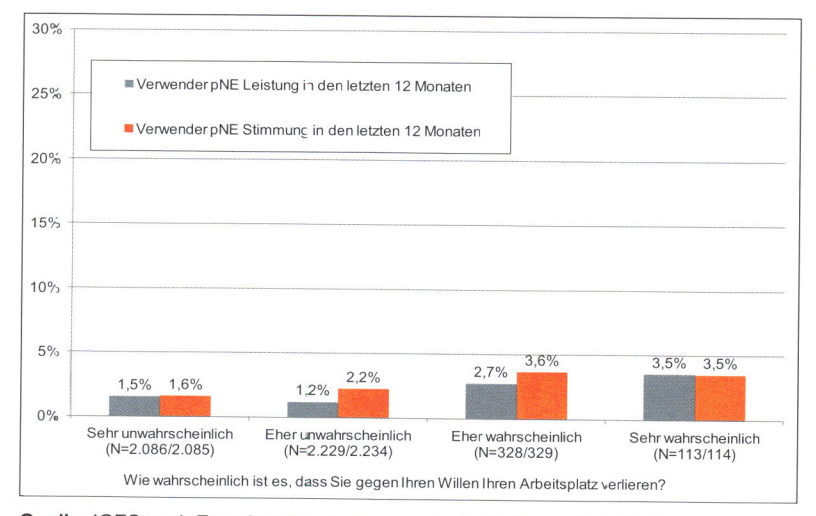

Arbeitsplatzsicherheit	Verwender pNE Leistung (12 Monate)	Verwender pNE Stimmung (12 Monate)
Sehr unwahrscheinlich (N=2.086/2.085)	1,5%	1,6%
Eher unwahrscheinlich (N=2.229/2.234)	1,2%	2,2%
Eher wahrscheinlich (N=328/329)	2,7%	3,6%
Sehr wahrscheinlich (N=113/114)	3,5%	3,5%

Wie wahrscheinlich ist es, dass Sie gegen Ihren Willen Ihren Arbeitsplatz verlieren?

Quelle: IGES nach Erwerbstätigenbefragung der DAK-Gesundheit 2014

---

[29] In der Auswertung nach pNE zur Leistungssteigerung wird das 5 Prozent-Signifikanzniveau knapp verfehlt – hier ist nur die Auswertung nach Lebenszeit signifikant.

4 Schwerpunktthema: Doping am Arbeitsplatz

Abbildung 35: Anteil der Verwender von pharmakologischem Neuroenhancement (12-Monate) der Medikamentengruppen Leistung und Stimmung nach Beschäftigungssicherheit

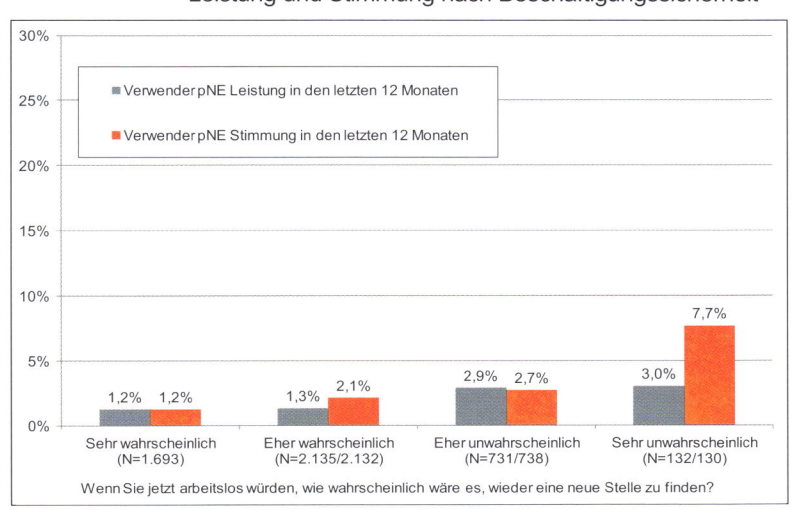

Mit abnehmender Beschäftigungssicherheit nimmt der Anteil der Verwender zu

- Verwender pNE Leistung in den letzten 12 Monaten
- Verwender pNE Stimmung in den letzten 12 Monaten

Sehr wahrscheinlich (N=1.693)	Eher wahrscheinlich (N=2.135/2.132)	Eher unwahrscheinlich (N=731/738)	Sehr unwahrscheinlich (N=132/130)
1,2% / 1,2%	1,3% / 2,1%	2,9% / 2,7%	3,0% / 7,7%

Wenn Sie jetzt arbeitslos würden, wie wahrscheinlich wäre es, wieder eine neue Stelle zu finden?

Quelle: IGES nach Erwerbstätigenbefragung der DAK-Gesundheit 2014

Führungskräfte

Führungskräfte sind weniger geneigt, pharmakologisches Neuroenhancement zu betreiben, sowohl in Bezug auf leistungssteigernde als auch in Bezug auf stimmungsverbessernde Medikamente. Während Mitarbeiter ohne Vorgesetztenfunktion zu einem Anteil von 1,7 Prozent Medikamente zur Leistungssteigerung und zu 2,4 Prozent Medikamente zur Verbesserung der Stimmung einnehmen, sind dies unter Führungskräften 1,0 bzw. 1,7 Prozent (Abbildung 36).

Der Unterschied in Bezug auf die Führungsfunktion ist für pharmakologisches Neuroenhancement zur Verbesserung der Stimmung (12-Monate) signifikant. In Bezug auf pNE zur Leistungssteigerung-Leistung ist der Unterschied nur für die Lebenszeit-Gebrauchsprävalenz signifikant.

Führungskräfte nutzen zu einem geringeren Anteil pNE als Mitarbeiter ohne Führungsfunktion

Abbildung 36: Anteil der Verwender von pNE (12-Monate) nach Führungsfunktion

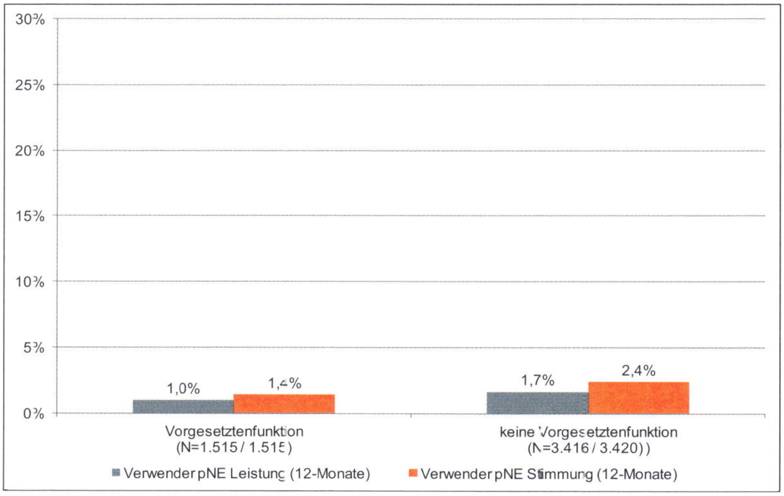

[Bar chart:
- Vorgesetztenfunktion (N=1.515/1.515): Verwender pNE Leistung (12-Monate) 1,0%; Verwender pNE Stimmung (12-Monate) 1,4%
- keine Vorgesetztenfunktion (N=3.416/3.420): Verwender pNE Leistung (12-Monate) 1,7%; Verwender pNE Stimmung (12-Monate) 2,4%]

Quelle: IGES nach Erwerbstätigenbefragung der DAK-Gesundheit 2014

Der Blick auf bestimmte Eigenschaften des Arbeitsplatzes und des Beschäftigungsverhältnisses hat gezeigt, dass diese teilweise mit dem Risiko assoziiert sind, pharmakologisches Neuroenhancement zu betreiben. Insbesondere die Arbeitsplatz- und Beschäftigungssicherheit und das Niveau der Tätigkeit stehen in Zusammenhang mit der pNE-Verwendung. Es hat sich aber auch gezeigt, dass Beschäftigtengruppen, denen man eine hohe Leistungsorientierung unterstellen würde, wie Akademiker oder Führungskräfte tendenziell eher weniger zum Neuroenhancement neigen.

Merkmale der Arbeit und die Verwendung von pharmakologischem Neuroenhancement zur Leistungssteigerung

Während die vorangegangenen Zusammenhänge eher auf Eigenschaften des Beschäftigungsverhältnisses bzw. des Arbeitsvertrags und der Wahrscheinlichkeit der pNE-Verwendung abzielten, geht es im Folgenden um konkrete Eigenschaften der Tätigkeit, bzw. um typische psychische Belastungen. Zu beachten ist dabei, dass der arbeitswissenschaftliche und arbeitspsychologische Begriff der psychischen Belastung die "Gesamtheit aller erfassbaren Einflüsse, die von außen auf den Menschen zukommen und psychisch auf ihn einwirken" meint (Normenausschuss Ergonomie (FNErg) im DIN 2000). Hieraus kann sowohl eine anregende, persönlichkeitsförderliche Beanspruchung als auch eine Fehlbeanspruchung beim Erwerbstätigen folgen.

In der Befragung wurden 14 Merkmale der Arbeit abgefragt, die teilweise aus dem Stressreport der Bundesanstalt für Arbeitsschutz und Arbeitsmedizin (Lohmann-Haislah 2012: 35)[30] übernommen wurden, teilweise eigens entwickelt wurden und auf Kennzeichen moderner

---

[30] Bzw. der BiBB/BAuA-Erwerbstätigenbefragung, auf deren Ergebnissen der Stressreport hauptsächlich basiert.

Wissensarbeit abzielen oder anzeigen, dass dem Beschäftigten eine sehr hohe Leistung abverlangt wird.

Die theoretische Überlegung hinter diesen Merkmalen ist, dass eine Konfrontation mit hohem Leistungsdruck und eine geringe Toleranz gegenüber Fehlern die Neigung fördern könnte, Medikamente zur Leistungssteigerung einzunehmen. Das Risiko für die Einnahme von Medikamenten zur Verbesserung des psychischen Wohlbefindens könnte durch Merkmale der Arbeit wie häufiger Kundenkontakt sowie die Notwendigkeit, seine Gefühle im Griff zu haben oder sogar bestimmte Gefühle zum Ausdruck bringen zu müssen, erhöht sein.

Je nach Art der Belastung liegt dabei eine bestimmte Art Neuroenhancement nahe, weswegen im Folgenden die beiden Medikamentengruppen (Leistung und Stimmung) getrennt ausgewiesen werden. So wird ein Erwerbstätiger, dessen Tätigkeit mit starkem Termin- und Leistungsdruck verbunden ist, der keine Fehler machen darf oder viele Aufgaben gleichzeitig bearbeiten muss, vermutlich eher einen Nutzen in Medikamenten zur Leistungssteigerung sehen. Wer Klienten oder Kunden gegenüber bestimmte Gefühle zum Ausdruck bringen muss (wie z.B. Sozialarbeiter oder Stewardessen), wird vermutlich eher Medikamente zur Stimmungsverbesserung einnehmen als solche zur Leistungssteigerung.

Die Ergebnisse dieser Analyse zeigen, dass bestimmte Merkmale der Arbeit tatsächlich mit einem erhöhten Risiko der pNE-Verwendung assoziiert sind. Ein relativ klarer Trend zeigt sich in Bezug auf Medikamente zur Leistungssteigerung bei den Merkmalen:

- kleine Fehler können schwerwiegende Konsequenzen haben,
- bis an die Grenze der Leistungsfähigkeit arbeiten.

Wer häufig an der Grenze der Leistungsfähigkeit arbeitet, ist eher pNE-Verwender

Signifikante Unterschiede in der Nutzung von pNE zur Leistungssteigerung zeigen sich auch bezüglich des Merkmals "häufige Aneignung neuer Inhalte und Methoden", jedoch mit weniger klarem Trend, da hier der Anteil der Nutzer unter Erwerbstätigen, die dies nie oder selten tun müssen, am höchsten ist (2,2 Prozent) (Tabelle 13).

> In den letzten 20-30 Jahren sind die Anforderungen an Alle, angefangen von der Grundschule, über die weiterführenden Schulen, die Universitäten, vom Handwerkerlehrling und -gesellen, bis hin zum hochdekorierten Akademiker, sehr sehr deutlich gestiegen. Das berichten alle, egal in welchen Berufen. Und natürlich, je höher die Anforderungen sind, desto größer ist die Versuchung, dem zu entsprechen, indem man eine Pille schluckt. Die Menschen, die sich dopen, um in Ausbildung und Beruf besser zu funktionieren, bessere Ergebnisse abzuliefern, bessere Noten zu erhalten, den Job nicht zu verlieren, den nächsten Vertrag zu bekommen, wenig zu schlafen, trotzdem viel zu leisten, machen das, weil sie keine andere Möglichkeit sehen.

Dr. Raphael Gaßmann, Deutsche Hauptstelle für Suchtfragen e.V.

Tabelle 13: Anteil der Verwender von pNE zur Leistungssteigerung (12-Monats Prävalenz) nach Merkmalen der Arbeit

Anteil Verwender pNE Leistung (12-Monats Prävalenz) nach Merkmalen der Arbeit[31]	häufig	manch-mal	selten/nie
Wie häufig kommt es bei Ihrer Arbeit vor…	Anteil Verwender pNE-Leistung		
… dass Sie unter starkem Termin- und Leistungsdruck arbeiten müssen? *LZ)	1,7%	1,3%	1,7%
… dass Ihnen die Arbeitsdurchführung bis in alle Einzelheiten vorgeschrieben ist?	2,4%	1,0%	1,5%
… dass sich ein und derselbe Arbeitsgang bis in alle Einzelheiten wiederholt?	1,8%	1,2%	1,5%
… dass Sie vor neue Aufgaben gestellt werden, in die Sie sich erst mal hineindenken und einarbeiten müssen?	1,9%	1,2%	1,3%
… dass Sie neue Ideen haben müssen, kreativ sein müssen	2,0%	1,0%	1,6%
… dass Sie Ihre Gefühle im Griff haben müssen	1,4%	1,6%	1,5%
… dass Sie Kunden, Klienten oder Patienten gegenüber bestimmte Gefühle zum Ausdruck bringen müssen *LZ)	1,5%	1,8%	1,4%
… dass Sie Kundenkontakt haben	1,7%	1,1%	1,5%
… dass Sie viele Aufgaben gleichzeitig bearbeiten	1,4%	1,4%	2,2%
… dass Fehler schwerwiegende Konsequenzen haben **) *LZ)	2,8%	1,6%	1,1%
… dass Sie an der Grenze Ihrer Leistungsfähigkeit arbeiten **) *LZ)	2,5%	1,7%	0,9%
… dass Sie bei Ihrer Arbeit unterbrochen werden	1,6%	1,6%	1,2%
… dass Sie sich neue Inhalte oder Methoden aneignen müssen **)	1,7%	1,1%	2,2%
… dass Sie Pausen nicht nehmen *LZ)	1,5%	1,3%	1,6%

Quelle: IGES nach Erwerbstätigenbefragung der DAK-Gesundheit 2014. **) signifikant für die 12-Monats-Prävalenz; *LZ) signifikant für die Lebenszeitprävalenz.

Auch das Risiko der Verwendung von pNE zur Stimmungsverbesserung ist signifikant erhöht, wenn folgende Merkmale der Arbeit häufig gegeben sind:

- Gefühle im Griff haben müssen,
- an der Grenze der Leistungsfähigkeit arbeiten müssen.

Ebenfalls ist auf das Merkmal "Kunden, Klienten oder Patienten gegenüber bestimmte Gefühle zum Ausdruck bringen zu müssen" hinzuweisen. Hier unterscheidet sich zwar die 12-Monatsprävalenz nicht signifikant, zumindest aber die Lebenszeitprävalenz. Gleichzeitig gibt es einen plausiblen Trend dahingehend, dass, wer diese Anforderung bewältigen muss, eher zu pNE zur Stimmungsverbesserung neigt.

Demgegenüber ist die Anforderung "neue Ideen haben, kreativ sein müssen" negativ assoziiert mit dem Risiko, Medikamente zur Verbesserung des psychischen Wohlbefindens einzunehmen: Erwerbstätige, die dieser Anforderung häufig ausgesetzt ist, verwenden zu einem signifikant geringeren Anteil pNE zur Stimmungsverbesserung als Beschäftigte, die nur manchmal oder selten/nie kreativ sein müssen (Tabelle 14).

---

31 [mit **) gekennzeichnete Arbeitsmerkmale sind im Chi-Quadrat Test als signifikant ausgewiesen]

Tabelle 14: Anteil der Verwender von pNE zur Stimmungsverbesserung (12-Monatsprävalenz) nach Merkmalen der Arbeit

Anteil Verwender pNE Stimmung (12-Monatsprävalenz) nach Merkmalen der Arbeit	häufig	manchmal	selten/nie
Wie häufig kommt es bei Ihrer Arbeit vor…	Anteil Verwender pNE Stimmung		
… dass Sie unter starkem Termin- und Leistungsdruck arbeiten müssen?	2,6%	1,7%	1,9%
… dass Ihnen die Arbeitsdurchführung bis in alle Einzelheiten vorgeschrieben ist?	2,9%	1,9%	1,9%
… dass sich ein und derselbe Arbeitsgang bis in alle Einzelheiten wiederholt? *LZ)	2,2%	2,5%	1,6%
… dass Sie vor neue Aufgaben gestellt werden, in die Sie sich erst mal hineindenken und einarbeiten müssen?	1,9%	2,0%	2,5%
… dass Sie neue Ideen haben müssen, kreativ sein müssen *) *LZ)	1,6%	1,9%	2,9%
… dass Sie Ihre Gefühle im Griff haben müssen *) *LZ)	2,5%	2,4%	1,3%
… dass Sie Kunden, Klienten oder Patienten gegenüber bestimmte Gefühle zum Ausdruck bringen müssen *LZ)	2,4%	2,4%	2,0%
… dass Sie Kundenkontakt haben *LZ)	2,2%	2,8%	1,5%
… dass Sie viele Aufgaben gleichzeitig bearbeiten *LZ)	1,9%	2,0%	2,7%
… dass Fehler schwerwiegende Konsequenzen haben	2,5%	2,1%	2,1%
… dass Sie an der Grenze Ihrer Leistungsfähigkeit arbeiten *) *LZ)	4,3%	1,9%	1,4%
… dass Sie bei Ihrer Arbeit unterbrochen werden	2,5%	1,6%	1,9%
… dass Sie sich neue Inhalte oder Methoden aneignen müssen	2,0%	1,9%	3,1%
… dass Sie Pausen nicht nehmen *LZ)	2,7%	1,6%	2,1%

Quelle: IGES nach Erwerbstätigenbefragung der DAK-Gesundheit 2014. **)** signifikant für die 12-Monats-Prävalenz; *LZ)* signifikant für die Lebenszeitprävalenz.

Die Auswertung nach Merkmalen der eigentlichen Tätigkeit erklären also zusätzliche Aspekte des Risikos, pNE zu betreiben. Wer Anforderungen von Emotionsarbeit (Hochschild 2012) bewältigen muss, wer häufig an der Grenze der Leistungsfähigkeit arbeitet und wessen Tätigkeit keine Fehler duldet, nimmt eher Medikamente zur Leistungssteigerung oder zur Verbesserung der Stimmung.

Pharmakologisches Neuroenhancement: Verwendungshäufigkeit, Motive und verwendete Medikamente

Vorangehend konnte festgestellt werden, dass bestimmte Gruppen eher zum pharmakologischen Neuroenhancement neigen und dass bestimmte Merkmale von Arbeit und Beschäftigung mit dem Risiko hierfür assoziiert sind.

Warum aber werden Medikamente zur Leistungssteigerung oder zur Verbesserung der Stimmung eingenommen? Wie häufig? Und woher werden die Medikamente bezogen, die ja – wenn sie ordnungsgemäß verwendet würden –, von einem Arzt verschrieben werden müssten und (nur) auf Rezept von Apotheken abgegeben werden dürften.

Die Motive der Verwender sind recht vielfältig und knapp ein Drittel fand sich in keinem der abgefragten Motive wieder (31,8 Prozent).

Hauptmotiv für das Neuroenhancement sind konkrete Anlässe wie Prüfungen, Präsentationen, wichtige Verhandlungen, schwierige Gespräche etc. Knapp 41 Prozent der Nutzer geben dies als Motiv an. Ebenfalls vergleichsweise häufig stimmen die Nutzer der Aussage zu: „Mit Hilfe von solchen Medikamenten geht mir die Arbeit leichter von der Hand." (35,2 Prozent).

Für etwa ein Drittel (32,3 Prozent) gilt, dass sie auch ohne pNE im Beruf bestehen könnten, dass sie aber damit besser ihre Ziele erreichen. 26,6 Prozent der Verwender sehen im pNE eine Hilfe, ihre Work-Life-Balance aufrecht zu erhalten - sie geben an, dass sie damit noch Energie und gute Laune für Privates haben.

Zwei der abgefragten Aussagen zielen darauf ab, zu erfahren, ob Erwerbstätige sich zum pNE gezwungen sehen: „Ohne solche Medikamente wäre ich gefühlsmäßig häufig nicht in der Lage, meine Arbeit zu machen (24,7 Prozent) sowie „Ohne solche Medikamente könnte ich beruflich nicht mithalten" (12,1 Prozent). Neuroenhancement mit Hilfe von Wachmachern wie beispielsweise Modafinil spielt wider Erwarten nur eine kleine Rolle: Nur 8,9 Prozent geben an, dass sie mittels Medikamenten mit weniger Schlaf auskommen möchten (Abbildung 37).

Abbildung 37: Motive der Verwender für pharmakologisches Neuroenhancement

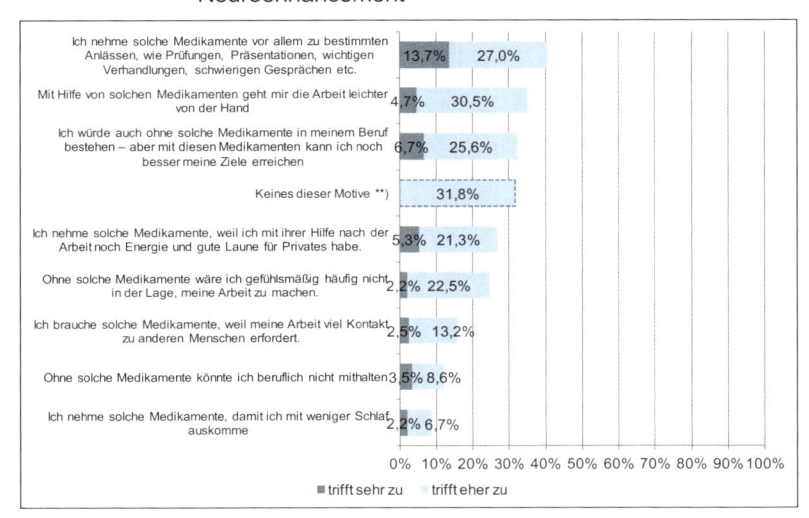

Motiv	trifft sehr zu	trifft eher zu
Ich nehme solche Medikamente vor allem zu bestimmten Anlässen, wie Prüfungen, Präsentationen, wichtigen Verhandlungen, schwierigen Gesprächen etc.	13,7%	27,0%
Mit Hilfe von solchen Medikamenten geht mir die Arbeit leichter von der Hand	4,7%	30,5%
Ich würde auch ohne solche Medikamente in meinem Beruf bestehen – aber mit diesen Medikamenten kann ich noch besser meine Ziele erreichen	6,7%	25,6%
Keines dieser Motive **)		31,8%
Ich nehme solche Medikamente, weil ich mit ihrer Hilfe nach der Arbeit noch Energie und gute Laune für Privates habe.	5,3%	21,3%
Ohne solche Medikamente wäre ich gefühlsmäßig häufig nicht in der Lage, meine Arbeit zu machen.	2,2%	22,5%
Ich brauche solche Medikamente, weil meine Arbeit viel Kontakt zu anderen Menschen erfordert.	2,5%	13,2%
Ohne solche Medikamente könnte ich beruflich nicht mithalten	3,5%	8,6%
Ich nehme solche Medikamente, damit ich mit weniger Schlaf auskomme	2,2%	6,7%

Quelle: IGES nach Erwerbstätigenbefragung der DAK-Gesundheit 2014 (Nur Verwender pNE. Anteil „Trifft sehr zu" und „trifft eher zu". N=313-333)

Abbildung 38 zeigt die Zustimmung zu diesen Motiven nach Geschlecht. Das Hauptmotiv – Neuroenhancement zu bestimmten Anlässen zu nutzen– wird unter den Verwendern von Männern wie Frauen zu 40,7 Prozent angegeben. Auch beim Motiv „gefühlsmäßig in der Lage sein, meine Arbeit zu machen" unterscheiden sich männliche und weibliche Nutzer nicht.

Ein Geschlechterunterschied ist jedoch besonders auffällig: Männer sehen sich offenbar sehr viel häufiger als Frauen gezwungen, Medikamente zur Leistungssteigerung oder Stimmungsverbesserung einzunehmen. Sie geben häufiger als Frauen an, ohne solche Medikamente beruflich nicht mithalten zu können (18,1 zu 5,7 Prozent).[32] Allerdings stimmen Männer auch häufiger als Frauen der Aussage zu: „Ich würde auch ohne solche Medikamente in meinem Beruf bestehen – aber mit diesen Medikamenten kann ich noch besser meine Ziele erreichen (39,2 zu 25,1). Auch ist für Männer Neuroenhancement zum Wachbleiben häufiger ein Motiv als für Frauen (11,9 zu 6,0 Prozent).

Abbildung 38: Motive der Verwender für pharmakologisches Neuroenhancement nach Geschlecht

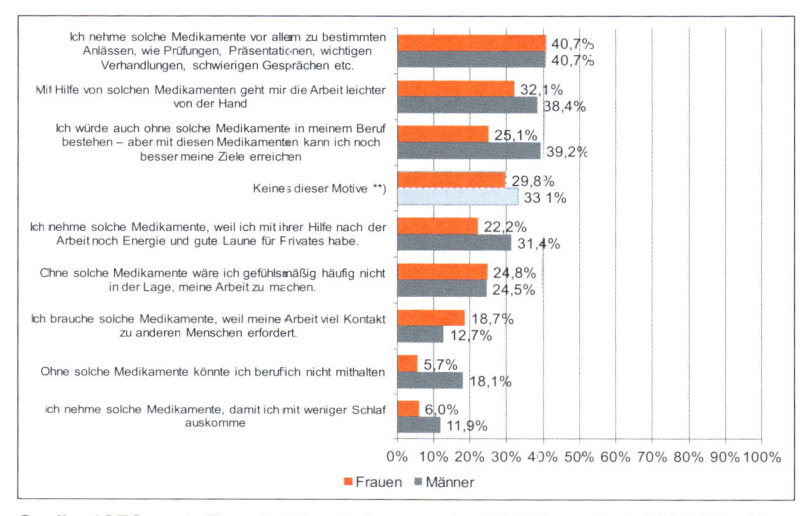

Motiv	Frauen	Männer
Ich nehme solche Medikamente vor allem zu bestimmten Anlässen, wie Prüfungen, Präsentationen, wichtigen Verhandlungen, schwierigen Gesprächen etc.	40,7%	40,7%
Mit Hilfe von solchen Medikamenten geht mir die Arbeit leichter von der Hand	32,1%	38,4%
Ich würde auch ohne solche Medikamente in meinem Beruf bestehen – aber mit diesen Medikamenten kann ich noch besser meine Ziele erreichen	25,1%	39,2%
Keines dieser Motive **	29,8%	33,1%
Ich nehme solche Medikamente, weil ich mit ihrer Hilfe nach der Arbeit noch Energie und gute Laune für Privates habe.	22,2%	31,4%
Ohne solche Medikamente wäre ich gefühlsmäßig häufig nicht in der Lage, meine Arbeit zu machen.	24,8%	24,5%
Ich brauche solche Medikamente, weil meine Arbeit viel Kontakt zu anderen Menschen erfordert.	18,7%	12,7%
Ohne solche Medikamente könnte ich beruflich nicht mithalten	5,7%	18,1%
Ich nehme solche Medikamente, damit ich mit weniger Schlaf auskomme	6,0%	11,9%

Quelle: IGES nach Erwerbstätigenbefragung der DAK-Gesundheit 2014 (Nur Verwender pNE. Anteil „Trifft sehr zu" und „trifft eher zu". N (Männer/Frauen)=158/152-172/161)

Die Einnahmehäufigkeit für die entsprechenden Medikamente zeigt Abbildung 39. 45 Prozent der (Lebenszeit-) Verwender nehmen oder nahmen Medikamente zum Neuroenhancement täglich ein. Demgegenüber nimmt oder nahm jeder zehnte Verwender die Präparate unregelmäßig in Abhängigkeit der Art des Präparats oder der eigenen Verfassung.

63 Prozent der pNE-Verwender tun oder taten dies regelmäßig, d.h. zweimal pro Monat und häufiger – 45 Prozent sogar täglich

Als regelmäßige Nutzer können diejenigen gezählt werden, die als Einnahmehäufigkeit zweimal pro Monat oder häufiger angeben. In Summe sind dies 63 Prozent (Abbildung 39).

Die Gebrauchshäufigkeiten unterscheiden sich je nach Art der Medikamente, die zum Neuroenhancement eingesetzt werden (d.h. Leistung oder Stimmung), fast nicht. Der Anteil der täglichen Nutzer ist zwar für die Gruppe der stimmungsverbessernden Medikamente höher als für die leistungssteigernden Medikamente (45 zu 40 Prozent). Der Anteil regelmäßiger Verwender insgesamt beträgt aber für beide Medikamentengruppen etwa 60 Prozent (60,2 für die Gruppe der Leistungssteigernden Medikamente und 61,2 Prozent für die Gruppe der stimmungsverbessernden Medikamente). Auch der Anteil derjenigen, die abhängig von Präparat und Verfassung die entsprechenden Medi-

---

32 Der Geschlechterunterschied bezüglich des Items „…könnte beruflich nicht mithalten": zeigt sich noch deutlicher, wenn die „trifft sehr zu"- und „trifft eher zu"-Antworten nicht gemeinsam ausgewiesen werden.0% der Frauen geben „trifft sehr zu" an, aber 7% der Männer.

kamente einnehmen, unterscheidet sich kaum zwischen beiden Arten von Präparaten (Abbildung 40).

Abbildung 39: Häufigkeit der Verwendung von pharmakologischem Neuroenhancement

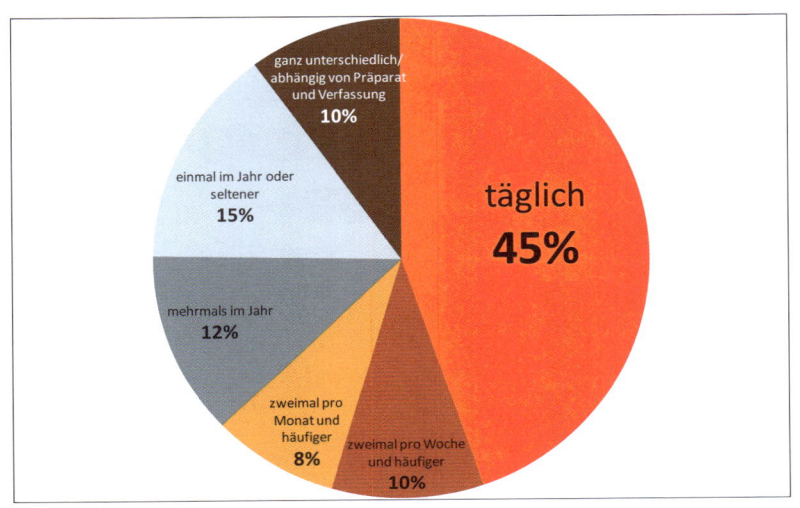

Quelle: IGES nach Erwerbstätigenbefragung der DAK-Gesundheit 2014 (Nur Verwender von pNE. N=309)

Abbildung 40: Häufigkeit der Verwendung von pharmakologischem Neuroenhancement Leistung (links) und pharmakologischem Neuroenhancement Stimmung (rechts)

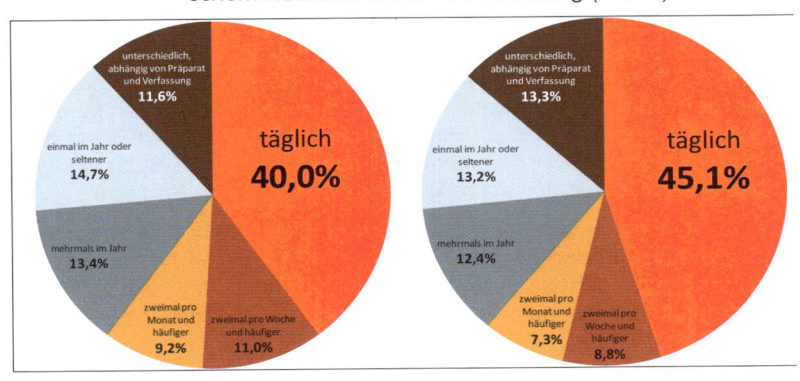

Die Gebrauchshäufigkeiten bei pNE zur Leistungssteigerung und pNE- Stimmung unterscheiden sich kaum

Quelle: IGES nach Erwerbstätigenbefragung der DAK-Gesundheit 2014 (Nur Verwender von pNE. N (Leistung/Stimmung)=146/223)

Bisher wurde in den Analysen zwischen den beiden Medikamentengruppen Leistungssteigerung und Stimmungsverbesserung unterschieden. Verwender wurden in der Befragung durchaus detaillierter gefragt, welche Medikamente es sind, die sie ohne medizinische Notwendigkeit einnehmen.

Abbildung 41 stellt die Ergebnisse hierzu dar: Demnach wurden am meisten Medikamente gegen Angst, Nervosität und Unruhe genannt

(60,6 Prozent). Etwa ein Drittel (34,0 Prozent) der Verwender nimmt Medikamente gegen Depressionen. Als Medikamente zur kognitiven Leistungssteigerung werden Medikamente gegen Schläfrigkeit (12,4 Prozent), Medikamente gegen ADHS (9,5 Prozent) und Medikamente gegen Gedächtniseinbußen (6,7 Prozent) genannt.

Abbildung 41: Medikamente zum pharmakologischen Neuroenhancement

Am häufigsten werden Medikamente gegen Angst, Nervosität, und Unruhe zum Neuroenhancement verwendet

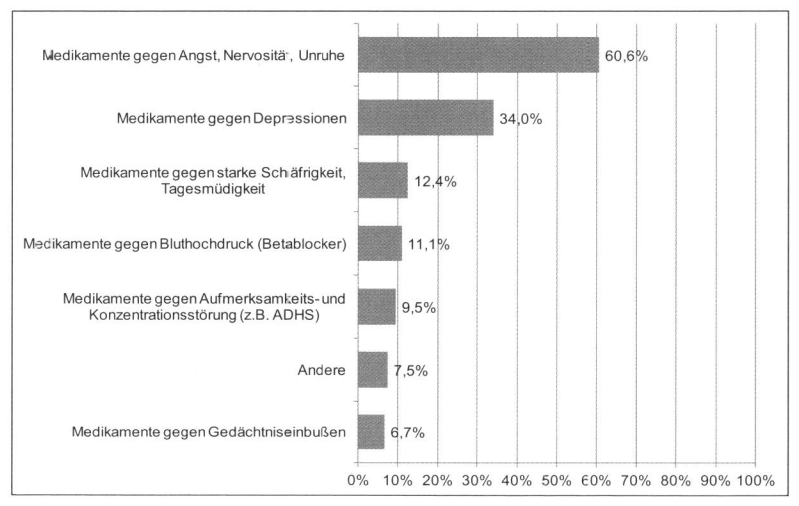

Medikament	Prozent
Medikamente gegen Angst, Nervosität, Unruhe	60,6%
Medikamente gegen Depressionen	34,0%
Medikamente gegen starke Schläfrigkeit, Tagesmüdigkeit	12,4%
Medikamente gegen Bluthochdruck (Betablocker)	11,1%
Medikamente gegen Aufmerksamkeits- und Konzentrationsstörung (z.B. ADHS)	9,5%
Andere	7,5%
Medikamente gegen Gedächtniseinbußen	6,7%

Quelle: IGES nach Erwerbstätigenbefragung der DAK-Gesundheit 2014 (Mehrfachnennung möglich. Nur Verwender pNE. N=297)

Als Bezugsquelle für Medikamente, die zum Neuroenhancement missbraucht werden, wird am häufigsten das Rezept vom Arzt genannt (53,8 Prozent). Dieser Sachverhalt ist erläuterungsbedürftig, denn bei ordnungsgemäßen Verordnungen und Bezug der Medikamente dürfte es keine nicht medizinisch notwendige Medikamenteneinnahme durch Gesunde geben. Gleiches gilt für die Bezugsquelle „ohne Rezept, direkt aus einer Apotheke vor Ort" (22,4 Prozent).

Bezugsquellen für Medikamente zum Neuroenhancement

Im DAK-Gesundheitsreport 2009 wurden solche Fälle für die konservative Schätzung des Anteils „Hirndoper" (Krämer und Nolting 2009b: 59f.) im Nachhinein als Nicht-Verwender von pNE umklassifiziert auf Basis der Annahme, dass es sich hier doch um medizinisch indizierte Einnahmen handelte. Da in der aktuellen Befragung jedoch in den Frageformulierungen deutlich und unmissverständlich stets die Kriterien verschreibungspflichtig und medizinisch notwendig betont wurden, wird eine solche nachträgliche Umklassifizierung nicht vorgenommen. Demnach muss angenommen werden, dass die betreffenden Verwender gegenüber ihrem Arzt die medizinische Notwendigkeit vortäuschen, oder dass Ärzte zu einem gewissen Anteil auch ohne medizinische Notwendigkeit solche Medikamente verschreiben – ein Szenario, das beispielsweise auch Greely et al. (2008: 704) für plausibel halten und das durch die in diesem Report durchgeführte Medikamentenanalyse gestützt wird (vgl. Abschnitt 4.4).

Weitere Unterstützung erfährt der Befund, dass die Mehrheit der Verwender ihre Medikamente mit einem vom Arzt ausgestellten Rezept erhält, durch eine Befragung von Hausärzten im Jahr 2011, die von Franke et al. (2014) durchgeführt wurde. In dieser Befragung gaben 40,8 Prozent der Hausärzte an, innerhalb des letzten Jahres von Patienten um eine Verschreibung von Medikamenten zum Zwecke des Neuroenhancement gebeten worden zu sein.

Ebenfalls plausibel sind dagegen die Bezugsquellen „von Kollegen, Freunden, Bekannten oder Familienmitgliedern", da das „Abzweigen" solcher Medikamente von Patienten, die diese aus medizinischer Notwendigkeit heraus tatsächlich verschrieben bekommen haben, als Beschaffungsweg bekannt ist (Lieb 2010: 47). Plausibel ist auch der Bezug über Online-Apotheken, da bekannt ist, dass (wenigstens nicht in Deutschland ansässige Online-Apotheken) rezeptpflichtige Medikamente auch ohne Rezept abgeben (European Alliance for Access to Safe medicines (EAASM) 2008) (Abbildung 42).

Abbildung 42: Bezugsquellen der Medikamente zum pharmakologischen Neuroenhancement

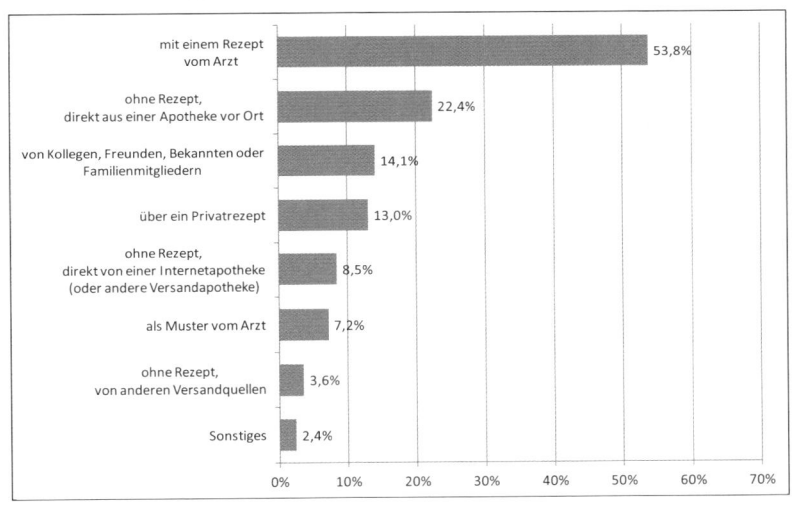

Bezugsquelle	Anteil
mit einem Rezept vom Arzt	53,8%
ohne Rezept, direkt aus einer Apotheke vor Ort	22,4%
von Kollegen, Freunden, Bekannten oder Familienmitgliedern	14,1%
über ein Privatrezept	13,0%
ohne Rezept, direkt von einer Internetapotheke (oder andere Versandapotheke)	8,5%
als Muster vom Arzt	7,2%
ohne Rezept, von anderen Versandquellen	3,6%
Sonstiges	2,4%

Am häufigsten werden Medikamente zum Neuroenhancement von einem Arzt mit Rezept bezogen

Quelle: IGES nach Erwerbstätigenbefragung der DAK-Gesundheit 2014. (Nur Verwender pNE. N=295. Mehrfachnennung möglich)

Nicht-Verwender von pharmakologischem Neuro-enhancement

Nachdem die Verwender pharmakologischen Neuroenhancements vorangehend betrachtet wurden, stehen im Folgenden die Nicht-Verwender im Fokus. Als Nicht-Verwender gilt jeder Befragte, der angibt, niemals Medikamente zur Leistungssteigerung oder zu Verbesserung der psychischen Befindlichkeit ohne medizinische Notwendigkeit eingenommen zu haben. Dies sind entweder Befragte, die niemals entsprechende Medikamente eingenommen haben, oder es handelt sich um Befragte, die solche Medikamente mit der entsprechenden medizinischen Indikation eingenommen haben. Die Lebenszeitgebrauchsprävalenz in der Gruppe der Nicht-Verwender ist somit 0 Prozent.

Untersuchung der Nicht-Verwender von pharmakologischem Neuroenhancement

Für diesen Report sind die Nicht-Verwender v.a. unter dem Aspekt interessant: Wie „immun" sind sie dagegen, pNE zu betreiben? Oder umgekehrt, wie wahrscheinlich ist es, dass sie es in Zukunft tun werden? Wie fest stehen ihre Gründe, die sie bisher gegen die Verwendung von pNE hatten? Und was wären demgegenüber Gründe, es doch einmal zu versuchen?

Es wird also angenommen, dass die Nicht-Verwender eine mehr oder weniger ausgeprägte Bereitschaft oder Neigung haben, in Zukunft pNE auszuprobieren oder gar zu regelmäßigen Nutzern zu werden. Um dies abschätzen zu können, wurde die Frage gestellt: „Was wären für Sie persönlich vertretbare Gründe, ohne medizinische Notwendigkeit derartige Medikamente einzunehmen?". Die Frage wurde gestellt für

a. Medikamente zur Leistungssteigerung
b. Medikamente zur Verbesserung der Stimmung und zur Linderung von Ängsten und Nervosität.

In den folgenden beiden Abbildungen sind die Ergebnisse ausgewiesen

Abbildung 43: "vertretbare Gründe" der Nicht-Verwender für pharmakologisches Neuroenhancement zur Leistungssteigerung

Für die große Mehrheit der Nicht-Verwender (79 Prozent) kommt pNE zur Leistungssteigerung grundsätzlich nicht in Frage

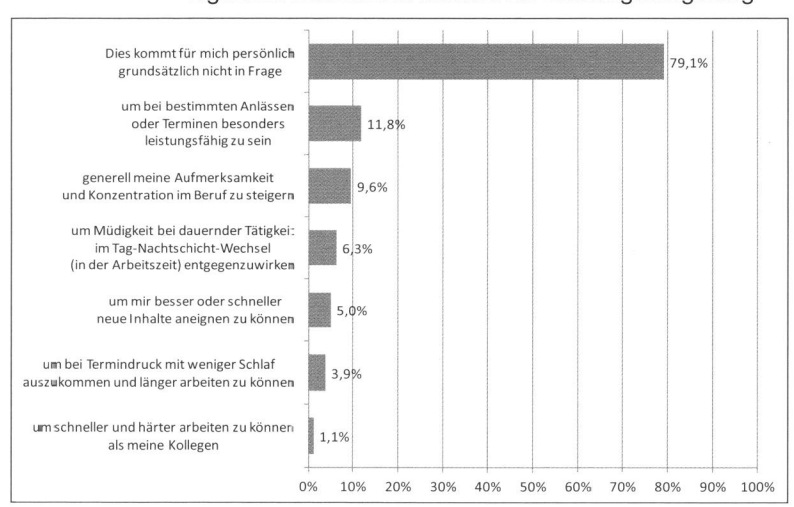

Grund	Prozent
Dies kommt für mich persönlich grundsätzlich nicht in Frage	79,1%
um bei bestimmten Anlässen oder Terminen besonders leistungsfähig zu sein	11,8%
generell meine Aufmerksamkeit und Konzentration im Beruf zu steigern	9,6%
um Müdigkeit bei dauernder Tätigkeit im Tag-Nachtschicht-Wechsel (in der Arbeitszeit) entgegenzuwirken	6,3%
um mir besser oder schneller neue Inhalte aneignen zu können	5,0%
um bei Termindruck mit weniger Schlaf auszukommen und länger arbeiten zu können	3,9%
um schneller und härter arbeiten zu können als meine Kollegen	1,1%

Quelle: IGES nach Erwerbstätigenbefragung der DAK-Gesundheit 2014 (Nur Nicht-Verwender pNE. N=4.542. Die erste Aussage („kommt für mich persönlich nicht in Frage") schließt alle anderen Aussagen aus, für alle anderen Aussagen waren Mehrfachnennungen möglich.)

4 Schwerpunktthema: Doping am Arbeitsplatz

Abbildung 44: "vertretbare Gründe" der Nicht-Verwender für pharmakologisches Neuroenhancement zur Verbesserung der Stimmung und zu Linderung von Ängsten und Nervosität

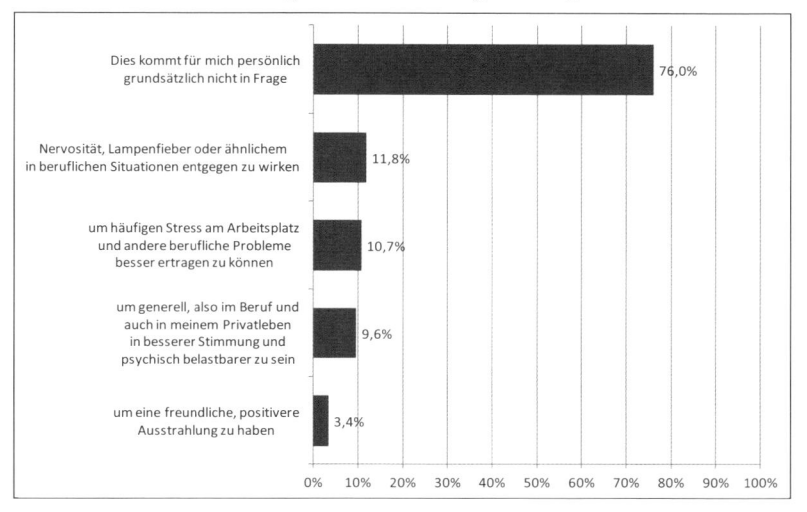

Aussage	Prozent
Dies kommt für mich persönlich grundsätzlich nicht in Frage	76,0%
Nervosität, Lampenfieber oder ähnlichem in beruflichen Situationen entgegen zu wirken	11,8%
um häufigen Stress am Arbeitsplatz und andere berufliche Probleme besser ertragen zu können	10,7%
um generell, also im Beruf und auch in meinem Privatleben in besserer Stimmung und psychisch belastbarer zu sein	9,6%
um eine freundliche, positivere Ausstrahlung zu haben	3,4%

Für die große Mehrheit der Nicht-Verwender (76 Prozent) kommt pNE zur Verbesserung der Stimmung grundsätzlich nicht in Frage

Quelle: IGES nach Erwerbstätigenbefragung der DAK-Gesundheit 2014 (Nur Nicht-Verwender pNE. N=4.559. Die erste Aussage („kommt für mich persönlich nicht in Frage") schließt alle anderen Aussagen aus, für alle anderen Aussagen waren Mehrfachnennungen möglich.)

Hieraus geht hervor: Die große Mehrheit (79,1 Prozent bzw. 76,0 Prozent) sieht für sich persönlich keinerlei vertretbare Gründe, pharmakologisches Neuroenhancement zu betreiben und gibt demnach an: „Das kommt für mich nicht in Frage".

Aus diesen Angaben lässt sich eine erste Einteilung der Nicht-Verwender ableiten: Wer steht auf Basis einer klaren *grundsätzlichen* Ablehnung von pharmakologischem Neuroenhancement nicht unter Risiko, dieses zu betreiben? Die Einstellung zu Neuroenhancement wird folgendermaßen gebildet:

- Eine **grundsätzlich ablehnende Einstellung** gegenüber pNE hat, wer sich in Bezug auf *beide* Medikamentengruppen (a. Leistungssteigerung; b. Verbesserung psychisches Wohlbefinden) mit „kommt für mich grundsätzlich nicht in Frage" äußert.
- Wer diese grundsätzliche Ablehnung nicht äußert, wird – vorläufig – als **prinzipiell aufgeschlossen** klassifiziert. Es handelt sich hierbei um jeden, der sich nicht in Bezug auf beide Medikamentengruppen klar ablehnend geäußert hat, mithin „vertretbare Gründe" in wenigstens einer der beiden Medikamentengruppen (a oder b) dafür angibt, Medikamente ohne medizinische Notwendigkeit zur Leistungssteigerung oder Stimmungsverbesserung einzunehmen.

Die Nicht-Verwender werden in zwei Gruppen eingeteilt: in grundsätzlich Ablehnende und prinzipiell aufgeschlossene

Die Unterscheidung legt Wert auf die Grundsätzlichkeit der Ablehnung. Wer – wie später zu sehen sein wird – pNE bisher nicht verwendet hat, weil die Nebenwirkungen zu gefährlich sind, oder weil er sich davon für seine Tätigkeit keinen Nutzen verspricht, der könnte unter veränderten Umständen eben doch pNE betreiben, wenn er etwa ein Medikament angeboten bekommt, das angeblich nebenwirkungsarm ist oder wenn sich seine Tätigkeit ändert, so dass ihm ein leistungssteigerndes Medikament nun doch einen Vorteil verspricht. Für wen pNE grundsätzlich nicht in Frage kommt, der wird egal unter welchen Umständen weiterhin davon absehen.

Demnach sind knapp 30 Prozent der derzeitigen Nicht-Verwender als prinzipiell aufgeschlossen einzustufen. Das heißt nicht, dass ihnen eine Neigung zum nPE unterstellt wird, lediglich fehlt ihnen die *grundsätzliche* Ablehnung gegenüber Neuroenhancement mittels verschreibungspflichtiger Medikamente. Etwa 70 Prozent zeigen demgegenüber eine klar ablehnende Einstellung gegenüber pharmakologischem Neuroenhancement – für diese Gruppe kommt dies *„grundsätzlich nicht in Frage"* (Abbildung 45).

> » Die Risiken des Gebrauchs von Stimulanzien durch Gesunde liegen auf Dauer in einer Abhängigkeitsentwicklung und der damit verbundenen Dosissteigerung, die zu erheblichen gesundheitlichen Schäden führt - die Körpersignale einer Überforderung werden unterdrückt, die Schäden auf das Herz-Kreislaufsystem sind bekannt: Bluthochdruck bis hin zu Blutdruckkrisen (siehe Tom Simpson bei der Tour de France auf dem Mont Ventoux - Tod nach Überforderung im Rahmen der Einnahme von Psychostimulanzien) und psychotischen Erregungen.
>
> Prof. Dr. Gerd Glaeske, Universität Bremen

Abbildung 45: vorläufige Typenbildung: Einstellung zu pharmakologischem Neuroenhancement

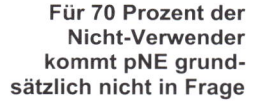

Für 70 Prozent der Nicht-Verwender kommt pNE grundsätzlich nicht in Frage

prinzipielle Aufgeschlossenheit 29,9%

grundsätzliche Ablehnung 70,1%

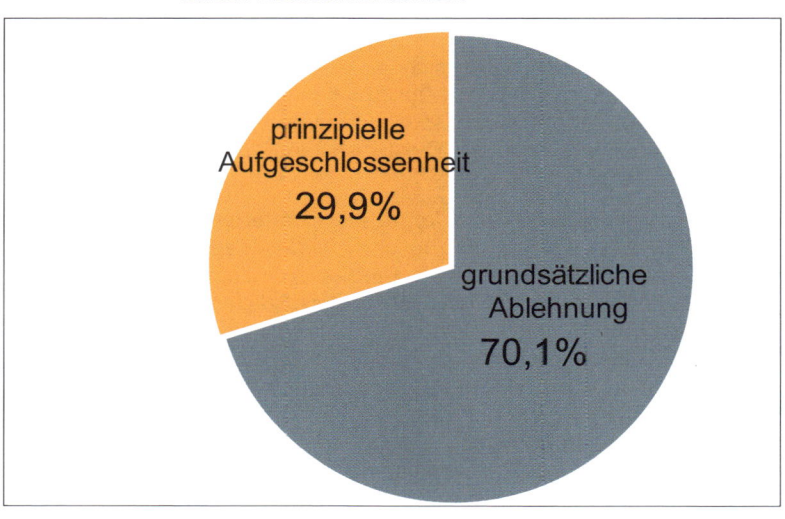

Quelle: IGES nach Erwerbstätgenbefragung der DAK-Gesundheit 2014 (Nur Nicht-Verwender von pNE. N=4.535)

Die prinzipiell Aufgeschlossenen unterscheiden sich von den grundsätzlichen Ablehnern, insofern Letztere pNE grundsätzlich ablehnen, Erstere aber für sich persönlich vertretbare Gründe sehen, solche Medikamente zu missbrauchen. Dennoch sind beide Gruppen Nicht-

Verwender, sie haben ihren Angaben zufolge niemals verschreibungspflichtige Medikamente ohne medizinische Notwendigkeit eingenommen. Was sind die Gründe hierfür? Warum lehnen Erwerbstätige es ab, pharmakologisches Neuroenhancement zu betreiben bzw. welche Gründe sprachen zumindest bisher dagegen?

Die Nicht-Verwender geben zu einem hohen Anteil (61,6 Prozent) an, dass sie Medikamente nur auf ärztlichen Rat einnehmen. Ohne medizinische Notwendigkeit Medikamente einzunehmen kommt für sie nicht in Frage. Bei circa einem Drittel (34,5 Prozent) liegt sogar das Bestreben vor, Medikamente generell zu vermeiden, weil sie Medikamente generell ablehnen. Wer einen oder beide dieser Gründe angibt, ist vermutlich „immunisiert" dagegen, auf eigene Initiative hin Medikamente zu nehmen – und zwar egal wie die sonstigen Umstände sein mögen.

Gründe der Nicht-Verwender gegen pNE

Der zweithäufigste Grund gegen pNE sind mögliche Nebenwirkungen: 48,9 Prozent sind nicht bereit, die Risiken und Nebenwirkungen in Kauf zu nehmen. Der damit korrespondierende Grund „die Nebenwirkungen stehen in keinem Verhältnis zum Nutzen dieser Medikamente" wird von knapp 30 Prozent angegeben. Wer die Sorge um Nebenwirkungen als einzigen Grund für die bisherige Nicht-Verwendung angibt, wird möglicherweise doch pNE betreiben, sobald er den Eindruck bekommt, dass ein Medikament wenig Nebenwirkungen bzw. ein gutes Wirkungs-Nebenwirkungsprofil hat.

Jeder zehnte Nicht-Verwender sieht keinen Nutzen von Medikamenten zur Leistungssteigerung für seine berufliche Tätigkeit. Fehlendes Wissen um die Medikamente, die zum Neuroenhancement eingesetzt werden können, oder fehlendes Wissen um Bezugsmöglichkeiten spielen dagegen kaum eine Rolle. Jeder dieser Gründe wird nur von etwa jedem Zwanzigsten genannt (Abbildung 46).

Abbildung 46: Gründe der Nicht-Verwender von pharmakologischem Neuroenhancement für die Nicht-Verwendung

Eine Mehrheit der Befragten Nicht-Verwender (62 Prozent) nimmt Medikamente nur auf Anraten eines Arztes

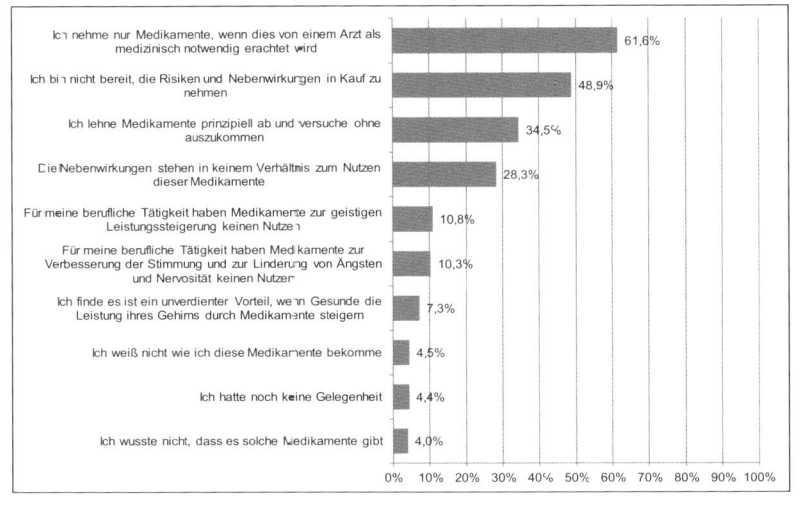

Grund	Prozent
Ich nehme nur Medikamente, wenn dies von einem Arzt als medizinisch notwendig erachtet wird	61,6%
Ich bin nicht bereit, die Risiken und Nebenwirkungen in Kauf zu nehmen	48,9%
Ich lehne Medikamente prinzipiell ab und versuche ohne auszukommen	34,5%
Die Nebenwirkungen stehen in keinem Verhältnis zum Nutzen dieser Medikamente	28,3%
Für meine berufliche Tätigkeit haben Medikamente zur geistigen Leistungssteigerung keinen Nutzen	10,8%
Für meine berufliche Tätigkeit haben Medikamente zur Verbesserung der Stimmung und zur Linderung von Ängsten und Nervosität keinen Nutzen	10,3%
Ich finde es ist ein unverdienter Vorteil, wenn Gesunde die Leistung ihres Gehirns durch Medikamente steigern	7,3%
Ich weiß nicht wie ich diese Medikamente bekomme	4,5%
Ich hatte noch keine Gelegenheit	4,4%
Ich wusste nicht, dass es solche Medikamente gibt	4,0%

Quelle: IGES nach Erwerbstätigenbefragung der DAK-Gesundheit 2014 (Nur Nicht-Verwender pNE. N=4.545.. Fragewortlaut: „Warum haben Sie bisher noch keine solchen Medikamente ohne medizinische Notwendigkeit genommen. Anmerkung: Es geht weiterhin um verschreibungspflichtige Medikamente zur geistigen Leistungssteigerung, zur Verbesserung der Stimmung oder zur Linderung von Ängsten und Nervosität.")

Grundsätzliche und „opportunistische" Gründe der Nicht-Verwender gegen pNE

Diese Gründe gegen pNE erlauben die weitere Herausarbeitung der Unterscheidung zwischen grundsätzlichen Ablehnern und prinzipiell Aufgeschlossenen, und zwar auf Basis folgender Überlegung: Zwei der abgefragten Gründe gegen die Verwendung sind wiederum grundsätzlicher Natur.

- Wer angibt, Medikamente nur dann einzunehmen, wenn dies von einem Arzt als medizinisch notwendig erachtet wird, der qualifiziert sich per Definition schon nicht für pNE, das ja als Verwendung verschreibungspflichtiger Medikamente *ohne medizinische Notwendigkeit* (zur Leistungssteigerung, Stimmungsverbesserung, zum Abbau von Ängsten und Nervosität) definiert ist.
- Wer Medikamente prinzipiell ablehnt und versucht ohne auszukommen, wird mit noch geringerer Wahrscheinlichkeit Medikamente ohne medizinische Notwendigkeit einnehmen, möglicherweise sogar in Fällen, in denen ein Arzt die Einnahme als notwendig erachtet.

Demgegenüber sind alle anderen Gründe nicht grundsätzlicher Natur, sondern opportunistisch, insofern sie unter veränderten Umständen einfach entfallen können. Wer zum Beispiel aus dem einzigen Grund, dass er nicht weiß, woher er die Medikamente bekommen kann, bisher kein pNE betrieben hat, würde möglicherweise damit beginnen, sobald er eine Bezugsmöglichkeit für sich entdeckt. Wer derzeit keinen Nutzen für seine berufliche Tätigkeit durch pNE sieht, könnte in einer neuen Tätigkeit doch einen Nutzen sehen usw.[33]

Auf Basis der grundsätzlichen Gründe gegenüber den opportunistischen Gründen wird die Unterscheidung zwischen grundsätzlichen Ablehnern und prinzipiell Aufgeschlossenen weiter verbessert: Die prinzipiell Aufgeschlossenen werden als grundsätzliche Ablehner umklassifiziert, wenn sie einen oder beide der grundsätzlichen Gründe als zutreffend angeben (d.h. Medikamente nur wenn medizinisch notwendig und/oder prinzipielle Ablehnung von Medikamenten).

Abbildung 47 zeigt die Anteile, die auf beide Gruppen entfallen: Knapp 90 Prozent der Nicht-Verwender zeigen eine grundsätzliche Ablehnung gegen pNE. Demgegenüber können gut 10 Prozent der Nicht-Verwender als prinzipiell aufgeschlossen gelten, d.h. diese Gruppe kann sich „vertretbare Gründe" für die Verwendung vorstellen und artikuliert keinen der beiden grundsätzlichen Gründe gegen die Verwendung.

---

[33] Einzig der Grund „Ich finde es ist ein unverdienter Vorteil, wenn Gesunde die Leistung ihres Gehirns durch Medikamente steigern" fügt sich nicht in diese Systematik aus grundsätzlichen gegenüber opportunistischen Gründen gegen pNE ein. Wenn dies als moralische Haltung Bestand hat, wäre es ebenfalls als grundsätzlicher Grund gegen pNE einzuordnen. Allerdings deckt die Aussage nur pNE zur Leistungssteigerung, nicht aber pNE zur Verbesserung der Stimmung ab. Im Folgenden wird dieses Problem ignoriert, da ohnehin kaum ein Befragter dies als einzigen Grund angegeben hat (nur 0,4%).

Wie hoch ist der Anteil der grundsätzlichen Ablehner und der prinzipiell Aufgeschlossenen gegenüber pNE?

Abbildung 47: Einstellung zu pharmakologischem Neuroenhancement: endgültige Typenbildung

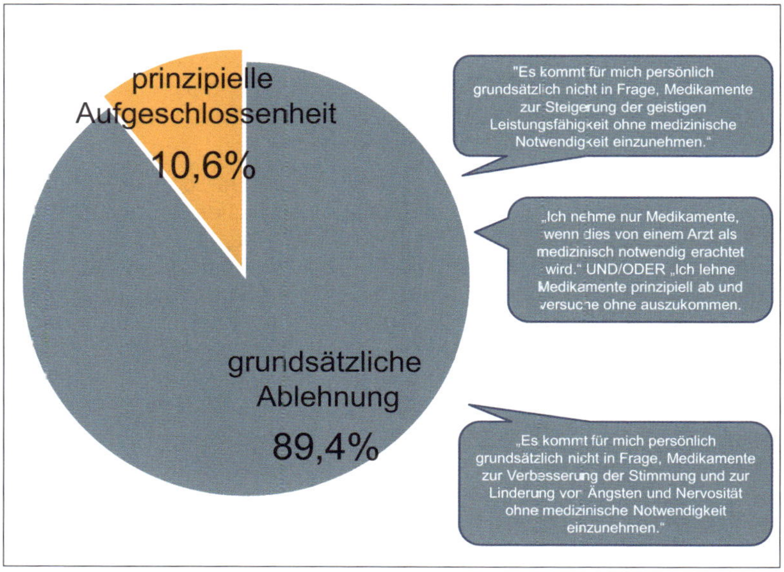
prinzipielle Aufgeschlossenheit
10,6%
grundsätzliche Ablehnung
89,4%
"Es kommt für mich persönlich grundsätzlich nicht in Frage, Medikamente zur Steigerung der geistigen Leistungsfähigkeit ohne medizinische Notwendigkeit einzunehmen."
„Ich nehme nur Medikamente, wenn dies von einem Arzt als medizinisch notwendig erachtet wird." UND/ODER „Ich lehne Medikamente prinzipiell ab und versuche ohne auszukommen.
„Es kommt für mich persönlich grundsätzlich nicht in Frage, Medikamente zur Verbesserung der Stimmung und zur Linderung von Ängsten und Nervosität ohne medizinische Notwendigkeit einzunehmen."

Quelle: IGES nach Erwerbstätigenbefragung der DAK-Gesundheit 2014 (Nur Nicht-Verwender von pNE. N=4.683. Die Sprechblasen zeigen die Aussagen, die vorliegen müssen, um als grundsätzlicher Ablehner klassifiziert zu werden.)

Die Einteilung kann nun genutzt werden, um festzustellen, was bisher die Gründe der prinzipiell Aufgeschlossenen waren, kein pNE zu verwenden (Abbildung 48). Die Analyse der Gründe für die Aufgeschlossenen zeigt mindestens teilweise, dass opportunistische Gründe für diese Gruppe eine große Rolle spielen: Der wichtigste Grund für die Aufgeschlossenen, bisher noch kein pNE verwendet zu haben, ist die fehlende Bereitschaft, die Risiken und Nebenwirkungen in Kauf zu nehmen (knapp 36 Prozent). Im Unterschied dazu ist für die Ablehner der am häufigsten genannte Grund (von etwa zwei Dritteln), dass sie Medikamente nur dann einnehmen, wenn ein Arzt dies als medizinisch notwendig erachtet.

Prinzipiell Aufgeschlossene haben (auch) mangels Gelegenheiten noch kein pNE verwendet

Beachtlich ist in der Gruppe der Aufgeschlossenen der Anteil, der möglicherweise bloß mangels Opportunitätsstrukturen bisher auf pNE verzichtet hat: Etwa jeder Fünfte gibt an, dass er noch keine Gelegenheit dazu hatte, ein ebenso großer Anteil gibt an, nicht zu wissen, wie die Medikamente zu beziehen sind. Beide Gründe spielen demgegenüber für die grundsätzlichen Ablehner so gut wie keine Rolle.

Knapp 16 bzw. 12 Prozent der Aufgeschlossenen sehen keinen Nutzen für ihre Tätigkeit in stimmungsverbessernden bzw. leistungssteigernden Medikamenten. Etwa 9 Prozent wussten bisher nicht, dass es solche Medikamente gibt.

Die prinzipiell Aufgeschlossenen müssen als Risikogruppe gelten

Die Analyse der Gründe der Aufgeschlossenen liefert also Hinweise, dass bei einem Teil dieser Gruppe der Schritt zum pharmakologischen Neuroenhancement nicht weit ist. Wer bisher mangels Verfügbarkeit der Medikamente, mangels Gelegenheiten oder mangels Wissen um die vermeintlichen Möglichkeiten des pNE darauf verzichtet hat, wird möglicherweise bei der nächsten Gelegenheit ein entsprechendes

Medikament einnehmen und zum Verwender werden. Daher kann die hier identifizierte Gruppe der prinzipiell aufgeschlossenen Nicht-Verwender durchaus als Risikogruppe für, oder als vulnerabel gegenüber pNE bezeichnet werden. Auf sie sollten sich Bemühungen von Prävention und Aufklärung richten, v.a. indem dargestellt wird, dass die Risiken erheblich und der Nutzen von pharmakologischem Neuroenhancement gering ist. Das moralische Argument, das in Analogie zum Doping im Sport auf das Unfaire des „Hirndopings" verweist („unverdienter Vorteil"), spricht demgegenüber kaum jemanden an: Für nur knapp 4% der Aufgeschlossenen ist dies ein Grund, aufs „Hirndopen" zu verzichten.

> » Da die Wirkung des pharmakologischen Neuroenhancements beim gesunden Individuum laut Übersichtsarbeiten umstritten ist, macht m. E. der Missbrauch von Medikamenten keinen Sinn. Zudem konnte nicht gezeigt werden, dass eine Person, die infolge des Medikamentenkonsums länger wach blieb, auch bessere Leistungen zum Beispiel bei Prüfungen erzielte. Der Schlaf ist ein wichtiger Faktor.
>
> Dr. Pavel Dietz, Johannes Gutenberg-Universität Mainz.

Abbildung 48: Gründe der prinzipiell Aufgeschlossenen gegen die Verwendung von pharmakologischem Neuroenhancement (zum Vergleich: die der grundsätzlichen Ablehner)

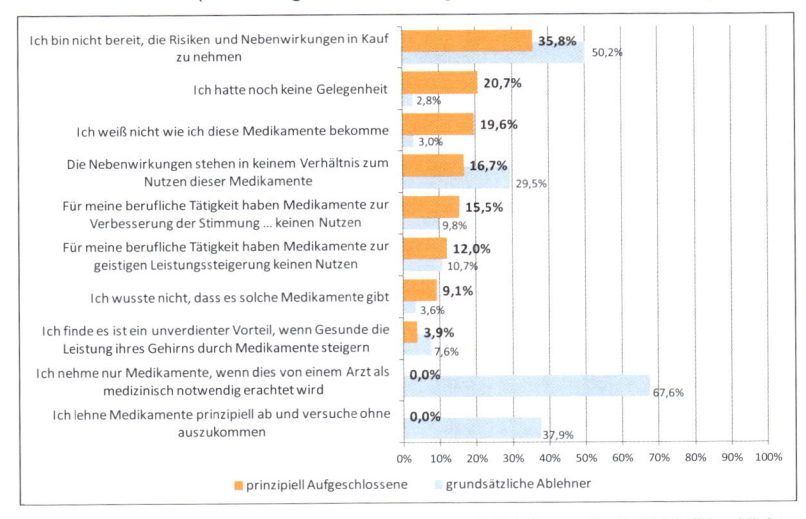

Grund	prinzipiell Aufgeschlossene	grundsätzliche Ablehner
Ich bin nicht bereit, die Risiken und Nebenwirkungen in Kauf zu nehmen	35,8%	50,2%
Ich hatte noch keine Gelegenheit	20,7%	2,8%
Ich weiß nicht wie ich diese Medikamente bekomme	19,6%	3,0%
Die Nebenwirkungen stehen in keinem Verhältnis zum Nutzen dieser Medikamente	16,7%	29,5%
Für meine berufliche Tätigkeit haben Medikamente zur Verbesserung der Stimmung ... keinen Nutzen	15,5%	9,8%
Für meine berufliche Tätigkeit haben Medikamente zur geistigen Leistungssteigerung keinen Nutzen	12,0%	10,7%
Ich wusste nicht, dass es solche Medikamente gibt	9,1%	3,6%
Ich finde es ist ein unverdienter Vorteil, wenn Gesunde die Leistung ihres Gehirns durch Medikamente steigern	3,9%	7,6%
Ich nehme nur Medikamente, wenn dies von einem Arzt als medizinisch notwendig erachtet wird	0,0%	67,6%
Ich lehne Medikamente prinzipiell ab und versuche ohne auszukommen	0,0%	37,9%

Quelle: IGES nach Erwerbstätigenbefragung der DAK-Gesundheit 2014 (Nur Nicht-Verwender pNE. N=4.545. Die beiden letzt-genannten Gründe erfahren von den prinzipiell Aufgeschlossenen deswegen keine Zustimmung, weil die Gruppe u.a. anhand dieser beiden Gründe gebildet wurden.)

Die Analyse der Nicht-Verwender zeigt, dass die große Mehrheit „immun" gegen die Versuchungen des Medikamentenmissbrauchs zur Leistungssteigerung oder Stimmungsverbesserung ist. Etwa jeder Zehnte muss jedoch als unter besonderem Risiko stehend gelten. Diese Gruppe der prinzipiell Aufgeschlossenen hat keine grundsätzlichen Einwände gegen pharmakologisches Neuroenhancement und könnte unter veränderten Umständen zu Verwendern werden.

Nimmt pharmakologisches Neuroenhancement am Arbeitsplatz zu? Vergleich der Ergebnisse 2008 und 2014

Durch den aktuellen sowie den vorangegangenen DAK-Gesundheitsreport von 2009 liegen zwei Zeitpunkte vor, zu denen die Gebrauchsprävalenz von pharmakologischem Neuroenhancement ermittelt wurde:

Der Anteil der Erwerbstätigen zwischen 20 und 50 Jahren, der jemals Medikamente ohne medizinische Notwendigkeit zur Leistungssteigerung oder zur Verbesserung der Stimmung oder zum Abbau von Ängsten und Nervosität eingenommen hat, ist von 4,7 auf 6,7 Prozent gestiegen.

Pharmakologisches Neuroenhancement unter Erwerbstätigen hat zugenommen

Im DAK-Gesundheitsreport 2009 wurde die Lebenszeit-Gebrauchsprävalenz in der weitesten Definition – d.h. ohne weitere Einschränkung durch zusätzliche Kriterien wie Gebrauchshäufigkeiten oder Bezugsquellen – auf 4,7 Prozent geschätzt. Nach den gleichen Kriterien beträgt dieser Anteil im Jahr 2014 6,7 Prozent. Aufgrund der Erfahrungen mit der ersten Befragung im Jahr 2008 wurden die entsprechenden Fragen für die Befragung im Jahr 2014 dahingehend verbessert, dass Befragte sehr sorgfältig auf die Kriterien „verschreibungspflichtig" und „ohne medizinische Notwendigkeit" hingewiesen wurden. D.h. die Angabe 6,7 Prozent muss nicht im gleichen Maße weitergehend eingeschränkt werden, wie der 2009 ermittelte Anteil von 4,7 Prozent (Abbildung 49). Dieser überschätzte sehr wahrscheinlich den wahren Anteil der Verwender, so dass die Steigerung zu 2014 höher ausfallen dürfte.

Abbildung 49: Anteil der Verwender (jemals) von pharmakologischem Neuroenhancement 2008 und 2014

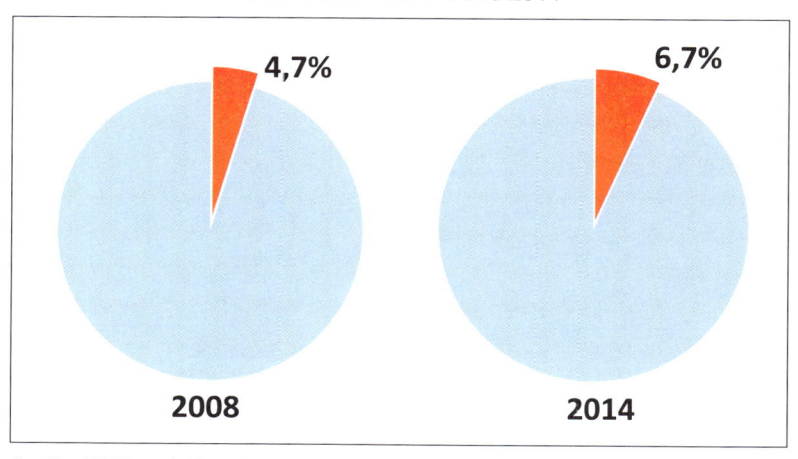

2008: 4,7%
2014: 6,7%

Quelle: IGES nach Erwerbstätigenbefragung der DAK-Gesundheit 2008 und 2014 (N (2008/2014) = 3.017 / 4.971)

Wenn die 2008 ermittelten Werte für die Lebenszeit-Gebrauchsprävalenz diese möglichweise überschätzen und einer Einschränkung bedürfen, ist es sinnvoll, den "engeren Kreis" der Verwender zu vergleichen. Auch der Anteil der regelmäßigen Verwender hat sich deutlich erhöht.

Abbildung 50 stellt dementsprechend den Anteil der Erwerbstätigen dar, der regelmäßig, d.h. mindestens zweimal im Monat pNE verwendet oder verwendet hat.[34] Auf geringem Niveau hat sich dieser Anteil regelmäßiger Verwender von 2,2 auf 4,2 Prozent erhöht.

Abbildung 50: Anteil regelmäßiger[35] Verwender von pharmakologischem Neuroenhancement 2014 und 2008

Auch der Anteil der regelmäßigen Verwender hat sich deutlich erhöht

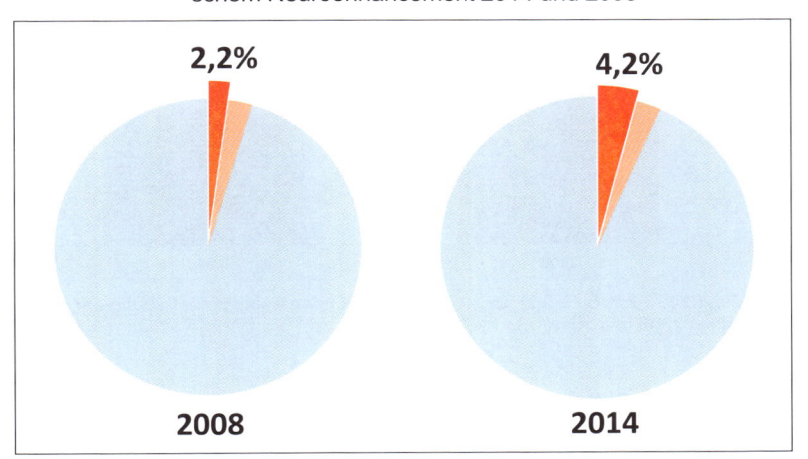

Quelle: IGES nach Erwerbstätigenbefragung der DAK-Gesundheit 2008 und 2014 (N (2008/2014) = 2.997 / 4.954. Das hell-orangene nicht-beschriftete Tortenstück entspricht dem Anteil der Verwender, der seltener als zweimal im Monat entsprechende Medikamente einnimmt (2,5 Prozent in 2008, 2,5 Prozent in 2014)

Nicht nur die Zahl der Verwender und regelmäßigen Verwender hat zugenommen, die vermeintlichen Möglichkeiten des pharmakologischen Neuroenhancements sind unter Erwerbstätigen in den letzten 6 Jahren deutlich bekannter geworden. 2008 war knapp 45 Prozent der befragten Erwerbstätigen bekannt, dass bestimmte Medikamente – die im Fragetext näher ausgeführt wurden – auch von Gesunden mit dem Ziel der Leistungssteigerung oder Stimmungsverbesserung eingenommen werden. 2014 waren es etwa 69 Prozent, die diese Frage bejahten. Mithin muss davon ausgegangen werden, dass nur noch 31 Prozent der Erwerbstätigen zwischen 20 und 50 Jahren nicht um die Möglichkeiten des Neuroenhancements wissen (Abbildung 51).

Das Wissen um die Möglichkeiten des Neuroenhancements hat von 2008 bis 2014 deutlich zugenommen

---

34 An dieser Stelle wäre es wünschenswert, nur die aktuellen Verwender (d.h. die der letzten 12-Monate) auszuwerten. Dies ist jedoch für den Vergleich der beiden Jahre 2008 und 2014 nicht möglich, da für 2008 die Unterscheidung zwischen Lebenszeit- und 12-Monats-Gebrauchsprävalenz nicht vorliegt.

35 Die Kategorien der Gebrauchshäufigkeit sind: täglich, zweimal pro Woche und häufiger, zweimal pro Monat und häufiger, mehrmals im Jahr, einmal im Jahr oder seltener sowie "ganz unterschiedlich, kommt auf das Präparat und auf meine Verfassung an".

Abbildung 51: Anteil, dem die vermeintlichen Möglichkeiten des pharmakologischen Neuroenhancements bekannt sind

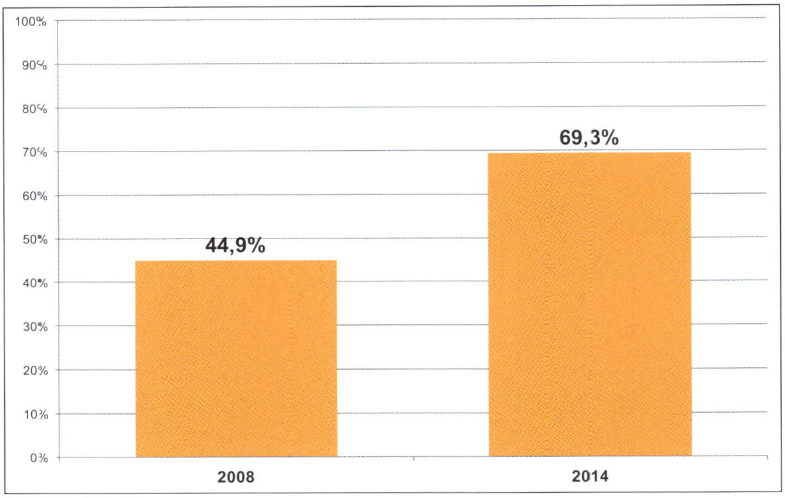

- 2008: 44,9%
- 2014: 69,3%

N (2008/2014) = 2.918 / 4.953. Quelle: IGES nach Erwerbstätigenbefragung der DAK-Gesundheit 2008 und 2014.

Fazit: Ergebnisse der Befragung von Erwerbstätigen zum Thema pharmakologisches Neuroenhancement

Die wichtigsten Ergebnisse der eingangs angekündigten Analyselinien werden im Folgenden abschließend zusammengefasst.

1. Wie verbreitet ist pharmakologisches Neuroenhancement in der Arbeitswelt? Hat es in den letzten Jahren zugenommen?

6,7 bis 12 Prozent waren wenigstens einmal im Leben Verwender von pharmakologischem Neuroenhancement

Ist pharmakologisches Neuroenhancement in der Arbeitswelt ein verbreitetes Phänomen? Diese Frage lässt sich auf Basis der Erwerbstätigenbefragung nun beantworten. Zunächst muss die Antwort lauten: Ja. Auch wenn die große Mehrheit der Beschäftigten bisher nichts mit pNE zu tun hatte, hat doch immerhin jeder Vierzehnte mindestens einmal (jemals) verschreibungspflichtige Medikamente mit dem Ziel der Leistungssteigerung oder der Verbesserung des psychischen Wohlbefindens eingenommen. Stellt man die mögliche Dunkelziffer mit in Rechnung, die im Rahmen der Befragung mittels spezieller Methoden geschätzt wurde, kann von gut 12 Prozent Erwerbstätigen ausgegangen werden, die schon einmal „Doping am Arbeitsplatz" betrieben haben – das ist jeder achte Erwerbstätige.

Etwa 3 bis 6 Prozent der Erwerbstätigen sind aktuelle Verwender

Die Lebenszeitprävalenz des pharmakologischen Neuroenhancements stellt sich also vergleichsweise hoch dar – erst Recht mit Blick auf die mögliche Steigerung gegenüber 2008 – der Anteil der aktuellen Verwender ist weitaus geringer: Nur 3,2 Prozent der Erwerbstätigen haben in den letzten 12 Monaten entsprechende Medikamente missbraucht. Nimmt man aber auch hier die ermittelte Dunkelziffer an, so könnte es sich um einen Anteil von knapp 6 Prozent aktueller Verwender handeln.

4 Schwerpunktthema: Doping am Arbeitsplatz

Um von pNE als einem verbreiteten Phänomen in der Arbeitswelt zu sprechen, sollte jedoch die Einnahme dieser Medikamente mit einer gewissen Häufigkeit und Regelmäßigkeit erfolgen. Der Anteil der regelmäßigen (und aktuellen) Verwender beträgt jedoch nur 1,9 Prozent. Wendet man die Dunkelziffer auch auf diese Gruppe an, könnte es sich um bis zu 3,5 Prozent handeln.

1,9 bis 3,5 Prozent der Erwerbstätigen sind aktuelle und regelmäßige Verwender von pNE

1,9 bis 3,5 Prozent der Erwerbstätigen im Alter von 20 bis 50 Jahren in Deutschland nehmen regelmäßig verschreibungspflichtige Medikamente ohne medizinische Notwendigkeit ein, um kognitiv leistungsfähiger zu sein, ihr psychisches Wohlbefinden zu verbessern oder um Ängste und Nervosität zu mindern (Abbildung 52).

Abbildung 52: pNE unter Arbeitnehmern in Deutschland: eine Übersicht von Verwendern und nicht-Verwendern

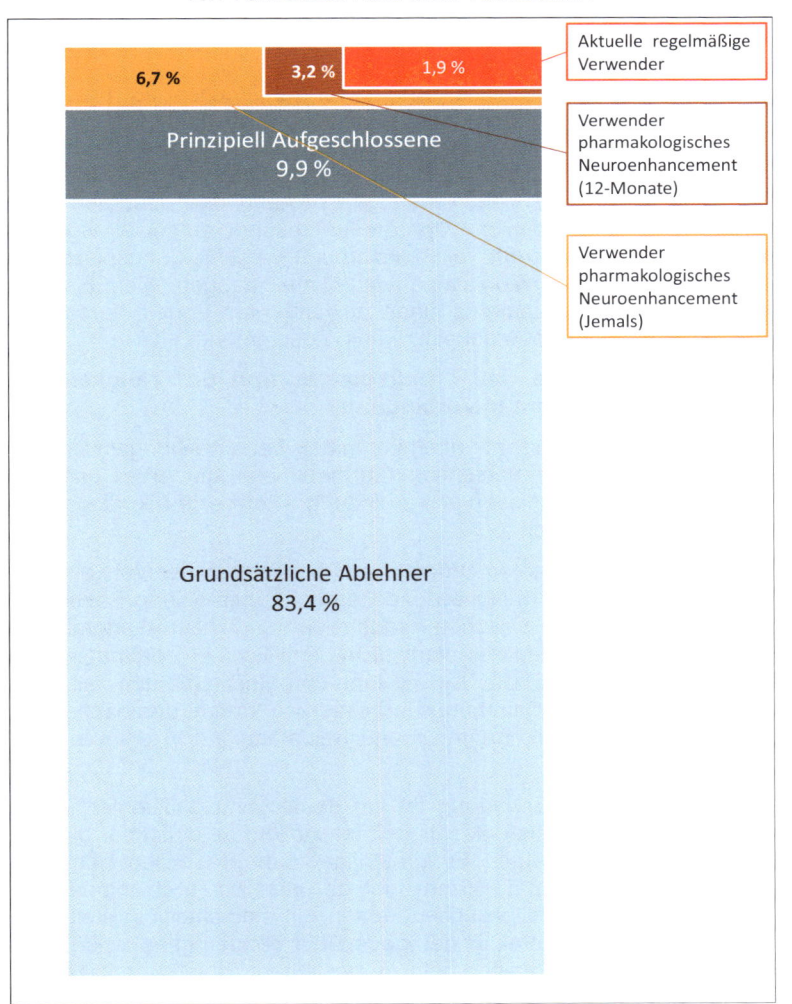

Quelle: IGES nach Erwerbstätigenbefragung der DAK-Gesundheit 2014. (N=5.017)

2. Aus welchen Gründen verzichten die Nicht-Verwender auf pNE und wer muss als Risikogruppe gelten?

83 Prozent der Erwerbstätigen lehnen pharmakologisches Neuroenhancement *grundsätzlich* ab

Die große Mehrheit (etwa 83 Prozent) der Erwerbstätigen können sich unter keinen Umständen vorstellen, verschreibungspflichtige Medikamente zum Neuroenhancement zu verwenden („grundsätzliche Ablehner"). Sie sehen entweder für sich persönlich keine vertretbaren Gründe und/oder vermeiden Medikamente entweder möglichst gänzlich oder nehmen sie nur ein, wenn ein Arzt dies für medizinisch notwendig erachtet.

Etwa 10 Prozent der Erwerbstätigen in Deutschland haben zwar bisher kein pNE verwendet, sind aber prinzipiell aufgeschlossen

Demgegenüber ist jeder zehnte Erwerbstätige als prinzipiell aufgeschlossen gegenüber Neuroenhancement einzustufen. Diese Gruppe hat keine *grundsätzlichen* Einwände gegenüber pNE, hat aber zumindest bisher davon abgesehen. Frauen gehören zu einem größeren Anteil zur Gruppe der Aufgeschlossenen als Männer, sie sind mit anderen Worten besonders gefährdet in Zukunft entsprechende Präparate einzunehmen.

Die wichtigsten Gründe dieser Gruppe für den Verzicht auf pNE sind die Risiken und Nebenwirkungen, aber auch mangelnde Gelegenheiten, Bezugsmöglichkeiten oder das fehlende Wissen um die vermeintlichen Möglichkeiten des pNE. Diese Gruppe sollte in ihrer Einschätzung der Risiken und Nebenwirkungen bestärkt und über den sehr zweifelhaften Nutzen dieser Präparate für Gesunde aufgeklärt werden, damit sie auch in Zukunft vom Missbrauch verschreibungspflichtiger Medikamente absieht. Moralische Argumente dagegen, wie z.B. dass man sich durch Medikamente einen „unverdienten Vorteil" verschafft, stoßen bei dieser Gruppe auf sehr wenig Zustimmung.

3. Stehen Merkmale des Arbeitsplatzes und der Tätigkeit mit Neuroenhancement in Verbindung?

Die Neigung zum Neuroenhancement mittels verschreibungspflichtiger Medikamente steht mit verschiedenen Merkmalen der Arbeit und des Beschäftigungsverhältnisses in Verbindung – teilweise allerdings entgegen den Erwartungen:

Nahezu keine signifikanten Unterschiede hinsichtlich der Verwendung von Medikamenten zum Neuroenhancement finden sich in Bezug auf Schulabschluss sowie zwischen Akademikern und Nicht-Akademikern. Auch die berufliche Stellung steht nicht signifikant in Verbindung mit der Neigung zum pNE. Die Verwendung von Medikamenten zur Leistungssteigerung oder Stimmungsverbesserung kommt demnach unter Arbeitern, Angestellten, Beamten und Selbständigen in etwa in gleichem Ausmaß vor.

Erwerbstätige neigen umso eher zum pharmakologischen Neuroenhancement, je einfacher das Niveau ihrer Tätigkeit ist

Ganz entgegen der Erwartung ist ein deutlicher signifikanter Trend hinsichtlich des Niveaus der Tätigkeit feststellen: Je einfacher die Tätigkeit, umso eher neigen Erwerbstätige zum pNE. Den höchsten Verwenderanteil von 8,5 Prozent gibt es unter an- und ungelernten Arbeitern und Angestellten und Beamten mit einfacher Tätigkeit. Der geringste Verwenderanteil ist demgegenüber bei den gehobenen bzw. hochqualifizierten Tätigkeiten unter Angestellten, Arbeitern und Beamten zu finden (5,1 Prozent). Es sind also nicht die qualifizierten Wissens- und Büroarbeiter, die besonders gefährdet sind, Medikamente zur Leistungssteigerung oder Stimmungsverbesserung einzusetzen.

Beschäftigungssicherheit und Arbeitsplatzsicherheit verringern das Risiko, pNE zu betreiben. Bestimmte Merkmale der Arbeit, wie sehr hohe Leistungsanforderungen, geringe Fehlertoleranz und die Anforderung, Gefühle im Griff haben zu müssen gehen mit einer höheren Neigung, Medikamente zum Neuroenhancement einzusetzen, einher.

4. Nimmt pharmakologisches Neuroenhancement unter Erwerbstätigen zu?

Die Verwendung verschreibungspflichtiger Medikamente zum Neuroenhancement hat 2014 gegenüber 2008 zugenommen. Während 2008 4,7 Prozent (nach der damals großzügigsten Schätzung) wenigstens einmal im Leben pNE betrieben zu haben, beträgt dieser Anteil 2014 6,7 Prozent. Der Anteil regelmäßiger Konsumenten ist von 2,2 im Jahr 2008 auf 4,2 im Jahr 2014 gestiegen. Das Wissen, dass Medikamente zum Neuroenhancement eingesetzt werden können, hat deutlich zugenommen - 45 Prozent der Erwerbstätigen war dies im Jahr 2008 bekannt, im Jahr 2014 schon 69 Prozent.

Die Verwendung von pharmakologischem Neuroenhancement verbleibt damit also auf einem niedrigen Niveau, die Steigerung von 2008 auf 2014 fällt relativ allerdings sehr hoch aus.

4.4 Verordnete Psycho- und Neuro-Pharmaka

Die Entscheidung über die Verordnung eines Arzneimittels liegt prinzipiell beim Arzt. Sie ist durch entsprechende Diagnosen zu begründen und mit klaren Therapiezielen zu verknüpfen. Da der Umgang mit Psycho- und Neuropharmaka Risiken birgt, mahnt beispielsweise die Bundesärztekammer in ihrem Leitfaden zur Medikamentenabhängigkeit an, dass Verordnungen einer klaren Indikation sowie klarer Therapieziele bedürfen.[36] Der DAK-Gesundheitsreport 2009 hat gezeigt, dass dies nicht immer der Fall ist. Vielmehr ist ein gewisser Teil von Verordnungen nicht mit einer Diagnose verknüpft, selbst dann wenn nicht nur den Verordnungen selbst, sondern auch zeitlich nahegelegene ambulante und stationäre Diagnosen sowie Arbeitsunfähigkeiten auf nachvollziehbare Diagnosen geprüft werden. Diese Analysen werden im folgenden mit den aktuellen Daten der DAK-Gesundheit wiederholt. Dem zugrunde liegt die Überlegung, dass Verordnungen, die nicht mit einer nachvollziehbaren Diagnose verknüpft sind, ein Hinweis darauf sind, dass Medikamente missbräuchlich zum Neuroenhancement verwendet werden.

Auf Basis der Verordnungsdaten für die Jahre 2011-2013 aller erwerbstätigen Versicherten der DAK-Gesundheit in der Altersgruppe 15-65 Jahre wurde in den folgenden Analysen ermittelt, wie viele Versicherte in den jeweiligen Betrachtungsjahren mindestens eine Verordnung des jeweiligen Wirkstoffs erhielten, wie viele Verordnungen insgesamt gezählt wurden und wie viele „Defined Daily Doses" (DDD) in Summe verordnet wurden.

Um einordnen zu können, zu welchen Anteilen die Verordnungen mit Diagnosen medizinisch begründet wurden, sind die Verordnungsdaten mit den ambulanten Diagnosedaten, den Krankenhaus- und Arbeitsunfähigkeitsdaten verknüpft worden. Ziel war es, den Anteil der Versicherten mit einer Verordnung einzugrenzen, zu dem keine Diagnose in den Datenquellen vorhanden ist. Daraus könnte gefolgert werden, dass diesen Verordnungen keine medizinische Notwendigkeit zugrunde liegt.

Im Fokus der folgenden Betrachtung stehen:

a. **Wirkstoffe zur Verbesserung der geistigen Leistungsfähigkeit**

    Dazu gehören

    - Stimulanzien und
    - Antidementiva

b. **Wirkstoffe zur Verbesserung der Stimmung und zur Linderung von Ängsten und Nervosität**

    Dazu gehören

    - Antidepressiva und
    - Betablocker

---

[36] http://www.bundesaerztekammer.de/downloads/LeitfadenMedAbhaengigkeit.pdf

Verordnete Stimulanzien - Methylphenidat und Modafinil

Wie viele Versicherte eine Verordnung für Methylphenidat bzw. Modafinil in den Jahren 2011 bis 2013 hatten, zeigt Tabelle 15. Dargestellt ist auch die Zahl der Verordnungen bezogen auf 1.000 ganzjährig Versicherte und die Verordnungsmengen angegeben in DDD.

Innerhalb des Dreijahreszeitraums hat die Anzahl der Versicherten mit einer Verordnung des Wirkstoffs Methylphenidat um 80 Prozent zugenommen. Der Anstieg ist bei Männern (82 Prozent) stärker ausgeprägt als bei Frauen (76 Prozent). Im Jahr 2011 waren es noch 0,75 Versicherte bezogen auf 1.000 Versichertenjahre. In 2013 erhielten schon 1,34 Versicherte eine Verordnung des Wirkstoffs.

Deutlicher Anstieg der Versichertenzahlen mit Methylphenidat-Verordnung um 80 %

Die Anzahl an Verordnungen für Methylphenidat hat sogar noch stärker zugenommen, insgesamt für Männer und Frauen in der Gesamtbetrachtung um 125 Prozent zwischen 2011 und 2013, die Verordnungsmenge in DDD um 98 Prozent. Der starke Anstieg der Verordnungsmengen in DDD geht wahrscheinlich zum Teil auf eine Veränderung der definierten Tagesdosen in 2012 zurück. Eine DDD ist seitdem mit 40mg festgelegt, davor nur mit 30mg.

Wie die Tabelle 15 zeigt, wird Modafinil deutlich seltener verordnet als Methylphenidat. In 2013 wurden z.B. 0,13 Versicherten je 1.000 Versichertenjahre Modafinil verschrieben im Vergleich zu 1,34 Versicherten mit einer Methylphenidat-Verordnung. Auch die Entwicklung im Zeitverlauf fällt hier deutlich moderater aus. Die Zahl der Versicherten mit einer Verordnung ist im betrachteten Dreijahreszeitraum um ein Viertel gestiegen, die Verordnungsmengen um 38 Prozent.

Auch die Verordnungen von Modafinil nehmen zu, aber weniger stark als bei Methylphenidat

Tabelle 15: Verordnungen von Methylphenidat; Modafinil; Werte je 1.000 Versichertenjahre (VJ); standardisiert

Versicherte mit mindestens einer Verordnung je 1.000 VJ		2011	2012	2013	Veränderung 2013 zu 2011
Methylphenidat	Männer	1,00	1,64	1,82	82%
	Frauen	0,45	0,73	0,78	76%
	Gesamt	0,75	1,22	1,34	80%
Modafinil	Männer	0,12	0,12	0,14	16%
	Frauen	0,08	0,10	0,12	42%
	Gesamt	0,10	0,11	0,13	25%
Anzahl der Verordnungen je 1.000 VJ		2011	2012	2013	Veränderung 2013 zu 2011
Methylphenidat	Männer	4,54	8,72	9,96	119%
	Frauen	1,80	3,65	4,32	140%
	Gesamt	3,28	6,38	7,36	125%
Modafinil	Männer	0,42	0,47	0,50	21%
	Frauen	0,32	0,35	0,38	19%
	Gesamt	0,37	0,42	0,45	20%
Verordnungsmenge in DDD je 1.000 VJ		2011	2012	2013	Veränderung 2013 zu 2011
Methylphenidat	Männer	193,2	341,2	373,7	93%
	Frauen	63,5	118,9	135,9	114%
	Gesamt	133,4	238,7	264,1	98%
Modafinil	Männer	12,5	15,8	17,9	43%
	Frauen	9,7	11,0	12,5	29%
	Gesamt	11,2	13,6	15,4	38%

Quelle: DAK-Gesundheit 2011-2013. Anmerkung: Die Steigerungsraten lassen sich rundungsbedingt nicht in jedem Fall auf Basis der hier dargestellten Angaben reproduzieren.

Am häufigsten wird Methylphenidat in der Gruppe der Erwerbstätigen in der Altersgruppe der 15- bis 19-Jährigen verordnet. Den stärksten prozentualen Anstieg für die Zahl der Versicherten mit einer Verordnung verzeichnet die Gruppe der 30- bis 34-Jährigen. In 2013 waren es 148 Prozent mehr Versicherte mit einer Verordnung als 2011. Der Anstieg in der Altersgruppe 15 bis 19 Jahre ist zwar gemessen in absoluten Zahlen der größte, er beträgt aber prozentual für die Altersgruppe nur 42 Prozent (vgl. Abbildung 53). Der starke Anstieg im mittleren Erwachsenenalter ist vor dem Hintergrund zu bewerten, dass Methylphenidat seit 2012 auch für die Behandlung von Erwachsenen mit ADHS zugelassen ist.

4 Schwerpunktthema: Doping am Arbeitsplatz

Abbildung 53: Anzahl Versicherte je 1.000 VJ mit mindestens einer Methylphenidatverordnung 2013 im Vergleich zu 2011

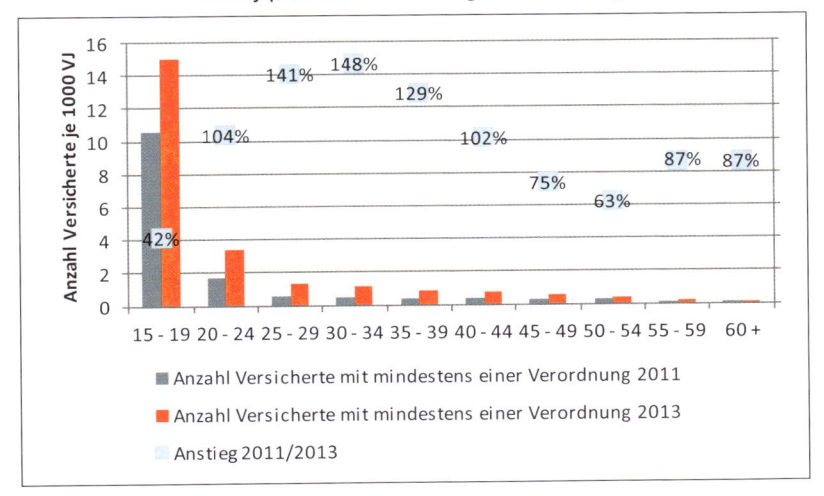

Quelle: DAK-Gesundheit 2011-2013

Bei wie vielen Versicherten sind die Verordnungen von Methylphenidat oder Modafinil medizinisch begründet?

Um dieser Frage nachzugehen, wurden wie oben geschildert die Verordnungsdaten mit den Daten über die ambulanten Diagnosen, den Krankenhausdaten und den Arbeitsunfähigkeitsdaten der Versicherten verknüpft. Analysiert wurden alle Versicherten, die in 2012 und 2013 durchgängig versichert waren. Im Fokus standen die letzten beiden Verordnungsquartale 2012 und die ersten beiden des Jahres 2013. Für eine Verordnung in einem dieser vier Quartale wurde dann geprüft, ob sich in einer der drei Datenquellen im Verordnungsquartal oder in den beiden Quartalen vor oder nach Verordnung eine Diagnose fand, durch die diese Verordnung als medizinisch begründet angesehen werden kann. Darüber hinaus wurde gezählt, in wie vielen Fällen es andere Diagnose gab, die diese Verordnung aber nicht begründet bzw. gar keine Diagnose vorhanden war.

Als „Diagnosen nach Zulassung" wurden für Methylphenidat folgende Diagnosen gezählt:

- F90 - Hyperkinetische Störungen
- F98 - Andere Verhaltens- und emotionale Störungen mit beginn in der Kindheit und Jugend
- G47 - Schlafstörungen

Für den Wirkstoffe Modafinil wurde nur die Diagnose

- G47 - Schlafstörungen

als begründend herangezogen und in die Kategorie „Diagnose nach Zulassung" gezählt.

Im Ergebnis kann festgehalten werden, dass für knapp 90 Prozent (89,7 Prozent) aller Versicherten mit einer Methylphenidat-Verordnung auch eine entsprechende Diagnose nach Zulassung in den Datenquellen vorhanden ist. Der Anteil der Versicherten, die zwar eine Verordnung, aber im oder in den umliegenden Untersuchungszeiträumen gar keine Diagnose hatten, lag deutlich unter einem Prozent. Insgesamt lag der Anteil der Versicherten mit einer Methylphenidat-Verordnung ohne entsprechende Diagnose in den Jahren 2012/2013 bei 10,3 Prozent. Für Modafinil war dieser Anteil mit 28,9 Prozent deutlich höher (vgl. Abbildung 54).

Dieser Befund kann zumindest als Indiz dafür gewertet werden, dass zulassungsüberschreitende Verordnungen nicht auszuschließen sind. Der Anteil derjenigen Versicherten, die eine Methylphenidat-Verordnung hatten ohne Hinweis auf medizinische Notwendigkeit, liegt dieser Analyse zufolge bei etwa 10 Prozent.

Abbildung 54:   Versicherten in 2012/2013 mit Verordnung; Anteil mit und ohne Diagnose nach Zulassung

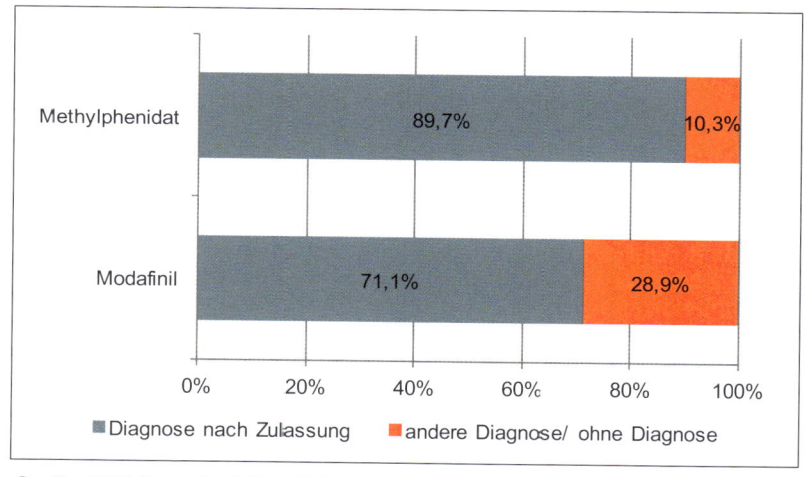

	Diagnose nach Zulassung	andere Diagnose/ ohne Diagnose
Methylphenidat	89,7%	10,3%
Modafinil	71,1%	28,9%

Quelle: DAK-Gesundheit 2011-2013

Verordnete Antidementiva

Die Verordnungshäufigkeiten der Antidementiva Piracetam und Memantin sind in Tabelle 16 dargestellt. Die Verordnungshäufigkeit des Wirkstoffs Piracetam ist zwischen den Jahren 2011 und 2013 stark zurückgegangen. Insgesamt waren es im Jahr 2013 (bezogen auf 1.000 Versichertenjahre) 24 Prozent Versicherte weniger mit einer Verordnung des Wirkstoffs Piracetam als noch in 2011. Dieser Rückgang schlägt sich auch bei den Verordnungsmengen nieder: 2013 wurden 9 Prozent weniger DDD des Wirkstoffs als in 2011 verschrieben.

Ein ähnliches Bild ergibt sich für den Wirkstoff Memantin. Hier ist der Rückgang bei den Frauen deutlich stärker als bei Männern. Während die Zahl der Versicherten mit einer Verordnung im Zeitraum 2011 bis 2013 bei Männern mit 6 Prozent sogar leicht zugelegt hat, ist der Anteil der Frauen, die eine Verordnung dieses Wirkstoffs erhielten um 29 Prozent zurückgegangen. Bei der Zahl der Verordnungen und den

Verordnungsmengen ist ein Rückgang für beide Geschlechter zu beobachten.

Tabelle 16: Verordnungen von Piracetam; Memantin; Werte je 1.000 Versichertenjahre (VJ); standardisiert

Versicherte mit mindestens einer Verordnung je 1.000 VJ		2011	2012	2013	Veränderung 2013 zu 2011
Piracetam	Männer	0,170	0,167	0,130	-24%
	Frauen	0,147	0,121	0,111	-25%
	Gesamt	0,160	0,145	0,121	-24%
Memantin	Männer	0,021	0,023	0,022	6%
	Frauen	0,020	0,017	0,014	-29%
	Gesamt	0,021	0,020	0,019	-10%
Anzahl der Verordnungen je 1.000 VJ		2011	2012	2013	Veränderung 2013 zu 2011
Piracetam	Männer	0,405	0,400	0,340	-16%
	Frauen	0,303	0,241	0,218	-28%
	Gesamt	0,358	0,327	0,284	-21%
Memantin	Männer	0,058	0,047	0,056	-3%
	Frauen	0,072	0,057	0,048	-33%
	Gesamt	0,064	0,051	0,052	-18%
Verordnungsmenge in DDD je 1.000 VJ		2011	2012	2013	Veränderung 2013 zu 2011
Piracetam	Männer	16,5	17,6	16,3	-1%
	Frauen	12,8	10,0	10,0	-22%
	Gesamt	14,8	14,1	13,4	-9%
Memantin	Männer	3,0	2,3	2,8	-6%
	Frauen	4,1	2,9	2,3	-43%
	Gesamt	3,5	2,6	2,6	-26%

Quelle: DAK-Gesundheit 2011-2013. Anmerkung: Die Steigerungsraten lassen sich rundungsbedingt nicht in jedem Fall auf Basis der hier dargestellten Angaben reproduzieren.

Für das häufiger verordnete Antidementivum Piracetam wurde analog zum Vorgehen bei den Stimulanzien auch weiter analysiert, für wie viele Versicherte die Verordnung im Kontext einer Diagnosestellung zu sehen ist, für den der Wirkstoff zugelassen ist.

Als „Diagnosen nach Zulassung" wurden für Piracetam folgende Diagnosen gezählt:

- F00-F03 - demenzielle Erkrankungen
- I69 - Folgen einer zerebrovaskulären Krankheit

Abbildung 55 zeigt, dass nach dem beschrieben Prüfverfahren im Verordnungsquartal und den beiden angrenzenden Quartalen vor und nach der Verordnung nur für 17,4 Prozent der Versicherten eine der Zulassung entsprechende Diagnose gefunden werden konnte. Über 82 Prozent der Versicherten mit einer Verordnung des Wirkstoffs hatten eine abweichende oder gar keine Diagnose, die diese Verordnung als medizinisch nachvollziehbar einordnen würde.

Abbildung 55: Versicherten in 2012/2013 mit Verordnung; Anteil mit und ohne Diagnose nach Zulassung

Piracetam	Diagnose nach Zulassung	andere Diagnose/ ohne Diagnose
	17,4%	82,6%

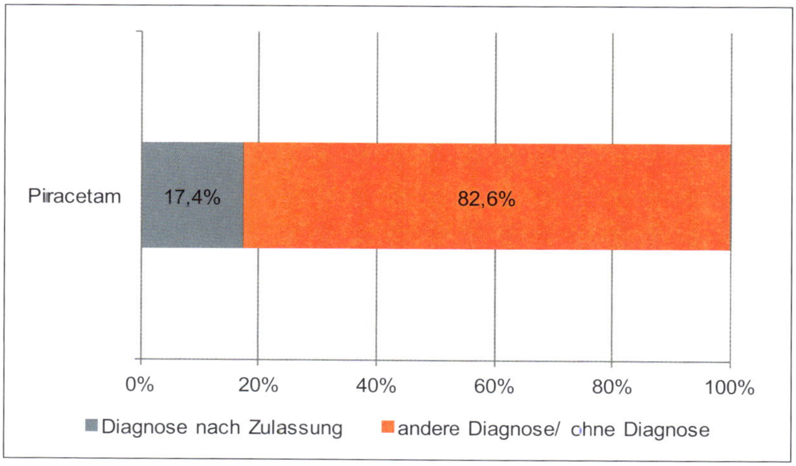

Quelle: DAK-Gesundheit 2011-2013

Verordnung von Wirkstoffen zur Verbesserung des psychischen Wohlbefindens

Deutliche Zuwächse gab es für das Antidepressivum Fluoxetin und den Betablocker Metoprolol. Von 1.000 Männern hatten 2013 1,8 eine Verordnung des Wirkstoffs Fluoxetin und 5,0 von 1.000 Frauen. Das entspricht einer Steigerungsrate von 14 Prozent bei den Frauen und 23 Prozent bei den Männern für den Zeitraum 2011 bis 2013. Abbildung 56 zeigt, dass diese Steigerung auf ein häufigeres Verordnen insbesondere bei den 15- bis 19-Jährigen und den 30- bis 49-Jährigen zurückzuführen ist.

Deutlich häufiger verordnet wurde der Wirkstoff Metoprolol. Eine Verordnung des Wirkstoffs in 2013 hatten 34,0 von 1.000 Männern und 33,8 von 1.000 Frauen. Insgesamt waren es 15 Prozent Versicherte mehr in 2013, die eine Verordnung des Wirkstoffs Metoprolol erhielten als in 2011 (vgl. Tabelle 17).

Tabelle 17: Verordnungen von Fluoxetin; Metoprolol; Werte je 1.000 Versichertenjahre (VJ); standardisiert

Versicherte mit mindestens einer Verordnung je 1.000 VJ		2011	2012	2013	Veränderung 2013 zu 2011
Fluoxetin	Männer	1,5	2,0	1,8	23%
	Frauen	4,4	5,1	5,0	14%
	Gesamt	2,8	3,4	3,3	17%
Metoprolol	Männer	28,1	35,1	34,0	21%
	Frauen	30,8	34,8	33,8	10%
	Gesamt	29,4	35,0	33,9	15%
Anzahl der Verordnungen je 1.000 VJ		2011	2012	2013	Veränderung 2013 zu 2011
Fluoxetin	Männer	4,0	5,2	5,0	26%
	Frauen	11,9	14,0	13,9	17%
	Gesamt	7,7	9,3	9,1	19%
Metoprolol	Männer	91,8	115,3	114,3	24%
	Frauen	93,3	106,3	105,5	13%
	Gesamt	92,5	111,1	110,3	19%
Verordnungsmenge in DDD je 1.000 VJ		2011	2012	2013	Veränderung 2013 zu 2011
Fluoxetin	Männer	402,6	528,4	516,6	28%
	Frauen	1.194,9	1.414,3	1.424,7	19%
	Gesamt	767,7	936,6	935,0	22%
Metoprolol	Männer	5.342,1	6.553,6	6.402,2	20%
	Frauen	5.038,5	5.597,7	5.460,6	8%
	Gesamt	5.202,2	6.113,1	5.968,4	15%

Quelle: DAK-Gesundheit 2011-2013. Anmerkung: Die Steigerungsraten lassen sich rundungsbedingt nicht in jedem Fall auf Basis der hier dargestellten Angaben reproduzieren.

Abbildung 56: Anzahl Versicherte je 1.000 VJ mit mindestens einer Fluoxetinverordnung 2013 im Vergleich zu 2011

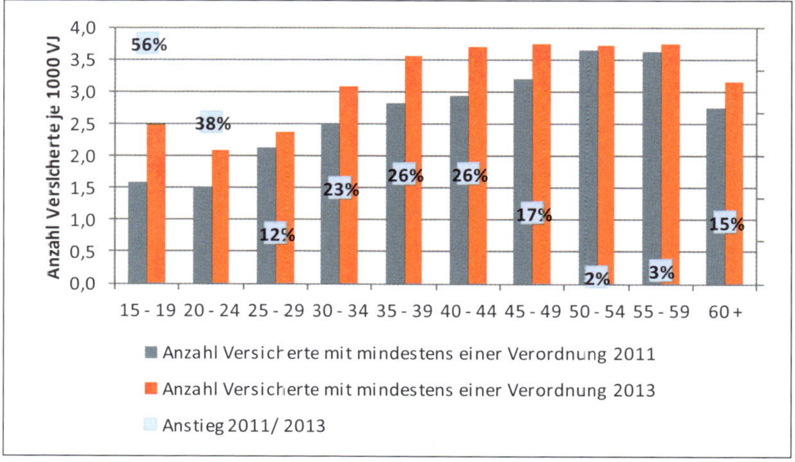

Anzahl Versicherte mit mindestens einer Verordnung 2011
Anzahl Versicherte mit mindestens einer Verordnung 2013
Anstieg 2011/2013

Quelle: DAK-Gesundheit 2011-2013

Die tiefergehende Analyse zu den assoziierten Diagnosen, die im zeitlichen Kontext zur Verordnung stehen, zeigt, dass die beiden Wirkstoffe Fluoxetin und Metoprolol nur zu einem sehr geringen Anteil ohne bzw. ohne adäquate Diagnose verordnet wurden (vgl. Abbildung 57). Für den Wirkstoff Fluoxetin waren es 8,8 Prozent der Versicherten mit einer Verordnung ohne passende Diagnose in den umliegenden Quartalen. Bei Metoprolol betrug dieser Anteil der Versicherten, in denen es keine Diagnose gibt, die die Verordnung medizinisch begründen würde 2,7 Prozent.

Als „Diagnosen nach Zulassung" wurden für Fluoxetin folgende Diagnosen gezählt:

- F32 & F33 - Depressionen
- F40 & F41 - Phobische und andere Störungen
- F42 - Zwangsstörungen
- F50 - Essstörungen

Als „Diagnosen nach Zulassung" wurden für Metoprolol folgende Diagnosen gezählt:

- I10-I15 - Hypertonie
- I20-I25 - Ischämische Herzkrankheiten
- I47-I50 - sonstige Herzkrankheiten
- R57 - Schock
- G43 - Migräne
- K70-K77 - Krankheiten der Leber
- E05 - Hyperthyreose (Schilddrüsenerkrankung)
- R25 - Symptome, die das Nervensystem und das Muskel-Skelett-System betreffen
- F40 & F41 - Phobische und andere Störungen
- F45 - Somatoforme Störungen
- D18 - Bösartige Neubildung des Kolons

Abbildung 57: Versicherten in 2012/2013 mit Verordnung; Anteil mit und ohne Diagnose nach Zulassung

Wirkstoff	Diagnose nach Zulassung	andere Diagnose/ ohne Diagnose
Fluoxetin	91,2%	8,8%
Metoprolol	97,3%	2,7%

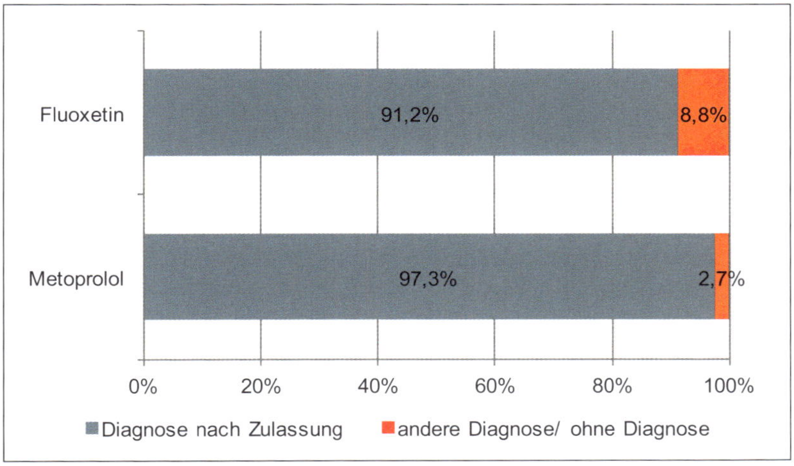

Quelle: DAK-Gesundheit 2011-2013

Zwischenfazit

Die Analyse der Verordnungsdaten der DAK-Gesundheit wurde unternommen, weil aus den Analysen des DAK-Gesundheitsreport 2009 bereits bekannt war, dass ein gewisser Anteil von Verordnungen nicht mit einer medizinisch nachvollziehbaren Diagnose verbunden ist. Auch in den Auswertungen für den aktuellen DAK-Gesundheitsreport muss als Zwischenfazit für die Analyse der Verordnungen festgehalten werden, dass sich für einen gewissen Teil der Versicherten, der diese Medikamente verordnet bekam, keine entsprechende Diagnose in ihrer Historie auffinden lassen, d.h. weder in der Verordnung selbst, noch in zur Verordnung zeitlich naheliegenden Arbeitsunfähigkeiten, ambulanten oder stationären Behandlungen.

Je nach Wirkstoff beträgt dieser Anteil zwischen 2,7 Prozent (Metropolol) und 82,6 Prozent (Piracetam). Bei dem bekannten Wirkstoff Methylphenidat weisen 10,3 Prozent der Versicherten, die diesen verschrieben bekommen haben, keine medizinisch nachvollziehbare Diagnose in ihrer Patientenhistorie auf. Zwar ist nicht davon auszugehen, dass dieser Anteil eins zu eins dem Ausmaß des Missbrauchs von Medikamenten zur Leistungssteigerung oder zur Verbesserung des psychischen Wohlbefindens entspricht, allerdings werden vermutlich aus dieser „Grauzone der Verordnungen" ein Teil der zum Neuroenhancement missbrauchten Medikamente stammen. Hierfür spricht das Ergebnis aus der Erwerbstätigenbefragung (Abschnitt 4.3), demzufolge mehr als die Hälfte (54 Prozent) der pNE-Verwender angeben, dass sie die Medikamente mit einem Rezept vom Arzt beziehen.

4.5 Neuroenhancement mit nicht verschreibungspflichtigen Mitteln

Pharmakologisches Neuroenhancement wird in diesem Gesundheitsreport als Verwendung von verschreibungspflichtigen Medikamenten ohne medizinische Notwendigkeit mit dem Ziel der Leistungssteigerung, der Verbesserung des psychischen Wohlbefindens und zum Abbau von Ängsten und Nervosität definiert.

Versuche, die Leistungsfähigkeit und das psychische Wohlbefinden zu verbessern, beschränken sich selbstverständlich nicht auf verschreibungspflichtige Medikamente. Vielmehr gibt es eine Reihe von Mitteln und Techniken, Leistungsfähigkeit und psychisches Wohlbefinden zu verbessern, die sich hinsichtlich Legalität, Wirksamkeit, damit verbundener Gefahren und anderer Eigenschaften stark unterscheiden. Dazu gehören Meditations-Techniken, Alltagsstimulanzien wie Koffein, nicht-verschreibungspflichtige (aber teilweise apothekenpflichtige) Mittel wie Ginkgo biloba-Extrakt, Arzneimittel (verschreibungspflichtig oder nicht), illegale Drogen oder sogar Techniken wie die transkranielle Hirnstimulation.

Auch nicht-verschreibungspflichtige Mittel werden für Neuroenhancement verwendet

Zwar können in diesem Report nicht alle diese Arten von Neuroenhancement behandelt werden. Die nicht verschreibungspflichtigen Mittel jedoch, die in Apotheken verkauft werden, sind dem pharmakologischen Neuroenhancement vergleichsweise verwandt – so dass sie in diesem Gesundheitsreport thematisiert werden. Die Auswertung dazu stützt sich auf zwei Datenquellen.

Zum einen wurde durch die Beschäftigtenbefragung die Verwendung solcher Mittel abgefragt, zum anderen wurden Marktdaten zu Umsatz und Absatz solcher Mittel durch Apotheken auf Basis des IMS OTC® Report und der IMS® GesundheitsMittelStudie (GMS) ermittelt.

Die Auswahl der nicht verschreibungspflichtigen Arzneimittel, Präparate und Produkte für die Analyse erfolgte nach dem Kriterium der Zuschreibung einer positiven Wirkung auf geistige Leistungsfähigkeit oder psychisches Wohlbefinden. Mit anderen Worten: Diese Mittel werden von den Herstellern mit der Behauptung angeboten und beworben, dass sie Effekte auf die geistige Leistungsfähigkeit oder das psychische Wohlbefinden auch bei Gesunden haben.[37] Dementsprechend werden sie vermutlich von Konsumenten gekauft und eingenommen in der Erwartung, dass entsprechende Effekte eintreten.

Kriterium für die Auswahl der in die Betrachtung einbezogenen Mittel war demnach nicht, dass es eine Evidenz für die versprochene Wirkungen gibt. Tatsächlich konnten bei vielen dieser Mittel die behaupteten Wirkungen bisher nicht sicher nachgewiesen werden. Zum Beispiel ist im Fall von Ginseng unklar, ob diese Substanz bei Gesunden die kognitive Leistungsfähigkeit steigert (Geng et al. 2010).

Tabelle 18 stellt alle hier untersuchten Mittel und den ihnen zugewiesenen Effekten dar:

---

[37] Es wurden nur solche Präparate in die Analyse eingeschlossen, die in den Bereich der Stimulanzien oder der Tonika (d.h. stärkende und gesundheitsfördernde Mittel) fallen. Somit ist ausgeschlossen, dass zum Beispiel Schmerzmittel mitgezählt wurden, die Koffein nur als Beistoff beinhalten und nicht zur kognitiven Leistungssteigerung gekauft wurden.

Tabelle 18: Nicht-verschreibungspflichtige Präparate und behauptete Wirkung auf geistige Leistungsfähigkeit oder psychisches Wohlbefinden

Substanzen	Beworben als …
KOFFEIN	Konzentrationssteigernder Muntermacher
GINKGO BILOBA (Ginkgobaum)	Mittel zur Verbesserung der Gedächtnisleistung und des Lernvermögens, soll außerdem durchblutungsfördernd wirkend
GLUCOSE („Traubenzucker")	Schneller Energielieferant
HYPERICUM PERFORATUM (Johanniskraut)	antidepressives und angstlösendes Mittel
MELISSA OFFICINALIS (Melisse)	beruhigendes Mittel
PANAX GINSENG	Immunsystemstärkend und die geistige Leistungsfähigkeit fördernd
PAULLINIA CUPANA (Guaraná)	Anregungsmittel bei Ermüdungserscheinungen
RHODIOLA ROSEA (Rosenwurz)	Antidepressives und angstlösendes Mittel
TAURIN	Wirkungsverstärker für Koffein

Quelle: Werbeaussagen aus verschiedenen Online-Apotheken

Nicht-verschreibungspflichtige Mittel zur Verbesserung der geistigen Leistungsfähigkeit und zur Verbesserung des psychischen Wohlbefindes

Diese Präparate werden prinzipiell auch von Beschäftigten zur Steigerung ihrer kognitiven Leistung und zur Verbesserung ihres psychischen Wohlbefindens gekauft und eingenommen (vgl. Abbildung 58). Den mit Abstand größten Anteil von Verwendern hat den Befragungsergebnissen zufolge Traubenzucker, der „schnelle Energie" verspricht: Fast jeder Fünfte nimmt einmal pro Monat oder häufiger Traubenzucker. Von vergleichsweise vielen Beschäftigten wird auch Baldrian eingenommen (der nicht in die OTC-Analyse eingegangen ist[38]): Knapp fünf Prozent geben an, Baldrian wenigstens monatlich einzunehmen. Weitere Präparate, die von Berufstätigen verwendet werden sind Johanniskraut (3,8 Prozent) und Guaraná (3,6 Prozent).

---

[38] In Bezug auf Baldrian wurde angenommen, dass dieser v.a. über Drogerien und nur zu einem geringen Teil über Apotheken abgesetzt wird.

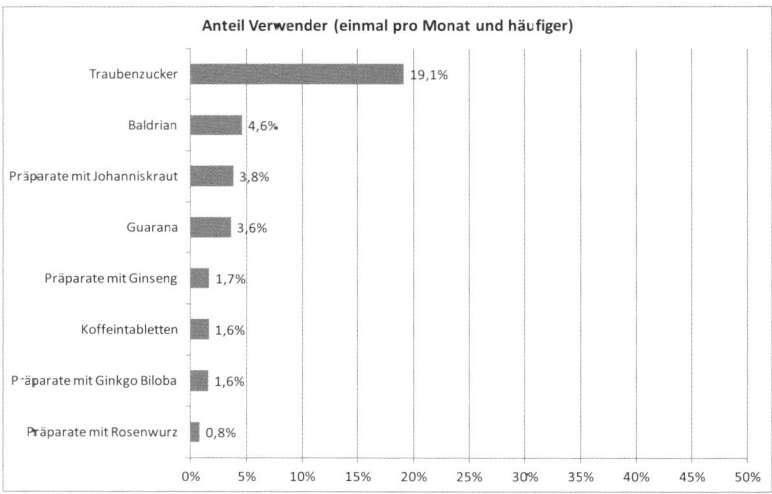

Abbildung 58: Anteil Verwender nicht-verschreibungspflichtiger Mittel zur Leistungssteigerung und Verbesserung des psychischen Wohlbefindens (einmal pro Monat und häufiger)

Anteil Verwender (einmal pro Monat und häufiger)

Präparat	Anteil
Traubenzucker	19,1%
Baldrian	4,6%
Präparate mit Johanniskraut	3,8%
Guarana	3,6%
Präparate mit Ginseng	1,7%
Koffeintabletten	1,6%
Präparate mit Ginkgo Biloba	1,6%
Präparate mit Rosenwurz	0,8%

Quelle: Beschäftigtenbefragung (N=4.9494-4.999)

Um die Bedeutung solcher nicht-verschreibungspflichtiger Mittel auf Basis einer weiteren Datenquelle quantifizieren und bewerten zu können, wurden Absatz- und Umsatzdaten des deutschen Apothekenhandels ausgewertet (OTC-Daten).[39]

Zwar sind typischerweise mit erhobenen Markt- und Umsatzdaten, wie den hier verwendeten OTC-Daten, gewisse Limitationen verbunden. Es lassen sich keine Informationen über den Konsumenten oder den Grund des Arzneimittelkaufes ableiten. Es ist also nicht bekannt, zu welchem Anteil der Absatz dieser Mittel durch Käufe von Erwerbstätigen zustande kam. Auch kann nichts über Alter und Geschlecht der Konsumenten ausgesagt werden.

Jedoch haben die OTC-Daten eine Reihe von Vorteilen und ergänzen die durch die Befragung und durch die Routinedatenanalysen gewonnenen Einsichten zum Thema Neuroenhancement. Die OTC-Daten liefern folgende Informationen für jedes der ausgewerteten Präparate:

- Anzahl der im Apothekenhandel verkauften Packungen,
- Höhe des Umsatzes,
- ob der Kauf mit oder ohne ärztliche Verordnung getätigt wurde.

Die Daten stehen für die Auswertungsjahre 2009 bis 2013 zur Verfügung, so dass daraus auch Zeitreihen für den Verkauf und die Umsatzzahlen erzeugt werden können. Durch das Zusammenspiel der vorliegenden Datenquellen können trotz der Limitation der Marktdaten begründete Vermutungen über das Nutzungsverhalten aufgestellt werden.

---

[39] OTC steht für „Over the Counter" (d.h. über die Ladentheke der Apotheke) verkaufte nicht-verschreibungspflichtige, aber apothekenpflichtige Arzneimittel.

Ein Beispiel: In den OTC-Daten sind Präparate mit Ginkgo biloba-Extrakt mit Abstand auf Rang 1 der verkauften Mittel (Abbildung 59). Aus der Beschäftigtenbefragung geht Ginkgo jedoch als das Mittel hervor, das gemessen am Anteil der Verwender auf dem zweitletzten Rang liegt. Demnach kann vermutet werden, dass Präparate mit Ginkgo biloba-Extrakt v.a. von Konsumenten im Rentenalter eingenommen werden, die damit einer Abnahme ihrer Gedächtnisleistung vorbeugen wollen.

Bei der Interpretation der OTC-Daten ist darüber hinaus zu beachten, dass einige der betrachteten Wirkstoffe auch in Drogerien vertrieben werden (wenn auch zumeist in Präparaten mit niedriger Dosierung).[40] Somit bleibt ein Teil des Absatzes von nicht-verschreibungspflichtigen Mitteln zur Leistungssteigerung und zur Verbesserung des psychischen Wohlbefindens durch die OTC-Daten unsichtbar.

Welche Bedeutung ist OTC-Präparaten zur Steigerung der Leistung /des psychischen Wohlbefindens überhaupt zuzuschreiben? Der meistverkaufte Wirkstoff (aus den in Tabelle 18 dargestellten Substanzen) ist Ginkgo biloba-Extrakt, der etwa zwei Drittel des Umsatzes der hier interessierenden Gruppe von OTC-Präparaten überhaupt ausmacht. Der Absatz von Präparaten mit Ginkgo biloba lag im Jahr 2013 bei 3,4 Millionen Packungen (Abbildung 60). Zum Vergleich: der Absatz des bekannten Schmerzmittels Paracetamol lag im Jahr 2013 bei 30,5 Millionen Packungen.[41] Dies lässt den Absatz von Ginkgo-Präparaten vergleichsweise hoch erscheinen.

Welche Bedeutung haben OTC-Präparate für Neuroenhancement? Der Absatz von Ginkgo biloba, dem meist verkauften Vertreter dieser Gruppe lag 2013 bei 3,4 Millionen Packungen

Auch wenn auf Ginkgo biloba-Extrakte ein vergleichsweise großer Anteil des Absatzes entfällt, so ist fraglich, ob dieser durch Beschäftigte erzeugt wird. Ginkgo biloba-Präparate sind bei Demenz verordnungsfähig, so dass zu vermuten ist, dass nicht nur die verordneten Packungen, sondern auch ein großer Anteil der Selbstmedikation durch ältere Menschen zur Vorbeugung oder Bekämpfung von Gedächtnisstörungen gekauft wird. Diese Interpretation wird auch gestützt durch den Befund der Befragungsergebnisse (Abbildung 58) wonach nur ein sehr geringer Anteil (1,6 Prozent) der Erwerbstätigen Ginkgo biloba-Präparate einnimmt.

> » Ginkgo Biloba hat zwar praktisch keine Nebenwirkungen, ist nachgewiesener Maßen aber nicht wirksam zum cognitive Enhancement und hilft auch nicht in der Verhinderung oder Behandlung einer dementiellen Erkrankung.
>
> Prof. Dr. Klaus Lieb, Universitätsmedizin Mainz

---

40 So sind zum Beispiel einige hochdosierte Johanniskrautpräparate apothekenpflichtig, Präparate mit niedriger Dosierung werden in Drogerien verkauft (vgl. z.B. (Abdel-Tawab et al. 2011)).
41 IMS PharmaScope (2014)
https://www.imshealth.com/imshealth/Global/EMEA/Germany_Austria/Homepage/News/2014_9_IMS_Infografik_%20Schmerzmittel.pdf, abgerufen am 12.12.2014

Koffeintabletten (zusammen mit Melisse) sind auf Rang 2 der OTC-Mittel zum Neuroenhancement

Am zweihäufigsten wurden Präparate mit Koffein (Caffeine, 642.800 Packungen in 2013) und Melisse (Melissa officinalis)[42] gekauft – sie machen jeweils einen Anteil von 12,1% des Gesamtabsatzes im Jahr 2013 aus. Koffeintabletten sind im Zusammenhang mit Neuroenhancement besonders einschlägig, da sie erstens apothekenpflichtig sind und mit der Eigenschaft beworben werden, Ermüdungserscheinungen vorzubeugen. Bezüglich der Einnahme von Koffeintabletten scheint somit plausibel, dass diese von Erwerbstätigen eingenommen werden. Nichtsdestotrotz weist die Beschäftigtenbefragung den Anteil der Verwender von Koffeintabletten als gering aus: Nur 1,6 Prozent der Befragten geben an, einmal im Monat oder öfter Koffeintabletten einzunehmen.

Ginseng, Guaraná, Rosenwurz

Eine vergleichsweise geringe Rolle innerhalb der OTC-Präparate für Neuroenhancement kommt Ginseng-Produkten mit 4,4 Prozent, Guaraná (Paullinia cupana) mit 2,8 Prozent und Rosenwurz (Rhodiola rosea) mit 2,3 Prozent des Absatzes aller OTC-Neuroenhancer zu.

Taurine und Glucose werden kaum in Apotheken gekauft – Taurin ist Bestandteil von Energydrinks, Glucose wird zumeist in „Traubenzuckertäfelchen" konsumiert – beides kann im normalen (Getränke-) Handel gekauft werden.

Johanniskraut (Hypericum perforatum) macht mit 0,1 Prozent den geringsten Teil des Absatzes von potentiellen OTC-Neuroenhancern aus. Vermutlich ist hier die Konkurrenz von in Drogeriemärkten freiverkäuflichen Präparaten einerseits, und höher dosierten verschreibungspflichtigen Antidepressiva besonders groß.

Die hier betrachteten Stimulanzien werden nicht nur in Form von Einzelpräparaten angeboten, sondern auch kombiniert. Hierbei werden häufig Substanzen in einem Präparat vereint, die in eine ähnliche Richtung wirken. Gängige Kombinationen sind zum Beispiel Ginkgo und Ginseng zur Förderung der geistigen Leistungsfähigkeit oder auch Johanniskraut und Melisse zur Beruhigung. Bei der Interpretation des Absatzvolumens ist zu berücksichtigen, dass sowohl Einzel- als auch Kombinationspräparate berücksichtigt wurden. Somit umfasst der Absatz von Ginkgo biloba-Präparaten beispielsweise alle verkauften Packungen, in denen dieser Wirkstoff enthalten ist, ungeachtet, ob zusätzlich ein weiterer Wirkstoff in dem Präparat vorhanden ist oder nicht.

---

42 Knapp 90% des Absatzes an Melissenprodukten im Jahr 2013 sind der Kategorie „Melissengeiste" zuzuordnen. Diese Produkte werden überwiegend für ältere Menschen vermarktet. Melissenprodukte scheinen in Bezug auf das Neuroenhancement bei Arbeitnehmern eher von geringer Bedeutung zu sein.

4   Schwerpunktthema: Doping am Arbeitsplatz 113

Abbildung 59:   Verteilung der Wirkstoffe als Anteil am Absatz in Packungen im Jahr 2013

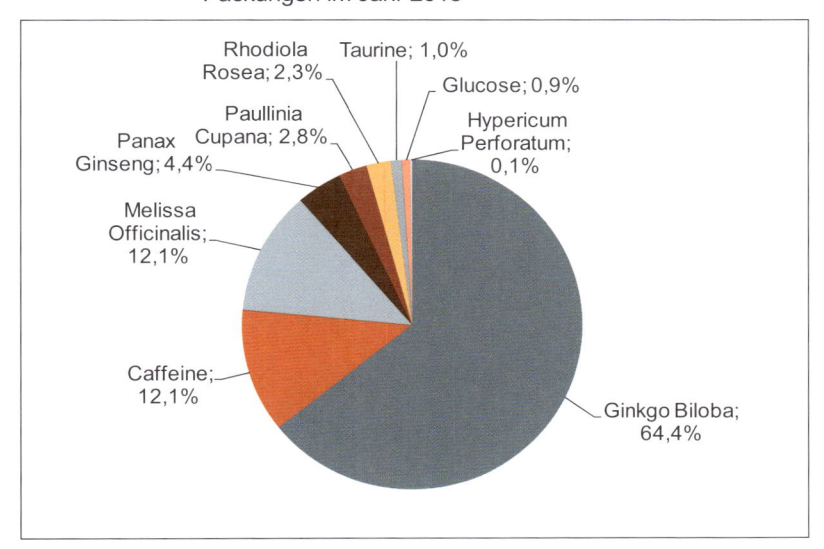

- Rhodiola Rosea; 2,3%
- Taurine; 1,0%
- Glucose; 0,9%
- Paullinia Cupana; 2,8%
- Hypericum Perforatum; 0,1%
- Panax Ginseng; 4,4%
- Melissa Officinalis; 12,1%
- Caffeine; 12,1%
- Ginkgo Biloba; 64,4%

Quelle: IGES nach Daten der IMS Health 2014

Abbildung 60 zeigt die absolute Höhe des Absatzvolumens für jede der hier untersuchten Wirkstoffe.

Abbildung 60:   Absatz der nicht-verschreibungspflichtigen Mittel im Jahr 2013 (in Packungen)

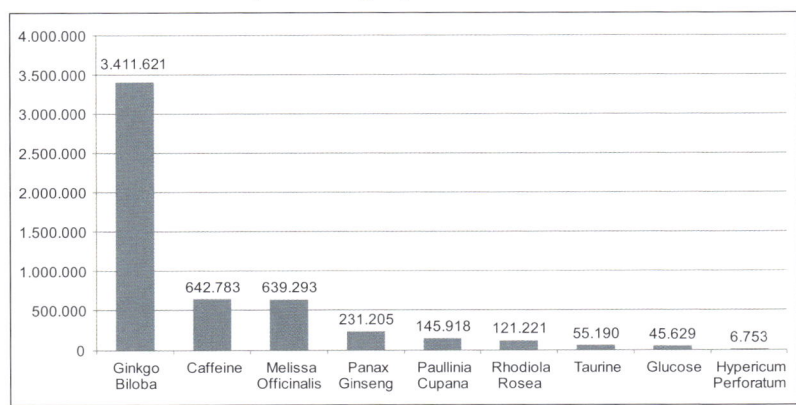

Wirkstoff	Packungen
Ginkgo Biloba	3.411.621
Caffeine	642.783
Melissa Officinalis	639.293
Panax Ginseng	231.205
Paullinia Cupana	145.918
Rhodiola Rosea	121.221
Taurine	55.190
Glucose	45.629
Hypericum Perforatum	6.753

Quelle: IGES nach Daten der IMS Health 2014
Anmerkung: Der Absatz entspricht allen Packungen, die den jeweiligen Wirkstoff enthielten, ungeachtet, ob ein weiterer der hier untersuchten Wirkstoffe vorhanden ist. Doppelzählung sind somit nicht ausgeschlossen.

Wird der Absatz ins Verhältnis zur Bevölkerung Deutschlands gesetzt, so kauften im Jahr 2013 1.000 Bundesbürger ca. 65 Packungen, die irgendeinen der hier untersuchten Wirkstoffe enthielten. Auf 1.000 Personen kam etwa 42 Packungen mit Ginkgo-Präparaten und rund 8 Packungen, die den Wirkstoff Koffein aufweisen (vgl. Abbildung 61).

Diese Zahlen verdeutlichen, dass die Absatzvolumina der nichtverschreibungspflichtigen Mittel zur Leistungssteigerung oder zur Verbesserung des psychischen Wohlbefindens gemessen am Absatz pro Bevölkerungsgröße, wie z.B. 1.000 Einwohner gering sind.

Abbildung 61: Absatz der Stimulanzien im Jahr 2013 in Packungen pro 1.000 Personen

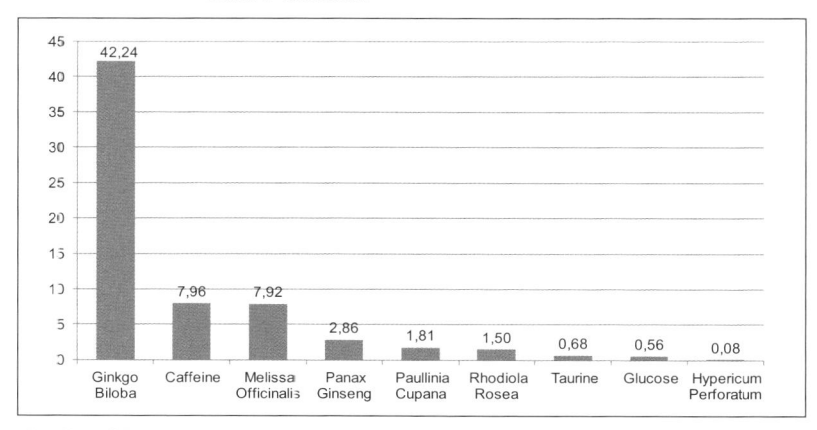

Wirkstoff	Packungen pro 1.000 Personen
Ginkgo Biloba	42,24
Caffeine	7,96
Melissa Officinalis	7,92
Panax Ginseng	2,86
Paullinia Cupana	1,81
Rhodiola Rosea	1,50
Taurine	0,68
Glucose	0,56
Hypericum Perforatum	0,08

Quelle: IGES nach Daten der IMS Health 2014
Anmerkung: Der Absatz entspricht allen Packungen, die den jeweiligen Wirkstoff erhalten, ungeachtet, ob ein weiterer der hier untersuchten Wirkstoffe vorhanden ist. Doppelzählung sind somit nicht ausgeschlossen.

Als Zwischenfazit kann festgehalten werden, dass der Gebrauch nichtverschreibungspflichtiger Mittel zur Leistungssteigerung und zur Verbesserung des psychischen Wohlbefindens in gewissem Umfang für Versuche des Neuroenhancements von Beschäftigten genutzt werden. Dabei handelt es sich allerdings um kein weit verbreitetes Phänomen. Dies kann als Ergebnis der gemeinsamen Betrachtung der OTC-Datenanalyse mit der Beschäftigtenbefragung festgehalten werden.

Bei den von Beschäftigten laut Umfragedaten häufig verwendeten Traubenzucker-Täfelchen handelt es sich nicht um ein Arzneimittel, sondern um ein Lebensmittel.

Für die Gruppe der Erwerbstätigen spielen Präparate wie Koffeintabletten, Melisse und Baldrian als Mittel eine gewisse Rolle. Koffeintabletten zur Bekämpfung von Müdigkeit, Baldrian und Melisse möglicherweise gegen Schlafstörungen oder allgemein zum Abbau von Nervosität. Der Anteil der Anwender liegt allerdings im unteren einstelligen Prozentbereich (vgl. Abbildung 58)

Bei den vergleichsweise viel verkauften Präparaten auf Basis von Ginkgo-Extrakt ist zu vermuten, dass sie nur wenig von Konsumenten im Erwerbsalter gekauft werden.

4 Schwerpunktthema: Doping am Arbeitsplatz

Abschließend wird die Entwicklung des Absatzes der Gruppe der „OTC-Neuroenhancer" in den letzten Jahren analysiert. Hierfür liegen Daten für die Jahre 2010 bis 2013 vor.

Abbildung 62: Entwicklung des Gesamtumsatzes der nichtverschreibungspflichtigen Mittel zum Neuroenhancement zwischen 2009 und 2013 in Millionen Euro

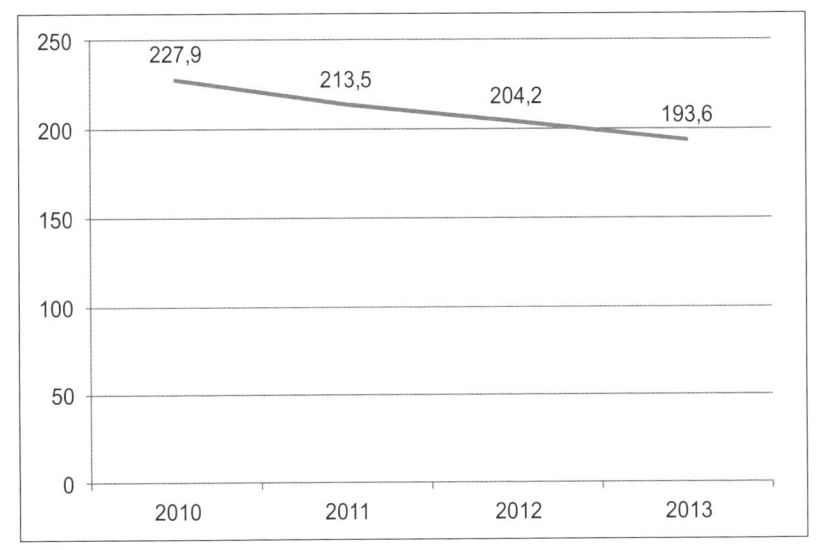

Jahr	Umsatz (Mio. Euro)
2010	227,9
2011	213,5
2012	204,2
2013	193,6

Quelle: IGES nach Daten der IMS Health 2014

Der Gesamtumsatz, der in den Apotheken durch die hier untersuchten nicht verschreibungspflichtigen Mittel erwirtschaftet wurde, ist von 227,9 Millionen Euro (Abbildung 62) im Jahr 2010 über die Zeit stetig gesunken und betrug im Jahr 2013 nur noch 193,6 Millionen Euro. Der sinkende Umsatz kann mehrere Ursachen haben. So kann sich der Konsum dieser Mittel verringert haben oder es könnte zu einer Verschiebung des Konsums weg von den Apotheken hin zu den Drogerien gekommen sein. Neben der Menge haben sich möglicherweise auch die Preise verändert. Diese Hypothesen sind jedoch spekulativ und lassen sich mithilfe der vorliegenden Informationen nicht prüfen.

Abbildung 63: Entwicklung des Absatzes ausgewählter nicht-verschreibungspflichtiger Mittel zum Neuroenhancement zwischen den Jahren 2009 und 2013 in Packungen als Indexdarstellung zum Basisjahr 2009

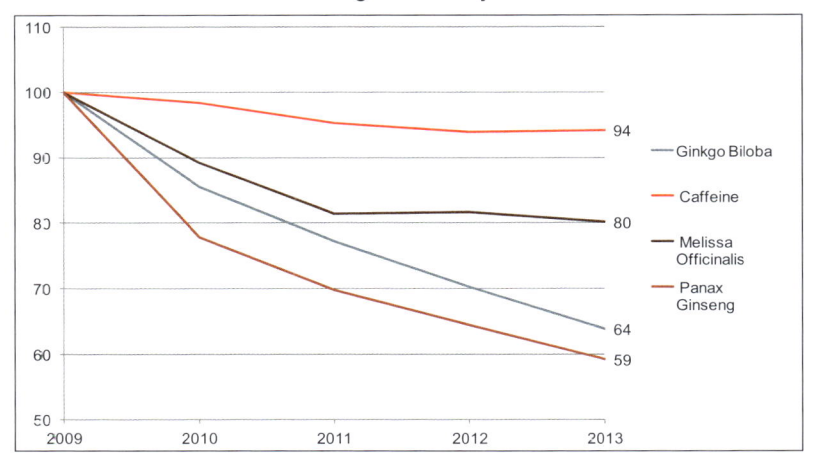

Werte 2013: Caffeine 94, Melissa Officinalis 80, Ginkgo Biloba 64, Panax Ginseng 59

Quelle: IGES nach Daten der IMS Health 2014

Ginkgo biloba, Koffein, Melisse und Ginseng machen zusammen über 90% des Absatzes in 2013 der hier betrachteten Mittel aus. Abbildung 63 zeigt die Entwicklung des Absatzes dieser Wirkstoffe zwischen 2009 und 2013 als Indexdarstellung.

Der Absatz aller dieser Produkte ist über die Zeit gesunken. Hervorzuheben ist insbesondere der Absatz von Ginkgo-Präparaten, der bis 2013 kontinuierlich gesunken ist. Es wurden 36% weniger Packungen[43] verkauft als im Jahr 2009.

Etwa 18,3% aller verkauften Ginkgo-Präparate waren Folge einer ärztlichen Verordnung (Abbildung 64). Die übrigen 81,7% aller verkauften Packungen wurden zur Selbstmedikation erworben. Auch wenn der Absatz über den Beobachtungszeitraum gesunken ist, blieb das beschriebene Verhältnis zwischen ärztlichen Verordnungen und Selbstmedikation konstant.

---

43 An dieser Stelle muss angemerkt werden, dass die Absatzgröße nicht nur reine Ginkgo-Präparate umfasst, sondern auch alle Kombinationsprodukte in denen Ginkgo als Wirkstoff verwendet wird. Trotzdem spricht der durchschnittliche Umsatz pro Packung von ca. 50 Euro im Jahr 2013 dafür, dass überwiegend teure hochdosierte Ginkgo-Präparate erworben wurden.

4 Schwerpunktthema: Doping am Arbeitsplatz

Abbildung 64: Anteil der verordneten Packungen am Absatz im Jahr 2013 in Prozent

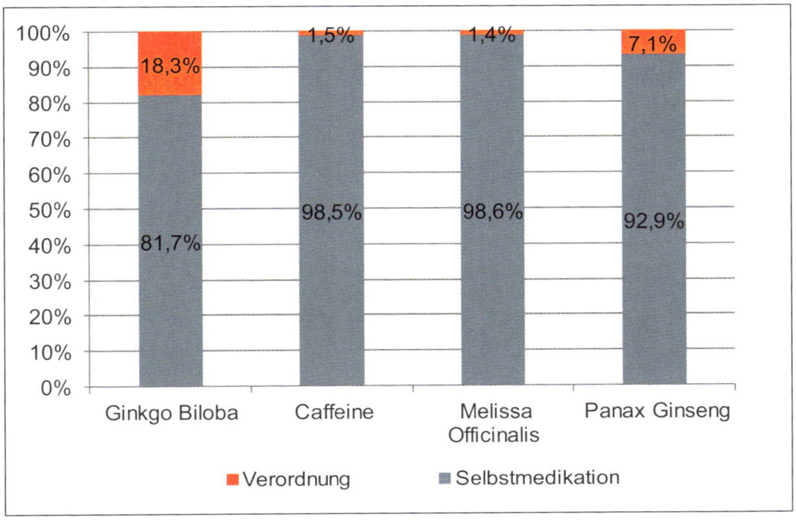

[Säulendiagramm: Ginkgo Biloba: Verordnung 18,3%, Selbstmedikation 81,7%; Caffeine: Verordnung 1,5%, Selbstmedikation 98,5%; Melissa Officinalis: Verordnung 1,4%, Selbstmedikation 98,6%; Panax Ginseng: Verordnung 7,1%, Selbstmedikation 92,9%]

Quelle: IGES nach Daten der IMS Health 2014

Im Vergleich zu Ginkgo-Präparaten ist der Absatz von Koffein-Packungen über den Beobachtungszeitraum mit 6% nur leicht gesunken. Koffein wurde nur in sehr seltenen Fällen (1,5%) auf ärztliche Verschreibung hin erworben.

Auch Melisse-Präparate wurden in den Jahren nach 2009 deutlich seltener verkauft. In 2013 war der Absatz 20% niedriger als in 2009. Der Anteil der ärztlich verordneten Packungen ist über die Zeit leicht zurückgegangen und lag in 2013 bei 1,4%.

Um ca. 40% ging der Absatz von Ginseng-Präparaten über den Beobachtungszeitraum zurück. Ginseng wird mit einem Anteil von ärztlich verordneten Packungen von 7,1% am Absatz gelegentlich verschrieben. Dieser Anteil blieb über den Beobachtungszeitraum konstant.

Den höchsten Anteil an verordneten Packungen hatte Johanniskraut mit 28,8%. Dies war jedoch auch der Wirkstoff mit dem niedrigsten Absatzvolumen in 2013 unter den hier betrachteten Neuroenhancern. Ein hoher Anteil an Verordnungen impliziert, dass für diesen Wirkstoff ein medizinischer Nutzen nachgewiesen werden konnte. Für die Kaufentscheidung im Bereich der Selbstmedikation scheint dies jedoch unerheblich.

Zusammenfassend kann festgestellt werden, dass der Verkauf von nicht-verschreibungspflichtigen Präparaten in den letzten Jahren stetig zurückgegangen ist. Es ist zu erwarten, dass dieser Trend auch in den kommenden Jahren anhält. Der absatzstärkste Wirkstoff ist Ginkgo-Extrakt, wobei aufgrund der vielfältigen Wirkungsversprechen unklar ist, wie groß das Verkaufsvolumen im Bereich der kognitiven Leistungssteigerung bei Erwerbstätigen ist. In der Erwerbstätigenbefragung gaben nur sehr wenige Befragte (1,6%) den regelmäßigen Gebrauch von Ginkgo-Präparaten an. Mehr Beschäftigte nehmen Traubenzucker, Baldrian und Johanniskraut sowie Guaraná zur Steigerung ihrer kognitiven Leistungsfähigkeit oder Verbesserung des psychischen Wohlbefindens ein, jedoch sind – abgesehen von Traubenzucker – auch hier die Gebrauchsprävalenzen sehr gering. Ebenso ist das Verkaufsvolumen dieser Wirkstoffe in Apotheken sehr gering und über den Beobachtungszeitraum hinweg stetig gesunken.

Weit verbreitet sind hingegen Alltagsstimulanzien wie Kaffee und Schwarztee, weitaus weniger jedoch Energydrinks (Abbildung 65).

Abbildung 65: Anteil häufiger Konsum (mehrmals pro Woche und häufiger) von Alltagsstimulanzien

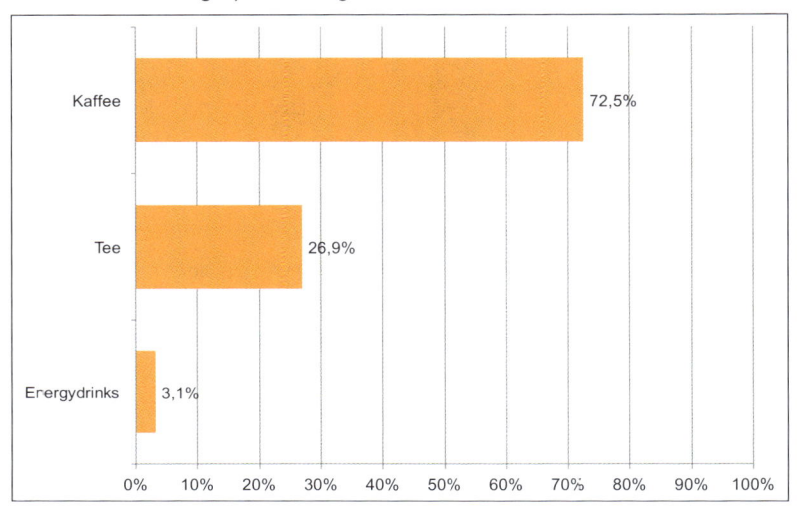

- Kaffee: 72,5%
- Tee: 26,9%
- Energydrinks: 3,1%

Quelle: IGES nach Erwerbstätigenbefragung der DAK-Gesundheit 2014 (N= 4.999-4.979)

4.6 Ergebnisse einer halbstandardisierten Expertenbefragung

Für diesen Report wurden ausgewählte Experten aus den Bereichen: Medizin, Suchthilfe und Ethik[44] mittels eines Fragenbogen zu ihrer Einschätzung über die Mittel, Entwicklungen, Chancen und Risiken des Neuroenhancement befragt. Desweiteren bezog sich ein thematischer Block auf ethische Fragestellungen, dessen Fragen und Aussagen sich lose an Galert *et al.* (2009) sowie Greely *et al.* (2008) anlehnten. Von 34 versandten Fragebögen konnten 15 sowie ein telefonisches Interview ausgewertet werden.

Hinsichtlich der verschreibungspflichtigen Medikamente, die von Gesunden zum Neuroenhancement eingesetzt werden, wurden von den Experten keine weiteren genannt, die eine Erweiterung der in Abschnitt 4.2 dargestellten Medikamentengruppen oder deren Systematik (Stimulanzien, Antidementiva, Antidepressiva und Betablocker) erforderlich machen. Dies liegt zum einen daran, dass sich die unter der Thematik „Hirndoping" gefassten Mittel zunehmend kanonisieren, aber auch daran, dass die Zusammenstellung der Mittel und deren Systematik zumindest teilweise auf Basis der Aussagen der Experten, die in der Expertenbefragung für den DAK-Gesundheitsreport 2009 teilnahmen beruht. Als neue Aspekte werden von den Experten genannt: die transkranielle Hirnstimulation, eine nicht-invasive Technik die versucht, mit Hilfe starker Magnetfelder Bereiche des Gehirns zu beeinflussen, sowie der Versuch, mittels an von außen an den Schädel angelegtem Gleichstrom Gehirnfunktionen zu beeinflussen (Sauter und Gerlinger 2012: 100f.). Für beide Techniken erwarten die befragten Experten jedoch keine Alltagsrelevanz in naher Zukunft.

Eine Zunahme des Neuroenhancement in der Zukunft hält knapp die Hälfte der Experten für wahrscheinlich. Als Ursachen sehen sie den zunehmenden Leistungsdruck in der Gesellschaft und die steigende Bereitschaft zur Selbstausbeutung, um mit den Anforderungen und der Konkurrenz am Arbeitsmarkt Schritt zu halten. Die Experten, die im Gegensatz dazu eine abnehmende Tendenz des „Hirndopings" prognostizieren, führen als Grund die geringe und nicht erwiesene Wirksamkeit an. Die Mittel, die nach Meinung der Befragten eine Rolle spielen werden, sind vor allem Psychostimulanzien (wie Methylphenidat) und Antidepressiva. Einige der Experten gehen davon aus, dass auch illegalen Drogen wie Amphetamine an Bedeutung für das Neuroenhancement gewinnen werden.

Hochgradig Einigkeit besteht bei der Einschätzung von Nutzen und Risiken des pharmakologischen Neuroenhancements: Die hier betrachteten Medikamente zeigen, wenn überhaupt, nur kurzfristige und minimale Effekte auf die kognitive Leistungsfähigkeit. Demgegenüber stehen hohe gesundheitliche Risiken, angefangen von körperlichen Nebenwirkungen über Persönlichkeitsveränderung bis hin zu einer Abhängigkeitsentwicklung.

Eine Gefahr des Neuroenhancement, die weniger auf individueller als auf gesellschaftlicher Ebene gesehen wird, ist die des „pharmakologischen Aufrüstens". Wenn Alle, oder zumindest viele Andere mit Medi-

---

44 Experten aus Medizin, Bioethik, Suchtforschung und Sozialwissenschaften wurden per Internet-Freihandrecherche sowie aus der Lieraturrecherche zum Report identifiziert, sofern sie sich mit dem Thema pharmakologisches Neuroenhancement beschäftigen. Es wurden 34 Expertinnen und Experten angeschrieben.

kamenten ihre Leistungsfähigkeit steigern, so das Argument, wird es dem Einzelnen immer schwerer fallen, darauf zu verzichten, will er nicht zurückfallen. Dieses „pharmakologische Aufrüsten" halten etwa drei Viertel der befragten Experten für ein wahrscheinliches Szenario, allerdings nur unter der Bedingung, dass die Wirksamkeit der verwendeten Substanzen steigt. Die restlichen Experten gehen davon aus, dass auch in Zukunft der Nutzen höchst zweifelhaft ist, die Risiken dagegen hoch bleiben und somit ein solches Szenario jeder Voraussetzung entbehrt.

In den Diskussionsbeiträgen von Galert *et al.* (2009) sowie Greely *et al.* (2008) wird diskutiert, ob es bestimmten Berufsgruppen ermöglicht werden soll, leistungssteigernde Medikamente legal zu verwenden – z.B. Chirurgen, die schwierige Operationen durchführen müssen. Der Vorschlag mag abwegig erscheinen, jedoch sind bereits Soldaten der US-Armee juristisch verpflichtet, Stimulanzien wie Modafinil oder Amphetamine einzunehmen, wenn dies zur Steigerung ihrer militärischen Leistung angeordnet wird (Moreno 2006, zit. nach Greely et al. 2008: 703). Im Umfeld der Diskussionen im Anschluss an die Nature-Befragung von Wissenschaftlern wird ein Teilnehmer mit der Aussage zitiert: „Als Wissenschaftler ist es meine Pflicht, meine Ressourcen zum größtmöglichen Nutzen der Menschheit einzusetzen. Wenn ‚Enhancer' zu diesem Dienst an der Menschheit beitragen können, ist es meine Pflicht, sie zu nehmen (Maher 2008: 675).[45]

Diese Idee stößt unter den befragten Experten einhellig auf klare Ablehnung. Dies verstößt aus ihrer Sicht sowohl gegen den Arbeitsschutz als auch gegen den Schutz der Gesundheit jedes Einzelnen. Außerdem kann es laut einzelner Experten durch die Einnahme von Stimulanzien auch zu einer Überschätzung der eigenen Fähigkeiten kommen und somit wäre das Risiko bei der Ausübung der entsprechende Tätigkeit höher als der mögliche Nutzen.

Ein ethischer und juristischer Aspekt, der vermutlich von höherer aktueller Relevanz ist als der vorangehend dargestellte, ist die Frage, ob die Verwendung pharmakologischen Neuroenhancements an Schulen und Universitäten, genauer in Prüfungen, verboten werden soll – sozusagen ein „Dopingverbot" an Schulen und Universitäten. Auch wenn Universitäten besonders in der Prüfungszeit aus Sicht der Experten wahrscheinlich der Ort sind, an dem „Hirndoping" am häufigsten praktiziert wird, sprechen sich die Experten nahezu einstimmig gegen ein Verbot aus, v.a. weil dies kaum durchsetzbar wäre. Stattdessen schlagen die Befragten vor, mehr Aufklärung und Prävention zu betreiben. Zum Beispiel könnten flexiblere Studienpläne den Leistungsstress mindern.

Die vorsichtige Offenheit gegenüber pharmakologischem Neuroanhencement, wie sie in Galert *et al.* (2009) artikuliert wird, geht von der Prämisse aus, dass (zwar noch nicht aktuell, aber) in naher Zukunft Medikamente zur Verfügung stehen werden, die sich durch ein sehr viel günstigeres Wirkungs-Nebenwirkungsprofil auszeichnen. Diese Prämisse wird von den befragten Experten weit überwiegend abgelehnt. Sie gehen davon aus, dass auch in Zukunft Leistungssteigerungen nur um den Preis erheblicher Nebenwirkungen zu haben

---

[45] Eigene Übersetzung. Im Original lautet die Aussage: „As a professional, it is my duty to use my resources to the greatest benefit of humanity. If 'enhancers' can contribute to this humane service, it is my duty to do so."

sein werden und dass ein Überschreiten der „natürlichen Grenzen" des Menschen immer gefährlich sein werden.

Was schlagen die Experten als Alternative zur Einnahme von Medikamenten vor? Sie weisen darauf hin, dass die kognitive Leistungsfähigkeit auch durch traditionelle Methoden verbessert werden kann. Als gute Alternativen zum pharmakologischen Neuroenhancement werden genannt: Sport, eine zielgerichtete Ernährung, Meditation und eine gute Arbeitsorganisation. Diese Maßnahmen sind nebenwirkungsfrei und können wirksam sein, auch wenn der Effekt individuell verschieden und von der Intensität und Dauer der Durchführung abhängig ist.

4.7 Fazit: „Update Doping am Arbeitsplatz"

Pharmakologisches Neuroenhancement ist der Versuch, mittels verschreibungspflichtiger Medikamente die kognitive Leistungsfähigkeit oder das psychische Wohlbefinden zu verbessern oder Ängste und Nervosität abzubauen. Medikamente, die hierfür missbraucht werden, sind u.a. Stimulanzien (wie Methylphenidat oder Modafinil), Antidementiva, Antidepressiva und Betablocker. Neben Schülern und Studierenden wird vor allem die Gruppe der Erwerbstätigen als mögliche Verwender vermutet.

Mit dem DAK-Gesundheitsreport 2015 liegen nun aktuelle Daten zur Verbreitung des Missbrauchs verschreibungspflichtiger Medikamente zur Leistungssteigerung und zur Verbesserung des psychischen Wohlbefindens unter Erwerbstätigen vor, inklusive einer Schätzung der Dunkelziffer. Knapp 7 Prozent geben an, wenigstens einmal im Leben pharmakologisches Neuroenhancement betrieben zu haben – inklusive der Dunkelziffer beträgt der Anteil etwa 12 Prozent. Der Anteil der aktuellen Verwender ist niedriger und beträgt 3 Prozent, inklusive der Dunkelziffer bis zu 6 Prozent. Regelmäßige aktuelle Konsumenten (regelmäßig heißt zweimal pro Monat und öfter) sind etwa 2 bis (inklusive Dunkelziffer) 3,5 Prozent.

Gegenüber 2008, dem letzten Befragungszeitpunkt des DAK-Gesundheitsreport, hat die Verbreitung von pharmakologischem Neuroenhancement in der Arbeitswelt zugenommen. Auch das Wissen um die vermeintlichen Möglichkeiten verschreibungspflichtiger Medikamente auch für Gesunde hat gegenüber 2008 stark zugenommen.

Die meisten Nutzer von Mitteln zum pharmakologischen Neuroenhancement beziehen die Medikamente mittels eines vom Arzt ausgestellten Rezepts. Dieser Befund wird unterstützt durch die Analyse von Versichertendaten der DAK-Gesundheit. Diese ergab, dass ein gewisser Anteil von Versicherten, die ein entsprechendes Medikament (z.B. Methylphenidat, Modafinil oder Antidepressiva) verordnet bekommen, keine medizinisch nachvollziehbare Begründung in ihrer Patientenhistorie aufweisen. Z.B. haben bei Methylphenidat 10,3 Prozent der Versicherten, die dies verschrieben bekamen, keine Diagnose, die eine Verschreibung dieses Medikaments begründet.

Die überwiegende Mehrheit der Erwerbstätigen – etwa 83 Prozent – steht pharmakologischem Neuroenhancement grundsätzlich ablehnend gegenüber. Sie können sich keine Gründe vorstellen, verschreibungspflichtige Medikamente zum Neuroenhancement zu missbrauchen und/oder sie nehmen Medikamente nur auf Anraten eines Arztes ein oder versuchen sie sogar generell zu vermeiden.

Bei etwa 10 Prozent der Erwerbstätigen handelt es sich jedoch um prinzipiell Aufgeschlossene – sie können sich vertretbare Gründe für pharmakologisches Neuroenhancement vorstellen, z.B. um bei bestimmten Anlässen besonders leistungsfähig zu sein, um Nervosität und Lampenfieber im Beruf zu bekämpfen, um Stress besser ertragen zu können oder zur Steigerung von Aufmerksamkeit und Konzentration im Beruf. Hauptsächlich aus Angst vor Nebenwirkungen, aber auch mangels Gelegenheiten haben sie bisher davon abgesehen. Erwerbstätige aus dieser Gruppe müssen als Risikogruppe betrachtet werden, sie könnten, wenn ihnen ein Medikament mit „vertretbaren" Nebenwirkungen angeboten wird, doch zu Verwendern werden.

Neben dem im engen Sinne definierten pharmakologischen Neuroenhancement wurde ebenfalls geprüft, inwieweit Erwerbstätige nicht-verschreibungspflichtige Mittel zum Neuroenhancement verwenden. Hierzu gehören frei verkäufliche Mittel, wie z.B. die Alltagsstimulanzien Kaffee oder Tee als auch apothekenpflichtige Präparate, wie z.B. Koffeintabletten. Um das Ausmaß dieses „Soft-Enhancements" – wie es auch genannt wird – abzuschätzen, wurden neben der Erwerbstätigenbefragung auch Daten zum Absatz dieser Mittel aus Apothekenverkäufen analysiert.

Ergebnis aus der Analyse dieser beiden Datenquellen ist, dass Mittel die (nur oder v.a.) in Apotheken abgesetzt werden, wie z. B Ginkgo-Extrakt, Johanniskrautpräparate, Ginseng oder Guaraná, nur in sehr geringem Umfang von Erwerbstätigen zur Leistungssteigerung oder Stimmungsverbesserung eingesetzt werden.

Die Analysen des Reports zeigen, dass pharmakologisches Neuroenhancement weiterhin kein verbreitetes Phänomen ist. Jedoch ist von einem harten Kern von etwa 2-3,5 Prozent aktueller und regelmäßiger Konsumenten auszugehen und von bis zu 12 Prozent, die es zumindest schon einmal versucht haben. Die Verwender sind dabei übrigens keinesfalls nur hochqualifizierte Angestellte und Selbständige, sondern auch Angestellte mit einfachen Tätigkeiten sowie Arbeiter.

Die Präventionsarbeit zum Thema sollte v.a. hervorheben, dass die Nebenwirkungen der entsprechenden Medikamente erheblich sein können und dass der Nutzen des pharmakologischen Neuroenhancements zweifelhaft ist.

» Langfristig gibt es bei regelmäßigem Gebrauch immer gesundheitliche Risiken. Darüber hinaus ist die Nutzung von Neuroenhancern potentiell ein Einstieg in eine Leistungssteigerungsspirale, die auch unabhängig von körperlichen Nebenwirkungen schädlich ist, weil sie die Lebenszufriedenheit verringert. Es werden gesamtgesellschaftliche Anforderungen (z.B. effizientere und kostengünstigere Arbeitsabläufe) an den Einzelnen weitergegeben, statt sie an den Bedürfnissen der Menschen auszurichten.

PD Dr. Joachim Boldt, Institut für Ethik und Geschichte der Medizin Albert-Ludwigs-Universität Freiburg

» Hirndoping sollte nicht erlaubt werden, auch nicht für bestimmte Berufsgruppen, deren Arbeit sicherheitsrelevant oder von großem Nutzen ist. Den Einsatz von Neuroenhancern von einer besonderen (ethischen) Werthaftigkeit der Leistung abhängig zu machen, hieße dem Grundsatz zu folgen, dass der Zweck die Mittel heiligt. Eine Erlaubnis dazu würde dazu führen, dass Arbeitsbedingungen strukturell auf Überforderung angelegt werden. Vielmehr sind Arbeitszusammenhänge so zu gestalten, dass konzentriertes und kreatives Arbeiten möglich ist.

Pastor Henning Busse, evangelisch-lutherische Landeskirche Hannover

Welche Alternativen zum pharmakologischen Neuroenhancement gibt es? Die Deutsche Hauptstelle für Suchtfragen (DHS) spricht in einem Posititionspapier (Glaeske et al. 2011: 7f.) die folgenden Empfehlungen aus:

Tabelle 19: kurzfristig anwendbare Alternativen zur Steigerung der kognitiven Leistungsfähigkeit sowie des emotionalen und sozialen Wohlbefindens - Empfehlungen der Deutschen Hauptstelle für Suchtfragen (DHS)

- Ausreichend Schlaf steigert die Konzentrations- und Leistungsfähigkeit. Auch kurze Schlafphasen (sog. Power-Napping) von etwa zehn Minuten haben einen regenerativen Effekt.
- Entspannungsmethoden wie autogenes Training, Yoga, Meditation oder auch progressive Muskelrelaxation helfen beim Umgang mit Stress.
- Denksport und Gedächtnistrainings fördern die Merk- und Konzentrationsfähigkeit.
- Ein gutes Zeitmanagement hilft in Phasen extremer Belastung, Prioritäten zu setzen.
- Regelmäßige kurze Pausen während intensiver Arbeitsphasen fördern die Aufnahmefähigkeit.
- Eine gute Organisation des Arbeitsplatzes (ein geordnetes Ablagesystem, Ordnung auf dem Schreibtisch etc.) erleichtert den Überblick über die zu leistende Arbeitsmenge.
- Selbstwahrnehmungstrainings (Achtsamkeit) zur besseren Wahrnehmung und Deutung körpereigener Signale helfen, Überlastungen vorzubeugen.
- Regelmäßiger Sport steigert die Belastungsfähigkeit in Stresssituationen und hilft, depressiven Verstimmungen vorzubeugen bzw. diese zu lindern.
- Kurze Spaziergäge an der frischen Luft und bei Tageslicht wirken in Stresssituationen regenerierend und stimmungsaufhellend.
- Eine ausgewogene Ernährung, wie beispielsweise durch den Verzehr von Obst und Gemüse sowie Seefisch und Walnüssen, trägt zum Erhalt der kognitiven Leistungsfähigkeit bei.
- Der Konsum von Alkohol, Nikotin und bestimmten Medikamenten, die schädigend auf die Nervenzellen wirken können, sollte weitgehend vermieden werden.
- Gespräche mit Familienmitgliedern, Freunden und Arbeitskollegen tragen in Zeiten hoher Arbeitsbelastung dazu bei, individuell empfundene Spannungen abzubauen. Zudem beugen sie der sozialen Isolation vor.
- Der Aufbau positiver Aktivitäten, wie z.B. ein Kinobesuch oder ein Treffen mit Freunden und Bekannten, stellt einen Ausgleich zum Lern- und Berufsalltag dar und wirkt positiv auf das emotionale Wohlbefinden.
- Bei langwierigen Arbeitsbelastungen ist es vielfach ratsam, einen Coach hinzuzuziehen, der in der Lage ist, Veränderungsmöglichkeiten zum individuellen Arbeits- oder Lernverhalten aufzuzeigen.

Quelle: Glaeske et al. (2011: 7f.)

5 Arbeitsunfähigkeiten nach Wirtschaftsgruppen

Im fünften Kapitel wird die Krankenstandsentwicklung nach Branchen differenziert dargestellt. Grundlage der Auswertung ist die Zuordnung der Mitglieder der DAK-Gesundheit zu den Wirtschaftszweigen. Die Zuordnung nehmen die Arbeitgeber anhand des Schlüssels der Bundesanstalt für Arbeit bzw. des Statistischen Bundesamtes vor.[46]

Wirtschaftsgruppen mit besonders hohem Anteil von Mitgliedern der DAK-gesundheit

Im Folgenden wird das Arbeitsunfähigkeitsgeschehen zunächst in den neun Wirtschaftsgruppen, in denen besonders viele Mitglieder der DAK-Gesundheit beschäftigt sind, etwas detaillierter betrachtet (vgl. Abbildung 66). Abbildung 67 geht auf die übrigen Wirtschaftsgruppen ein.

Abbildung 66: Krankenstandswerte 2014 in den neun Wirtschaftsgruppen mit besonders hoher Mitgliederzahl

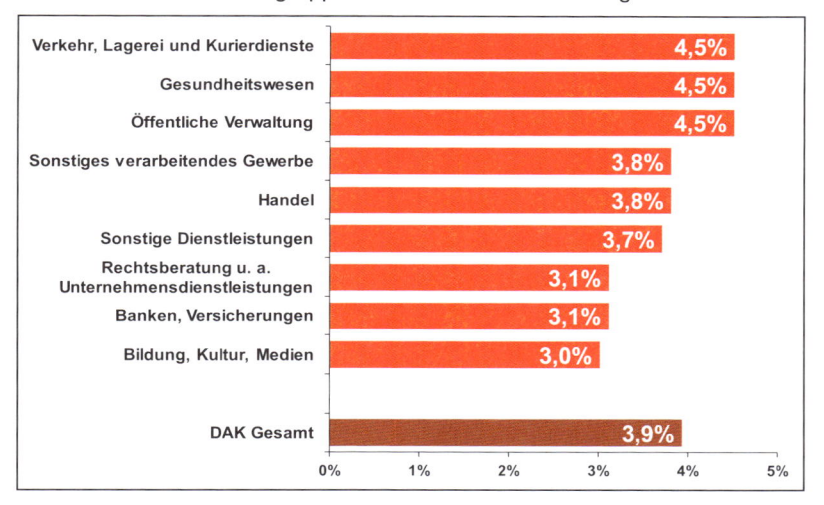

Wirtschaftsgruppe	Krankenstand
Verkehr, Lagerei und Kurierdienste	4,5%
Gesundheitswesen	4,5%
Öffentliche Verwaltung	4,5%
Sonstiges verarbeitendes Gewerbe	3,8%
Handel	3,8%
Sonstige Dienstleistungen	3,7%
Rechtsberatung u. a. Unternehmensdienstleistungen	3,1%
Banken, Versicherungen	3,1%
Bildung, Kultur, Medien	3,0%
DAK Gesamt	3,9%

Quelle: AU-Daten der DAK-Gesundheit 2014

Die Branchen „Verkehr, Lagerei und Kurierdienste", „Gesundheitswesen" und „Öffentliche Verwaltung" lagen mit einem Krankenstandswert von 4,5 Prozent an der Spitze und somit eindeutig über dem Durchschnitt aller Branchen. Unter dem Durchschnitt lagen die Branchen „Sonstiges verarbeitendes Gewerbe" und „Handel" mit jeweils 3,8 Prozent sowie „Sonstige Dienstleistungen" mit 3,7 Prozent. Am anderen Ende der Skala befinden sich die Branchen „Rechtsberatung und andere Unternehmensdienstleistungen" und „Banken, Versicherungen" (jeweils 3,1 Prozent) sowie „Bildung, Kultur, Medien" mit einem deutlich unterdurchschnittlichen Krankenstand in Höhe von 3,0 Prozent.

„Drei Erste Plätze"

Ursächlich für diese Unterschiede sind deutliche Abweichungen zwischen den Branchen hinsichtlich der Fallhäufigkeit und Falldauer:

---

[46] Für die Auswertungen im Rahmen des DAK-Gesundheitsreports wird die Gruppierung der Wirtschaftszweige durch Zusammenfassung bzw. Ausgliederung gegenüber der Schlüsselsystematik leicht verändert, um einige für die DAK besonders charakteristische Wirtschaftsgruppen besser darstellen zu können.

- Verantwortlich für die hohen Ausfallzeiten in der Branche Verkehr, Lagerei und Kurierdienste ist vor allem die erhöhte Falldauer von durchschnittlich 13,9 Tagen pro Krankheitsfall. Die Fallhäufigkeit war mit 119,8 Fällen pro 100 VJ nur leicht erhöht gegenüber dem Gesamtdurchschnitt (116,0 Fälle pro 100 VJ)
- Die hohen Ausfallzeiten im „Gesundheitswesen" sind sowohl auf eine überdurchschnittliche Erkrankungshäufigkeit als auch auf eine längere Erkrankungsdauer zurückzuführen: Je 100 ganzjährig Versicherter konnten 2014 120,2 Erkrankungsfälle gezählt werden, die im Durchschnitt 13,7 Tage dauerten.

DAK-BGW Gesundheitsreport 2005 – Stationäre Krankenpflege und im DAK-BGW-Gesundheitsreport 2006"

Das hohe Krankenstandsniveau im Gesundheitswesen ist zu einem großen Teil auf stark belastende Arbeitsbedingungen zurückzuführen. Die Arbeitsbedingungen und die Gesundheit von Pflegenden wurden vor dem Hintergrund eines sich wandelnden Gesundheitssystems im DAK-BGW Gesundheitsreport 2005 – Stationäre Krankenpflege und im DAK-BGW-Gesundheitsreport 2006 – Ambulante Pflege umfassend analysiert.

Wesentliche Ergebnisse sind, dass Pflegende noch immer überdurchschnittlich stark von Krankheiten und Gesundheitsstörungen betroffen sind. Dabei spielen Muskel-Skelett-Erkrankungen und psychische Störungen eine besonders wichtige Rolle. Beide Krankheitsarten stehen häufig im Zusammenhang mit Belastungen aus der Arbeitswelt, die sich durch geeignete betriebliche Präventionsmaßnahmen grundsätzlich reduzieren lassen.

- In der „Öffentlichen Verwaltung" beträgt die Fallhäufigkeit je 100 Versicherte 136,6 Erkrankungsfälle und liegt damit deutlich über dem Durchschnitt (116,0 AU-Fälle). Die Erkrankungsdauer lag in der „Öffentlichen Verwaltung" mit durchschnittlich 11,9 Tagen unter dem Durchschnitt aller Branchen (12,3 Tage je AU-Fall).

Gründe für hohen Krankenstand in der öffentlichen Verwaltung

Der im Vergleich zur Privatwirtschaft hohe Krankenstand in den öffentlichen Verwaltungen wird in verschiedenen Studien zum Teil mit einem höheren Anteil an Schwerbehinderten im öffentlichen Sektor begründet.[47] Auch bieten öffentliche Verwaltungen gesundheitlich beeinträchtigten Erwerbstätigen noch immer eher eine Beschäftigungsmöglichkeit als kleinbetrieblich strukturierte Branchen wie z. B. „Rechtsberatung u. a. Unternehmensdienstleistungen".

Der niedrige Krankenstand in den Branchen „Bildung, Kultur, Medien" lässt sich zurückführen auf eine unterdurchschnittliche Erkrankungshäufigkeit sowie auch Erkrankungsdauer:

- 100 ganzjährig Beschäftigte im Wirtschaftszweig „Bildung, Kultur, Medien" waren 2014 nur 101,2 Mal arbeitsunfähig erkrankt. Eine Erkrankung dauerte hier im Durchschnitt nur 10,8 Tage.

---

47 Marstedt et al.: Rationalisierung, Arbeitsbelastungen und Arbeitsunfähigkeit im Öffentlichen Dienst, in: Fehlzeiten-Report 2001; Springer-Verlag, Berlin, Heidelberg 2003

5 Arbeitsunfähigkeiten nach Wirtschaftsgruppen

Abbildung 67: Krankenstandswerte 2014 in den acht übrigen Wirtschaftsgruppen

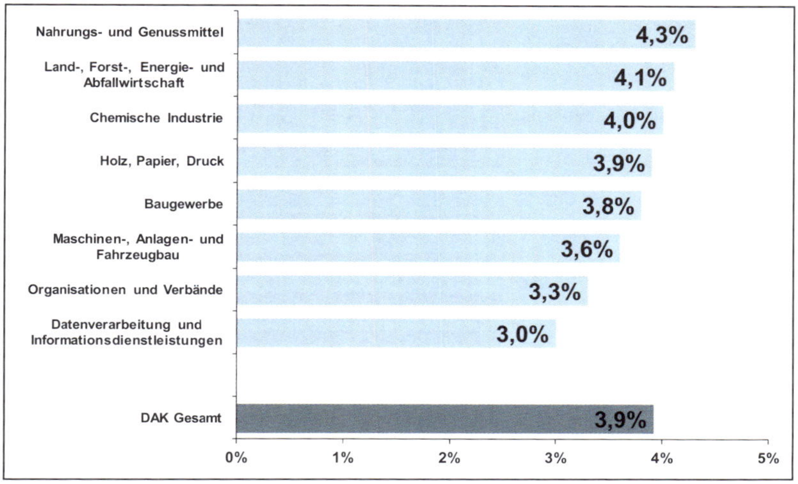

Wirtschaftsgruppe	Wert
Nahrungs- und Genussmittel	4,3%
Land-, Forst-, Energie- und Abfallwirtschaft	4,1%
Chemische Industrie	4,0%
Holz, Papier, Druck	3,9%
Baugewerbe	3,8%
Maschinen-, Anlagen- und Fahrzeugbau	3,6%
Organisationen und Verbände	3,3%
Datenverarbeitung und Informationsdienstleistungen	3,0%
DAK Gesamt	3,9%

Quelle: AU-Daten der DAK-Gesundheit 2014

Abbildung 67 zeigt die Krankenstände in den übrigen acht Wirtschaftsgruppen. Es zeigt sich, dass einige der Branchen, die dem verarbeitenden Gewerbe zuzuordnen sind, wie z. B. „Baugewerbe" und „Maschinen-, Anlagen- und Fahrzeugbau", unter dem DAK-Gesundheit-Durchschnitt liegende Krankenstandswerte aufweisen. Einen besonders niedrigen Wert erzielte die Branche „Datenverarbeitung und Informationsdienstleistungen", die über alle Branchen hinweg den niedrigsten Krankenstand aufweist.

Bereits in den Vorjahresberichten wurde darauf hingewiesen, dass Mitglieder der DAK-Gesundheit in diesen Branchen aufgrund der Historie der DAK-Gesundheit als Angestellten-Krankenkasse hier vermutlich überwiegend nicht in den gewerblichen Bereichen, sondern in den gesundheitlich weniger belastenden Verwaltungs- und Bürobereichen arbeiten.

In Abbildung 68 und Abbildung 69 sind die Krankenstandswerte nach Wirtschaftsgruppen der Jahre 2013 und 2014 vergleichend gegenübergestellt.

Es zeigt sich, dass die Krankenstände in nahezu allen Wirtschaftgruppen entweder identisch oder um 0,1 bis 0,2 Prozentpunkte gesunken sind. In keiner der dargestellten Branchen hat es einen steigenden Krankenstand gegeben.

Abbildung 68: Krankenstandswerte 2013 - 2014 in den neun Wirtschaftsgruppen mit besonders hoher Mitgliederzahl

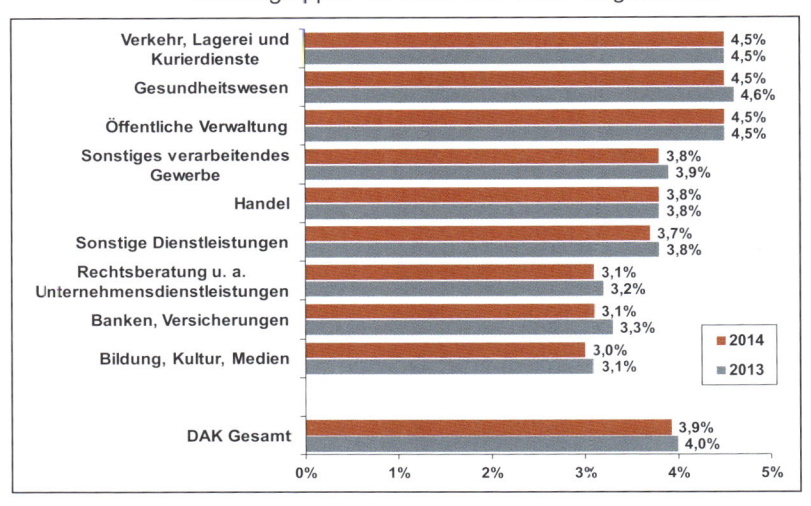

Wirtschaftsgruppe	2014	2013
Verkehr, Lagerei und Kurierdienste	4,5%	4,5%
Gesundheitswesen	4,5%	4,6%
Öffentliche Verwaltung	4,5%	4,5%
Sonstiges verarbeitendes Gewerbe	3,8%	3,9%
Handel	3,8%	3,8%
Sonstige Dienstleistungen	3,7%	3,8%
Rechtsberatung u. a. Unternehmensdienstleistungen	3,1%	3,2%
Banken, Versicherungen	3,1%	3,3%
Bildung, Kultur, Medien	3,0%	3,1%
DAK Gesamt	3,9%	4,0%

Quelle: AU-Daten der DAK-Gesundheit 2014

Abbildung 69: Krankenstandswerte 2013 - 2014 in den acht übrigen Wirtschaftsgruppen

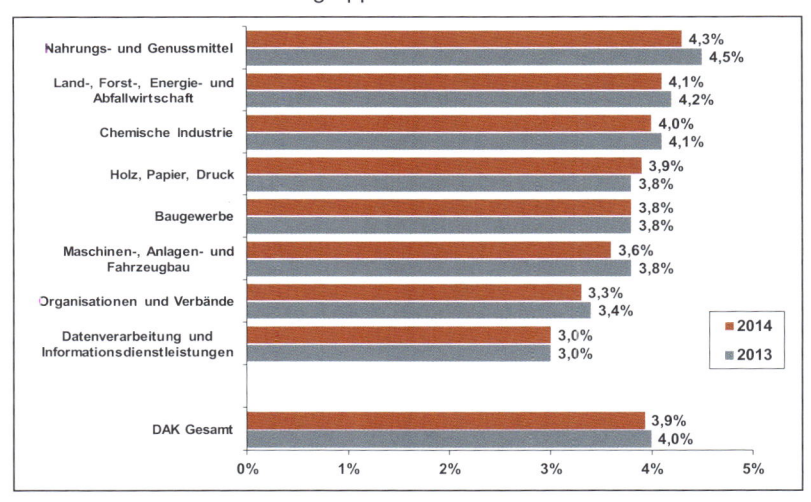

Wirtschaftsgruppe	2014	2013
Nahrungs- und Genussmittel	4,3%	4,5%
Land-, Forst-, Energie- und Abfallwirtschaft	4,1%	4,2%
Chemische Industrie	4,0%	4,1%
Holz, Papier, Druck	3,9%	3,8%
Baugewerbe	3,8%	3,8%
Maschinen-, Anlagen- und Fahrzeugbau	3,6%	3,8%
Organisationen und Verbände	3,3%	3,4%
Datenverarbeitung und Informationsdienstleistungen	3,0%	3,0%
DAK Gesamt	3,9%	4,0%

Quelle: AU-Daten der DAK-Gesundheit 2014

Bei den acht übrigen Wirtschaftsgruppen ist der Krankenstand ebenfalls in nahezu allen Wirtschaftgruppen um 0,1 bis 0,2 Prozentpunkte gesunken. Lediglich in der Wirtschaftsgruppe „Holz, Papier, Druck" ist der Krankenstand um 0,1 Prozentpunkte gestiegen.

6 Arbeitsunfähigkeiten nach Bundesländern

Die Analyse der Arbeitsunfähigkeiten nach Bundesländern beruht auf der Zuordnung der Mitglieder der DAK-Gesundheit nach ihren Wohnorten.

Um Unterschiede zwischen ost- und westdeutschen Versicherten aufzuzeigen, werden neben Analysen für die einzelnen Bundesländer auch die Gesamtwerte für West- und Ostdeutschland ausgewiesen. Tabelle 20 zeigt die wichtigsten Kennziffern des Arbeitsunfähigkeitsgeschehens nach Bundesländern für das Jahr 2014.

Tabelle 20:   Arbeitsunfähigkeiten nach Bundesländern 2014

Bundesland	Kranken-stand	pro 100 Versichertenjahre		⌀ Fall-dauer
		AU-Tage	AU-Fälle	
Baden-Württemberg	3,3%	1.190,5	103,6	11,5
Bayern	3,4%	1.239,4	105,1	11,8
Berlin*	4,4%	1.596,5	118,1	13,5
Bremen	4,0%	1.445,3	110,8	13,0
Hamburg	3,5%	1.294,0	106,8	12,1
Hessen	4,1%	1.507,5	125,0	12,1
Niedersachsen	3,9%	1.419,0	116,4	12,2
Nordrhein-Westfalen	3,8%	1.395,3	112,1	12,4
Rheinland-Pfalz	4,1%	1.511,9	119,3	12,7
Saarland	4,4%	1.622,3	116,1	14,0
Schleswig-Holstein	3,9%	1.425,0	115,2	12,4
Westliche Bundesländer	**3,8%**	**1.377,0**	**112,8**	**12,2**
Brandenburg	4,9%	1.792,4	136,3	13,1
Mecklenburg-Vorpommern	4,8%	1.751,8	137,7	12,7
Sachsen	4,3%	1.567,5	127,7	12,3
Sachsen-Anhalt	5,0%	1.816,6	140,2	13,0
Thüringen	4,8%	1.737,6	138,0	12,6
Östliche Bundesländer	**4,8%**	**1.740,2**	**136,0**	**12,8**
Gesamt	**3,9%**	**1.431,4**	**116,0**	**12,3**

* Berlin (Ost und West) gehört krankenversicherungsrechtlich zu den westlichen Bundesländern (Rechtskreis West)

Quelle: AU Daten der DAK-Gesundheit 2014

Regionale Unterschiede bestehen auch im Jahr 2014 fort

Hinter dem Gesamtkrankenstand von 3,9 Prozent verbergen sich regionale Unterschiede: Wie auch in den Vorjahren sind 2014 drei unterschiedliche „Krankenstandsregionen" erkennbar (vgl. Abbildung 70). Das südliche Bundesland Baden-Württemberg verzeichnet einen besonders günstigen Wert: Hier liegt das Krankenstandsniveau deutlich - d. h. mehr als 0,3 Prozentpunkte - unter dem DAK-Gesundheit-Bundesdurchschnitt. Bayern und Hamburg gehört ebenfalls zu dieser Gruppe.

Abbildung 70: Bundesländer mit Krankenständen näher am DAK-Gesundheit Durchschnitt (gelb) bzw. darunter (grün) oder darüber (rot)

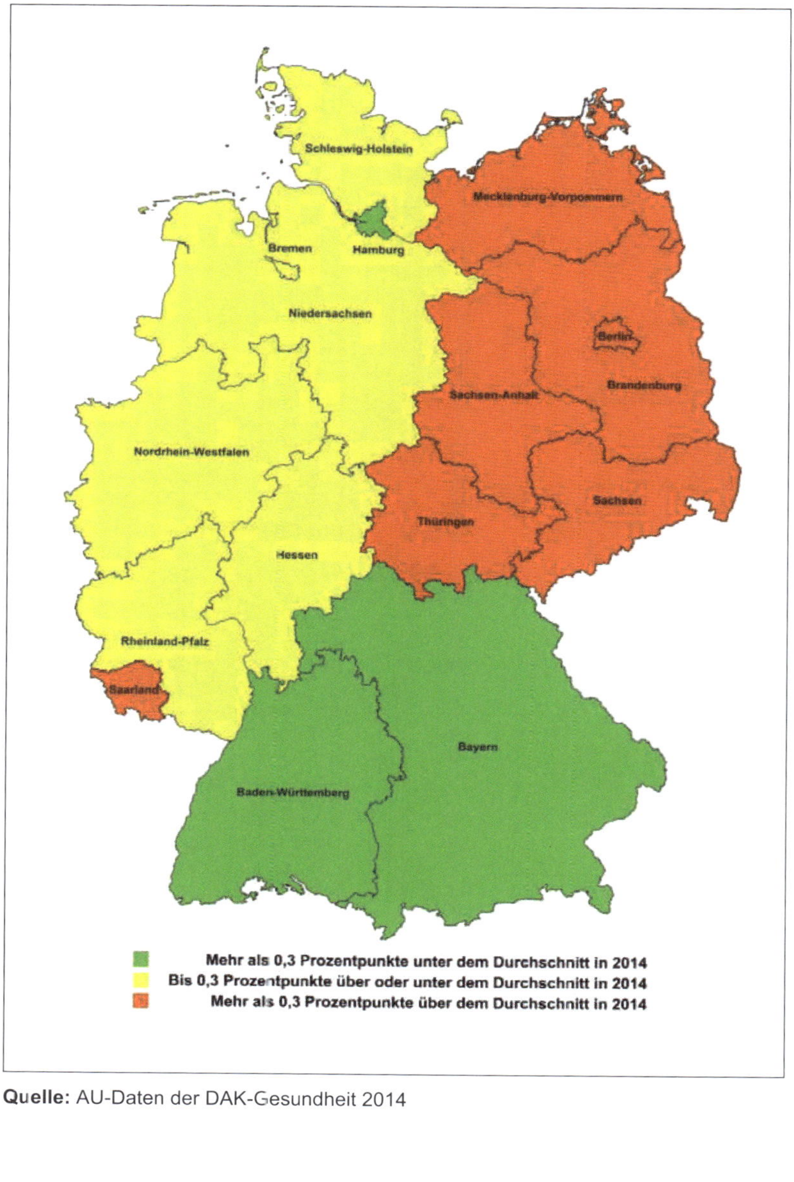

Quelle: AU-Daten der DAK-Gesundheit 2014

6 Arbeitsunfähigkeiten nach Bundesländern

Günstigste Krankenstandswerte neben Baden-Württemberg auch in Bayern und Hamburg

Wie schon in den Vorjahren weisen Baden-Württemberg und Bayern mit einem Krankenstand in Höhe von 3,3 Prozent und 3,4 Prozent die niedrigsten Werte auf. 2014 weist auch das Bundesland Hamburg einen deutlich unterdurchschnittlichen Krankenstand in Höhe von 3,5 Prozent auf.

Mit Ausnahme der Länder Baden-Württemberg, Bayern, Berlin, Hamburg und Saarland weichen die übrigen westlichen Bundesländer nicht mehr als 0,3 Prozentpunkte vom Bundesdurchschnitt ab. Knapp über dem Durchschnitt liegen Bremen, Hessen und Rheinland-Pfalz.

Westliche Bundesländer liegen um den Durchschnitt

Die Länder Niedersachsen, Nordrhein-Westfalen und Schleswig-Holstein liegen auf bzw. leicht unter dem DAK-Gesundheit-Bundesdurchschnitt.

Hervorzuheben ist, dass 2014 der Krankenstand im Saarland, nach Annäherung an den Durchschnitt im Jahr 2008, auch dieses Jahr wieder mehr als 0,3 Prozentpunkte über dem Durchschnitt lag.

Saarland erneut über dem Durchschnitt

Hamburg ist in 2014 wieder in den „grünen Bereich" gerutscht, nachdem es in 2013 noch eine Abweichung des Krankenstands nach unten von weniger als 0,3 Prozentpunkten vom Bundesdurchschnitt hatte.

In Ostdeutschland werden allgemein über dem Bundesdurchschnitt liegende Krankenstände beobachtet. Am günstigsten stellt sich die Situation in Sachsen dar, wo mit 4,3 Prozent der niedrigste Krankenstand der fünf östlichen Bundesländer festgestellt wurde. Hier liegt das Krankenstandsniveau nur 0,4 Prozentpunkte über dem DAK-Gesundheit Bundesdurchschnitt. Alle übrigen Werte liegen deutlich über dem Durchschnitt. Sachsen-Anhalt lag mit einem Krankenstand von 5,0 Prozent an der Spitze.

Alle östlichen Länder über dem DAK-Gesundheit Bundesdurchschnitt

Ursache für den erhöhten Krankenstand in den östlichen Bundesländern ist eine überdurchschnittliche Fallhäufigkeit teilweise zusätzlich in Verbindung mit einer überdurchschnittlichen Falldauer:

Während die Zahl der AU-Fälle pro 100 Versicherte in den westlichen Ländern zwischen 103,6 (Baden-Württemberg) und 125,0 (Hessen) liegt, weisen die östlichen Länder Werte zwischen 127,7 (Sachsen) und 140,2 (Sachsen-Anhalt) auf. Die Falldauer bewegt sich zwischen 11,5 Tagen in Baden-Württemberg und 14,0 Tagen im Saarland.

Hohe Fallzahlen in Verbindung mit teils überdurchschnittlichen Erkrankungsdauern sind Ursache des erhöhten Krankenstandes im Osten

In Berlin ist der Krankenstand gegenüber dem Vorjahr leicht gestiegen. Damit ist es mit einem mehr als 0,3 Prozentpunkte nach oben abweichenden Krankenstand in den roten Bereich gerückt.

Berlin deutlich über dem Bundesdurchschnitt

Entwicklung des Krankenstandes 2013 – 2014

Anstieg des Krankenstands nur in Berlin und Sachsen-Anhalt

Abbildung 71 gibt einen Überblick über die bundeslandspezifischen Krankenstände des Jahres 2014 im Vergleich zum Vorjahr. Ein Anstieg der Krankenstandswerte um 0,1 Prozentpunkte ist nur in Berlin und Sachsen-Anhalt zu beobachten. In allen anderen Bundesländern ist der Krankenstand gegenüber dem Vorjahr unverändert bzw. gesunken.

Westliche Bundesländer

In den westlichen Bundesländern verzeichnet nur Berlin einen leichten Anstieg des Krankenstands. In den Bundesländern Baden-Württemberg, Bayern, Niedersachsen und Schleswig-Holstein hat sich der Krankenstand im vergleich zum Vorjahr nicht verändert. In den restlichen westlichen Bundesländern ist der Wert leicht zurückgegangen, am stärksten in Hamburg und Rheinland-Pfalz mit einem Rückgang um 0,1 Prozentpunkte.

Östliche Bundesländer

In den östlichen Bundesländern ist der Anstieg des Krankenstands nur in Sachsen-Anhalt zu beobachten. Gleich geblieben ist der Wert in Thüringen. In den übrigen östlichen Bundesländern ist der Krankenstand um 0,1 Prozentpunkte gesunken.

Übersichtstabellen im Anhang

Eine Übersicht über die Arbeitsunfähigkeitsdaten für die Jahre 2013 und 2014 aufgeschlüsselt nach Bundesländern ist den Tabellen A1 und A2 im Anhang des DAK-Gesundheitsreports zu entnehmen.

6 Arbeitsunfähigkeiten nach Bundesländern

Abbildung 71: Krankenstandswerte der Jahre 2013 und 2014 nach Bundesländern

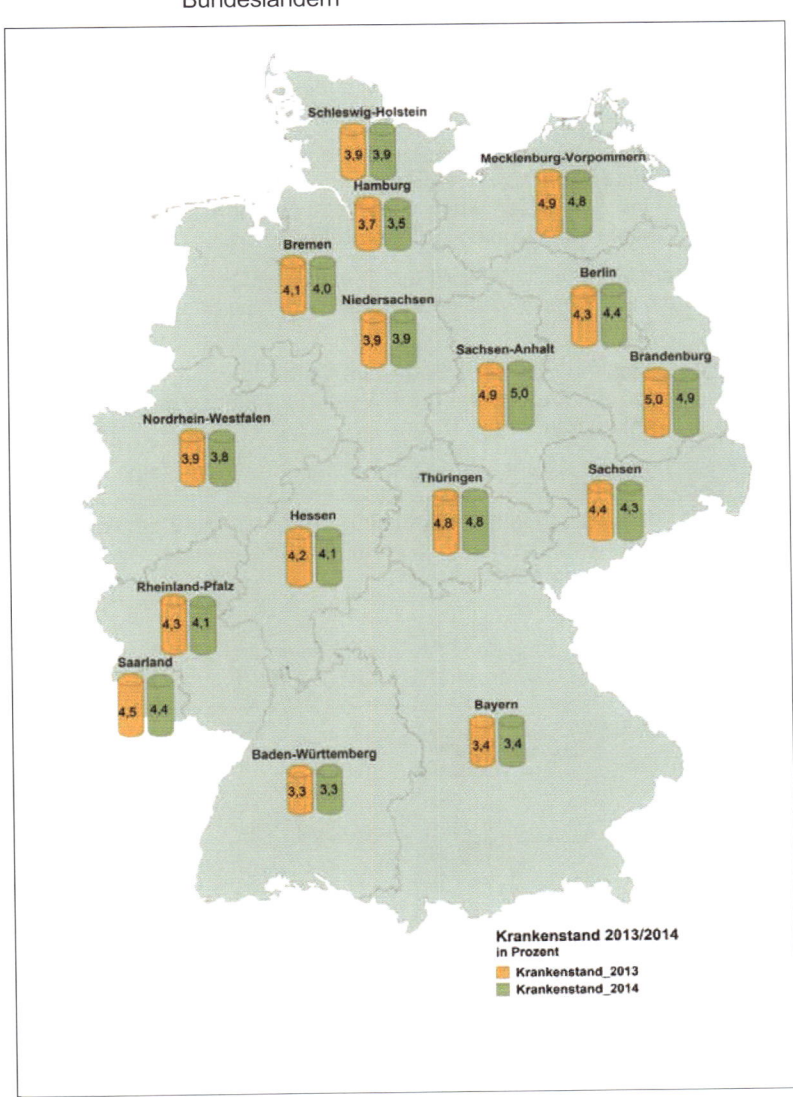

Bundesland	Krankenstand 2013 (%)	Krankenstand 2014 (%)
Schleswig-Holstein	3,9	3,9
Hamburg	3,7	3,5
Mecklenburg-Vorpommern	4,9	4,8
Bremen	4,1	4,0
Niedersachsen	3,9	3,9
Berlin	4,3	4,4
Sachsen-Anhalt	4,9	5,0
Brandenburg	5,0	4,9
Nordrhein-Westfalen	3,9	3,8
Hessen	4,2	4,1
Thüringen	4,8	4,8
Sachsen	4,4	4,3
Rheinland-Pfalz	4,3	4,1
Saarland	4,5	4,4
Bayern	3,4	3,4
Baden-Württemberg	3,3	3,3

Quelle: AU-Daten der DAK-Gesundheit 2013-2014

Ursachen für die Unterschiede im Krankenstand zwischen Ost- und Westdeutschland

Seit mehr als zehn Jahren berichtet die DAK-Gesundheit über den Krankenstand ihrer versicherten Mitglieder und beobachtete jährlich, dass der Krankenstand im Osten deutlich über dem im Westen liegt.

Um herauszufinden, was diesen Unterschied begründet, hat die DAK-Gesundheit im Herbst 2007 eine Untersuchung durchgeführt, deren Ergebnisse im Folgenden kurz vorgestellt werden. Als zentrale Erkenntnisse dieser Kurzstudie sind hervorzuheben:

Der Krankenstand im Osten wird durch eine ungünstigere und im Westen durch ein günstigere Versicherten- sowie Wirtschaftsstruktur beeinflusst.

Das Meldeverhalten der Versicherten im Osten führt im Vergleich zum Meldeverhalten der Versicherten im Westen zu einer exakteren Erfassung des Krankenstandes.

Zur Erklärung der Krankenstandsunterschiede wurde eine vertiefte Analyse der AU-Daten des Jahres 2006 durchgeführt. Wie die Abbildung 72 zeigt, sind im Osten gewerbliche Arbeitnehmer über- und Teilzeitkräfte mit einem Beschäftigungsumfang von weniger als 20 Wochenstunden unterrepräsentiert.

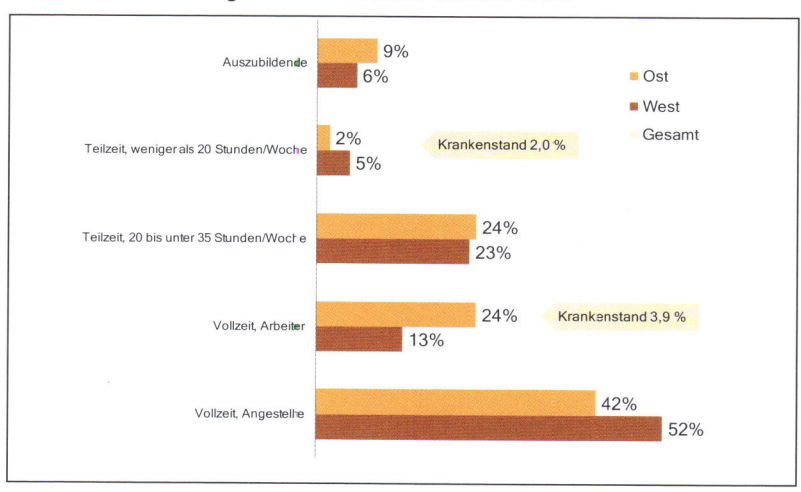

Abbildung 72: Verteilung der DAK-Versicherten nach beruflicher Stellung differenziert nach Ost und West

Berufliche Stellung	Ost	West
Auszubildende	9%	6%
Teilzeit, weniger als 20 Stunden/Woche (Krankenstand 2,0 %)	2%	5%
Teilzeit, 20 bis unter 35 Stunden/Woche	24%	23%
Vollzeit, Arbeiter (Krankenstand 3,9 %)	24%	13%
Vollzeit, Angestellte	42%	52%

Quelle: AU-Daten der DAK-Gesundheit 2006

Für Arbeiter ist im Vergleich zu den Teilzeitbeschäftigten oder auch Angestellten ein überdurchschnittlich hoher Krankstand in Höhe von 3,9 Prozent kennzeichnend, was sich aufgrund ihres höheren Anteils unter den Versicherten der DAK-Gesundheit in Ostdeutschland steigernd auf den Krankenstand Ost im Vergleich zum Krankenstand West auswirkt.

6 Arbeitsunfähigkeiten nach Bundesländern

Neben den strukturellen Unterschieden in Bezug auf das Merkmal berufliche Stellung ergaben die AU-Analysen, dass die höheren Krankenstände im Rechtskreis Ost zu einem weiteren Teil auch auf ungünstigere Wirtschaftsstrukturen zurückzuführen sind, wenn die Verteilung der Mitglieder nach Wirtschaftsgruppen in die Analyse miteinbezogen werden. In den östlichen Bundesländern arbeitet ein größerer Anteil der Mitglieder in Branchen, die allgemein ein höherer Krankenstand kennzeichnet.

Die folgende Abbildung 73 zeigt, wie groß der Einfluss der hier aufgezeigten Strukturunterschiede ist bzw. ein wie großer Unterschied bestehen würde, fände man die strukturellen Abweichungen in Bezug auf Alter, Geschlecht, Stellung im Beruf und Wirtschaftsstruktur so nicht vor.

Abbildung 73: Vergleich beobachteter und erwarteter Krankenstände (indirekt standardisiert nach Alter, Geschlecht, Stellung im Beruf und Wirtschaftsstruktur) in 2006

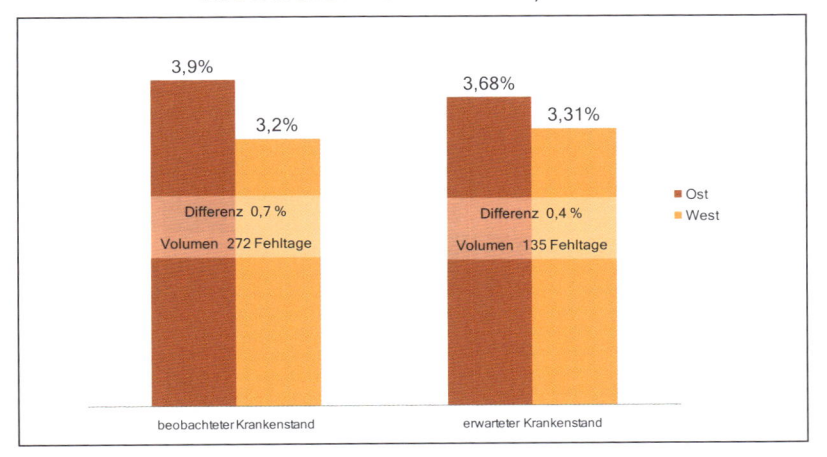

[Balkendiagramm: beobachteter Krankenstand Ost 3,9% / West 3,2%, Differenz 0,7%, Volumen 272 Fehltage; erwarteter Krankenstand Ost 3,68% / West 3,31%, Differenz 0,4%, Volumen 135 Fehltage]

Quelle: AU-Daten der DAK-Gesundheit 2006

Beobachtet wird eine Differenz von 0,7 Prozentpunkten im Krankenstand. Das entspricht einem Volumen von 272 AU-Tagen. Daneben abgebildet ist der Krankenstand, den man bei gleicher Versichertenstruktur nach Alter, Geschlecht, Wirtschaftsstruktur und dem Merkmal Stellung im Beruf bzw. Beschäftigungsumfang in Ost und West erwarten würde: Die beobachtete Krankenstandsdifferenz zwischen den Rechtskreisen Ost und West ist zu rund 50 Prozent (135 AU-Tage) auf diese Strukturmerkmale zurückzuführen. Die Wirtschaftsstruktur spielt dabei die größte Rolle.

Die Auswertung einer repräsentativen Bevölkerungsumfrage der DAK-Gesundheit im Herbst 2007 zeigt zudem, dass ein weiterer Teil der beobachteten Krankenstandsdifferenz auf eine stärkere Untererfassung von AU-Fällen im Westen im Vergleich zum Osten zurückzuführen ist.

Die Fallhäufigkeiten werden im Westen um insgesamt 27 Prozent und im Osten lediglich um 10 Prozent unterschätzt. Dies begünstigt den Krankenstandswert im Westen stärker als im Osten.

Als Hauptursache für diese Untererfassung ist das Nichteinreichen des gelben Scheins zu nennen. Wie die Auswertung der Umfrage zeigt, sind beinahe 50 Prozent aller untererfassten Fälle darauf zurückzuführen.

Korrigiert man nun die beobachteten Krankenstandswerte rechnerisch um die untererfassten AU-Fälle, so nähern sich die beobachteten Krankenstandswerte weiter an. Die „beobachtete" Differenz entspräche dann angewandt auf die AU-Daten von 2006 nur noch einem Fehltagevolumen von 209 Tagen (statt 272 Tagen) oder 0,6 Prozentpunkten.

Für den über die aufgezeigten Erklärungsansätze hinaus weiterhin bestehenden Unterschied im Krankenstand müssen andere Ursachen in Betracht gezogen werden, wie bestehende Morbiditätsunterschiede (z. B. Herz-Kreislauferkrankungen oder Muskel-Skelett-Erkrankungen).

Bedeutung der Krankheitsarten in den östlichen und westlichen Bundesländern

In den vorangehenden DAK-Gesundheitsreporten wurden Unterschiede zwischen den westlichen und den östlichen Bundesländern im Hinblick auf die Bedeutung der Krankheitsarten festgestellt. Abbildung 74 zeigt die Anteile am Krankenstand 2014 der fünf wichtigsten Krankheitsarten.

Abbildung 74: Anteile der fünf wichtigsten Krankheitsarten am Krankenstand in den westlichen und östlichen Bundesländern

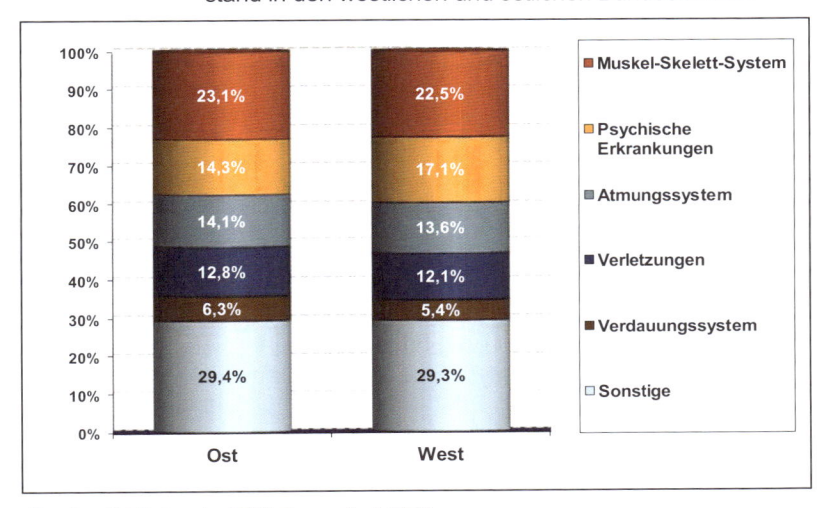

	Ost	West
Muskel-Skelett-System	23,1%	22,5%
Psychische Erkrankungen	14,3%	17,1%
Atmungssystem	14,1%	13,6%
Verletzungen	12,8%	12,1%
Verdauungssystem	6,3%	5,4%
Sonstige	29,4%	29,3%

Quelle: AU-Daten der DAK-Gesundheit 2014

In den westlichen Bundesländern spielen Erkrankungen des Muskel-Skelett-Systems wie im Vorjahr eine geringfügig kleinere Rolle als in den östlichen Bundesländern.

In Ostdeutschland haben Erkrankungen des Atmungssystems, Verletzungen und Erkrankungen des Verdauungssystems einen höheren Anteil am Krankenstand als in Westdeutschland.

Der deutlichste Unterschied zeigt sich, wie auch in den Vorjahren, bei den psychischen Erkrankungen:

Der Anteil lag in den westlichen Bundesländern über dem Wert der östlichen Bundesländer (17,1 Prozent gegenüber 14,3 Prozent).

Psychische Erkrankungen haben größere Bedeutung im Rechtskreis West

7 Zusammenfassung und Schlussfolgerungen

Mit dem Gesundheitsreport 2015 setzt die DAK-Gesundheit ihre jährliche Analyse der Arbeitsunfähigkeiten der erwerbstätigen Mitglieder der DAK-Gesundheit fort. Insgesamt kann die Entwicklung des Krankheitsgeschehens der Versicherten der DAK-Gesundheit von bereits mehr als fünfzehn Jahren betrachtet werden. Für das Jahr 2014 wird folgende Bilanz gezogen:

Gesamtkrankenstand gesunken
- Der Krankenstand lag bei 3,9 Prozent. Nach dem Anstieg des Krankenstandes in 2013 sank der Wert für das Jahr 2014 um 0,1 Prozentpunkte.

Eine monokausale Erklärung für die Entwicklung des Krankenstands der Mitglieder der DAK-Gesundheit kann nicht gegeben werden. Vielmehr müssen mehrere Faktoren, insbesondere auf volkswirtschaftlicher und betrieblicher Ebene, in Betracht gezogen werden, die sich in ihrer Wirkung verstärken oder auch aufheben können.

Dessen ungeachtet kann nach einem Zehn-Jahresvergleich der Krankmeldungen das Fazit gezogen werden, dass Konjunkturveränderungen allein nicht mehr automatisch zu deutlichen Absenkungen oder Erhöhungen des Krankenstandes führen. Der Krankenstand entwickelt sich weitgehend unabhängig von konjunkturellen Verläufen.

Betriebliche Gesundheitsförderung verhindert deutlicheren Anstieg des Krankenstandes

Erklärungen für das bei den DAK-Mitgliedern beobachtbare Krankenstandniveau sind jedoch auch auf betrieblicher Ebene zu suchen: Wenn es hier nicht zu einem Anstieg des Krankenstandes kommt, kann dies u. a. auf Aktivitäten der betrieblichen Gesundheitsförderung und die Berücksichtigung von Fragen der Mitarbeitergesundheit bei der Organisations- und Personalentwicklung in Unternehmen zurückgeführt werden.

Die Betrachtung des Gesamtkrankenstandes sagt über die gesundheitlichen Belastungen der DAK-Versicherten noch nicht alles aus. Ergänzend heranzuziehen sind Auswertungen nach Krankmeldungen unterschiedlicher Dauer, nach Krankheitsarten sowie auch nach Wirtschaftsgruppen:

Leichter Anstieg bei Langzeiterkrankungen
- Das Gesamtvolumen an AU-Tagen ist 2014 gegenüber dem Vorjahr gesunken. Im Vergleich zum Vorjahr ist der Anteil der Krankmeldungen bei Langzeitarbeitsunfähigkeiten mit 3,9 Prozent dabei leicht gestiegen (3,7 Prozent in 2013), ihr Anteil an den AU-Tagen ebenfalls und zwar um 1,5 Prozentpunkte auf 44,0 Prozent.

Anstieg bei Muskel-Skelett-Erkrankungen
- Wird das Arbeitsunfähigkeitsgeschehen auf der Ebene von Krankheitsarten betrachtet, zeigt sich im Vorjahresvergleich, dass Fehltage aufgrund Muskel-Skelett-Erkrankungen leicht angestiegen sind.

- Auch die Fehltage aufgrund psychischer Erkrankungen sind wiederum deutlich gestiegen. Daher sollten Maßnahmen der betrieblichen Prävention und Gesundheitsförderung den Fokus u. a. auf den Abbau von psycho-sozialen Belastungen wie chronischer Zeitdruck, Arbeitsunterbrechungen, Überforderung etc. legen.

Die Auswertungen des DAK-Gesundheitsreports 2015 für das Berichtsjahr 2014 zeigen teilweise größere Krankenstandsunterschiede zwischen den Branchen, die auf Unterschiede in den Gesundheitsgefährdungen und Arbeitsbelastungen der Beschäftigten hindeuten.

7 Zusammenfassung und Schlussfolgerungen

2014 lagen drei Branchen gleichauf an der Spitze: Die Branche Verkehr, Lagerei und Kurierdienste zusammen mit dem Gesundheitswesen und der Öffentlichen Verwaltung waren die Branchen mit dem höchsten Krankenstand.

Auch können je nach Branche strukturelle Aspekte für die Krankheitsquote eine größere Rolle spielen. So fällt auf, dass der Krankenstand in einigen Branchen mit kleinbetrieblichen Strukturen, wie z. B. im Bereich „Rechtsberatung u. a. Unternehmensdienstleistungen" unterdurchschnittlich ist. Für Groß- und Kleinbetriebe gleichermaßen ist das Betriebsklima, d. h. die soziale Kultur des Unternehmens, eine wichtige Einflussgröße, um den Krankenstand erfolgreich zu senken.

Strukturelle Aspekte, Kultur und Betriebsklima können die Krankheitsquote beeinflussen

Und schließlich ist die Entwicklung des Krankenstands auch Ausdruck unterschiedlicher Krankheiten und Gesundheitsrisiken sowie auch individueller Gesundheitseinstellungen und kollektiver Verhaltensweisen.

Unter dem Titel „Update: Doping am Arbeitsplatz" betrachtete das diesjährige Schwerpunktthema pharmakologisches Neuroenhancement unter Erwerbstätigen. Aspekte hierbei waren dessen Verbreitung, Gründe für die Verwendung, Gründe gegen die Verwendung sowie die Frage, ob die Verbreitung pharmakologischen Neuroenhancements zunimmt. Hierzu findet sich die Zusammenfassung am Ende des Schwerpunktthemas sowie eine in Bezug auf die Erwerbstätigenbefragung ausführliche Zusammenfassung am Ende von Abschnitt 4.3

Fokus „Update Doping am Arbeitsplatz"

Anhang I: Hinweise und Erläuterungen

Erläuterungen zu den wichtigsten Begriffen und Kennzahlen

...pro 100 Versichertenjahre bzw. Mitglieder	An mehreren Stellen dieses Gesundheitsberichts wird die Bezugsgröße „100 Versicherte" verwendet, dabei handelt es sich jedoch um „100 Versichertenjahre" bzw. 100 ganzjährig versicherte Mitglieder. Hintergrund für diese Vorgehensweise ist die Tatsache, dass nicht alle Mitglieder das ganze Jahr 2013 über bei der DAK-Gesundheit versichert waren. Die tatsächlichen Versicherungszeiten in Tagen wurden daher auf volle Jahre umgerechnet. Zur Berechnung bspw. der Fallhäufigkeit werden die Arbeitsunfähigkeitsfälle nicht auf 100 Mitglieder bezogen, sondern auf 100 ganze Versicherte.
Betroffenenquote	Die Betroffenenquote ist der Anteil von Versicherten, der im Berichtszeitraum überhaupt wenigstens eine Arbeitsunfähigkeit hatte. Die Differenz zwischen Betroffenenquote und 100 Prozent ergibt somit den Anteil der Versicherten ohne Arbeitsunfähigkeit.
AU-Fälle oder Fallhäufigkeit	Als ein Arbeitsunfähigkeitsfall wird jeder ununterbrochene Zeitraum von Arbeitsunfähigkeit mit der gleichen Diagnose gezählt. Im Gesundheitsbericht finden Sie zumeist die Kennzahl Arbeitsunfähigkeitsfälle pro 100 Versicherte. Fälle von weniger als drei Tagen Dauer sind in den Daten der DAK-Gesundheit nur enthalten, wenn für den betreffenden Fall eine ärztliche Arbeitsunfähigkeitsbescheinigung vorgelegt wurde.
Krankenstand	Die Kennzahl „Krankenstand" wird hier in der für die Daten einer gesetzlichen Krankenkasse angemessenen Weise berechnet: Alle Tage, für die der DAK-Gesundheit eine Arbeitsunfähigkeitsbescheinigung vorliegt (einschließlich Sonn- und Feiertage) dividiert durch die Zahl der Versichertentage (die ebenfalls Sonn- und Feiertage einschließen) und multipliziert mit 100.
AU-Tage pro 100 Versicherte	Diese Kennzahl gibt an, wie viele krankheitsbedingte Fehltage – insgesamt oder aufgrund von Krankheiten aus einer bestimmten Krankheitsgruppe – auf 100 ganzjährig versicherte Personen entfielen. Die Kennzahl AU-Tage pro 100 Versichertenjahre ist im Prinzip eine andere Darstellungsweise des Krankenstandes: Dividiert man sie durch 365, so erhält man den Krankenstandswert.
Durchschnittliche Falldauer	Die durchschnittliche Falldauer errechnet sich, indem die Zahl der Arbeitsunfähigkeitstage durch die Zahl der Fälle dividiert wird.
AU-Diagnosen	Als Diagnose eines Arbeitsunfähigkeitsfalls wird jeweils die vom Arzt angegebene Diagnose ausgewertet. Weitere Diagnoseangaben zu einem Fall werden nicht berücksichtigt.

Hinweise zu den standardisierten Kennzahlen

Bei Vergleichen zwischen Gesundheitsberichten unterschiedlicher Krankenversicherungen müssen die standardisierten Kennzahlen herangezogen werden. Hintergrund dafür ist der starke Einfluss des Lebensalters auf die Krankheitshäufigkeit eines Menschen. Ältere leiden öfter unter chronischen Krankheiten als Jüngere und haben daher zumeist auch längere Arbeitsunfähigkeiten. Bei Jüngeren beobachtet man hingegen zumeist eine größere Zahl von Krankheitsfällen, die aber nur sehr kurze Zeit dauern und daher wenig Einfluss auf den Krankenstand haben.

Bedeutung der Altersstruktur bei Vergleichsbetrachtungen

Wenn sich die jeweiligen Anteile der älteren und der jüngeren Personen in zwei zu vergleichenden Gruppen voneinander unterscheiden, dann wird die Gruppe mit dem höheren Anteil Älterer beim Krankenstand in der Regel schlechter abschneiden. Dies muss jedoch nicht bedeuten, dass in der betreffenden Versichertenpopulation stärkere gesundheitliche Belastungen existieren – es kann auch einfach an der größeren Zahl von älteren Mitgliedern liegen.

Vergleiche sollten nicht zu irreführenden Schlussfolgerungen führen!

Eine Möglichkeit, mit diesem Problem umzugehen, besteht darin, immer nur altersgruppenweise zu vergleichen. An einigen Stellen dieses Gesundheitsberichts finden Sie solche altersgruppenweisen Auswertungen – teilweise zusätzlich auch noch nach Geschlechtern getrennt.

Eine Lösung: Altersgruppenweise Vergleiche

Darüber hinaus besteht aber auch Interesse daran, zusammengefasste Werte für die gesamte DAK-Gesundheit mit den Ergebnissen aus anderen Gesundheitsberichten zu vergleichen. Um dabei die geschilderten Probleme mit unterschiedlichen Altersstrukturen ausschalten zu können, werden so genannte standardisierte Kennzahlen berechnet.

Eine Lösung für zusammenfassende Vergleiche: Standardisierte Kennzahlen

Dies bedeutet, dass beiden Gruppen rechnerisch eine identische Altersstruktur unterlegt wird. In den DAK-Gesundheitsberichten wird diese Standardisierung nicht nur für die Altersstruktur, sondern auch für die Anteile der Geschlechter vorgenommen. Unterlegt wurde dazu bisher gemäß der „Empfehlungen der Ersatzkassen und ihrer Verbände zur Umsetzung des § 20 SGB V" der Alters- und Geschlechtsaufbau der erwerbstätigen Bevölkerung der Bundesrepublik im Mai 1992.

Standardisierung nach Geschlecht und Alter

Je länger man an der gewählten Bezugsbevölkerung festhält, desto größer wird der Zeitraum für den man Zeitreihen der gebildeten Kennzahlen betrachten kann. Der Nachteil dabei ist, dass sich die standardisierten Kennzahlen immer weiter von den tatsächlich beobachteten Werten entfernen, wenn sich die Alters- und Geschlechtsstruktur der Erwerbsbevölkerung spürbar verändert.

Passt man in dieser Situation die Bezugsbevölkerung im Standardisierungsverfahren an, so verliert man die Vergleichbarkeit der aktuell berichteten Werte mit denen aus zurückliegenden Jahren. Zeitreihen lassen sich dann erst nach Ablauf weiterer Jahre erzeugen, wenn noch mehr Werte auf Basis der neuen, aktuelleren Bezugsbevölkerung berechnet werden konnten.

Aktualisierte Bezugsbevölkerung

Auf der Ebene der Ersatzkassen und ihrer Verbände wurde im Juni 2013 festgelegt, dass die Grundlage für das Standardisierungsverfahren zukünftig die Erwerbsbevölkerung von 2010 sein soll.

Was die standardisierten Kennzahlen zeigen

An den standardisierten Kennzahlen lässt sich der Unterschied zwischen den Ergebnissen der DAK-Gesundheit und den entsprechenden Resultaten anderer Gesundheitsberichte ablesen, der nicht auf verschiedene Alters- und Geschlechtsstrukturen zurückgeführt werden kann und der daher anderweitig erklärt werden muss

Aktualisierte Bezugsbevölkerung in der Standardisierung

Mit dem Gesundheitsreport 2012 stellte die DAK-Gesundheit die Bezugsbevölkerung auf die Erwerbsbevölkerung aus dem Jahr 2010 um. Grundlage hierfür ist eine Vereinbarung auf Ebene der Ersatzkassen zum Standardisierungsverfahren

Verschiebung hin in die oberen Altersgruppen

Gegenüber der vorherigen Bezugsbevölkerung aus dem Jahr 1992 haben sich zwei wesentliche Verschiebungen in der Alters- und Geschlechtsstruktur der Erwerbsbevölkerung ergeben. Wie die beiden nachfolgenden Abbildungen zeigen hat die Zahl der Erwerbstätigen in den Altersgruppen bis 39 Jahre deutlich abgenommen und im Gegenzug die Zahl der Erwerbstätigen in den oberen Altersgruppen zugenommen.

Den stärksten Zuwachs hat dabei die obere Altersgruppe der 60 bis 64-Jährigen erfahren mit einem Plus von 138 Prozent bei Männern und sogar 362 Prozent bei Frauen.

Abbildung 75: Erwerbstätige 1992 und 2010 nach Altersgruppen (Männer)

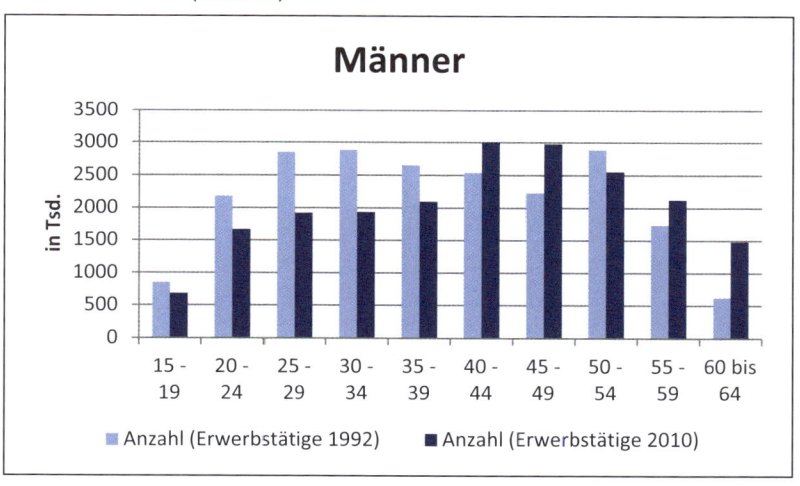

Quelle: Statistisches Bundesamt

Anhang I: Hinweise und Erläuterungen

Abbildung 76: Erwerbstätige 1992 und 2010 nach Altersgruppen (Frauen)

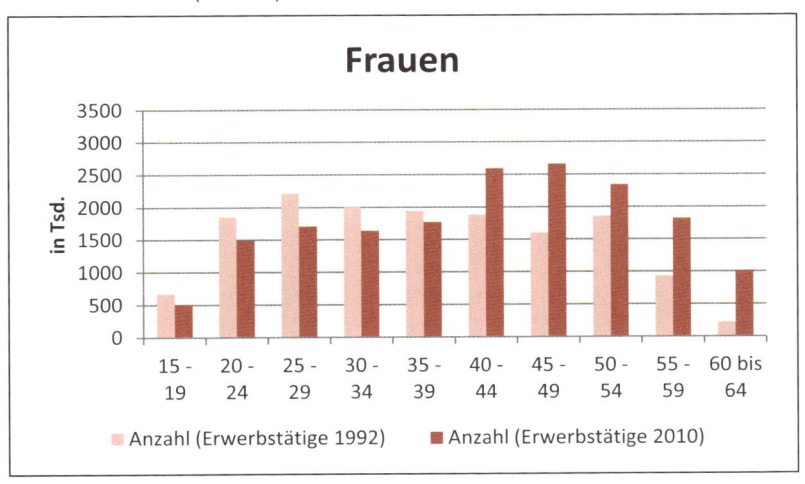

Quelle: Statistisches Bundesamt

Durch den starken Zuwachs von Frauen in der Erwerbsbevölkerung haben sich auch die Gewichte zwischen Männern und Frauen verschoben. In 1992 betrug der Anteil der Frauen an der Erwerbsbevölkerung insgesamt noch 41 Prozent. Dieser Anteil ist im Jahr 2011 auf 46 Prozent angestiegen.

Abbildung 77: Geschlechterverteilung unter den Erwerbstätigen 1992 und 2010

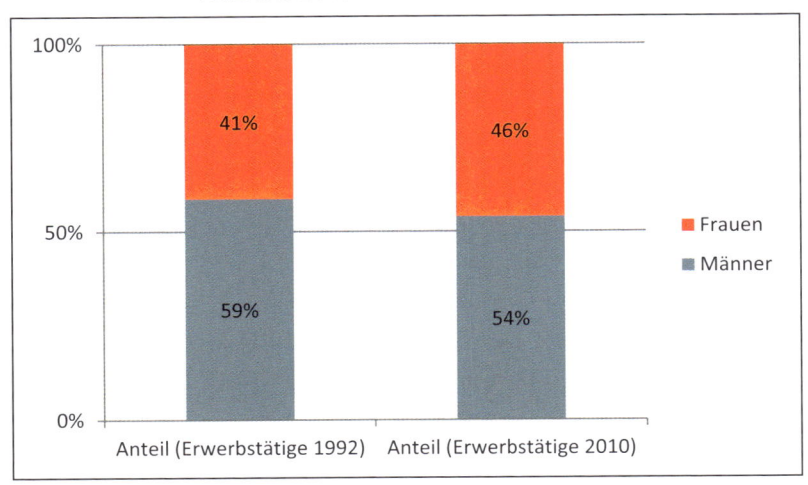

Quelle: Statistisches Bundesamt

Insgesamt lässt sich festhalten, dass es eine Verschiebung in der Population hin zu den Teilpopulationen (Frauen, Ältere) gegeben hat, die vergleichsweise hohe beobachtete Werte bei den

Krankenstandskenziffern aufweisen. Insgesamt bedeutet das also, dass die zusammengefassten Gesamtwerte rein rechnerisch zu höheren Ergebnissen führen, auch im Fall dass die beobachteten Ausgangswerte nicht ansteigen würden.

Diesen Effekt kann man in Abbildung 78 erkennen, in der die Werte für den Krankenstand der Jahre 2007 bis 2011 nach beiden berechnungsverfahren dargestellt wird. Zu Erkennen ist hier, dass die zeitliche Entwicklung zwischen den Jahren von der Umstellung nicht berührt wird, das Niveau der Werte steigt aber aufgrund der genannten Einflussfaktoren an.

Abbildung 78: Ergebnisse zum Krankenstand bei unterschiedlicher Bezugsbevölkerung

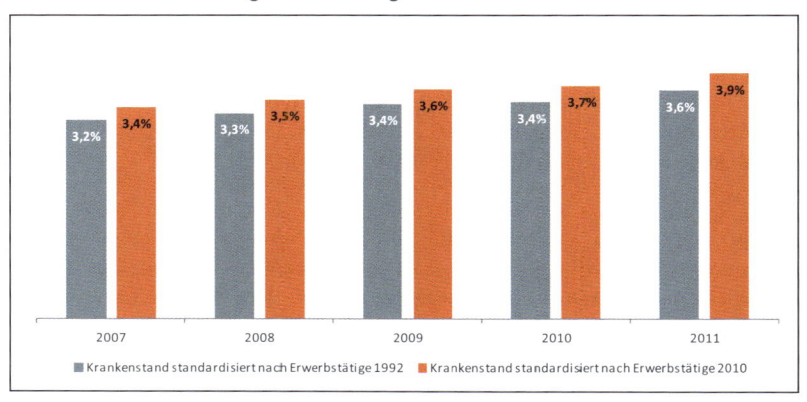

Jahr	Krankenstand standardisiert nach Erwerbstätige 1992	Krankenstand standardisiert nach Erwerbstätige 2010
2007	3,2%	3,4%
2008	3,3%	3,5%
2009	3,4%	3,6%
2010	3,4%	3,7%
2011	3,6%	3,9%

Quelle: AU-Daten der DAK-Gesundheit 2007-2011

Anhang I: Hinweise und Erläuterungen

Hinweise zur Umstellung von ICD 9 auf ICD 10

Die Auswertungen der DAK-Gesundheit für die Jahre 1997 bis 1999 erfolgten auf Basis der bis dahin gültigen 9. Version des ICD-Schlüssels. Seit 2000 werden die Diagnosen nach dem neuen ICD 10 verschlüsselt. Um eine größtmögliche Kontinuität und Vergleichbarkeit zwischen den beiden Schlüsselsystemen zu gewährleisten, werden die im ICD 10 als getrennte Kapitel behandelten Krankheiten des Nervensystems, des Auges und der Ohren weiterhin zu einer Gesamtgruppe zusammengefasst – die frühere Hauptgruppe VI „Krankheiten des Nervensystems und der Sinnesorgane" des ICD 9 wird also in der Darstellung beibehalten.

Zusammenfassung der ICD 10 Kapitel „Krankheiten des Nervensystems, des Auges und der Ohren"

Durch die Umstellung des Diagnoseschlüssels sind gewisse Verzerrungen in der Zeitreihe vor und nach 2000 möglich. Der ICD 10 eröffnet neue Möglichkeiten der Diagnoseverschlüsselung, sodass es denkbar ist, dass ein identischer Krankheitsfall im Jahr 2000 oder später in einem anderen ICD-Kapitel codiert wird als 1999 oder 1998.

Die Einschränkungen hinsichtlich der Vergleichbarkeit mit den Jahren vor dem Berichtszeitraum 2000 beziehen sich wohlgemerkt nur auf die Auswertungen nach Krankheitsarten und hier vor allem auf die Ebene der Einzeldiagnosen. Die übrigen Krankenstandsvergleiche sind davon nicht berührt.

Zurückhaltende Interpretation von Unterschieden vor und nach 2000

Hinweise zur Umstellung von ICD 10 auf ICD 10 GM

Seit dem 1.1.2004 gilt der ICD 10 GM (German Modification) für ambulante und stationäre Diagnosen. Der ICD 10 GM verfügt über eine feinere Gliederung der Einzeldiagnosen, welche aber für die Vergleichbarkeit der Zahlen zu Krankheitsarten mit den Jahren 2000 bis 2003 weitestgehend irrelevant ist. Für den Gesundheitsreport werden die Einzeldiagnosen zu Gruppen zusammengefasst, welche bis auf Einzelfälle im ICD 10 und im ICD 10 GM identisch sind. Die vorliegenden Zahlen zu den Krankheitsarten sind somit trotz Änderung des ICD-Schlüssels mit den Vorjahren vergleichbar.

Umstellung des ICD 10 auf ICD 10 GM führte zu keinen relevanten Einschränkungen der Vergleichbarkeit der Daten mit den Vorjahren

Anhang II: Tabellen

Die folgenden Tabellen geben einen vollständigen Überblick über die für die Berichtsjahre 2013 und 2014 analysierten Arbeitsunfähigkeitsdaten. Experten des Arbeits- und Gesundheitsschutzes erhalten so die Möglichkeit, über die im Bericht vorgestellten Zahlen hinaus eigene Berechnungen vorzunehmen oder die Zahlen mit Ergebnissen anderer Gesundheitsberichte zu vergleichen. An dieser Stelle sei noch einmal darauf hingewiesen, dass Kennzahlen aus diesem Bericht nur mit den Ergebnissen in Gesundheitsberichten anderer Ersatzkassen unmittelbar verglichen werden können.

Verzeichnis der in Anhang II aufgeführten Tabellen:

Tabelle A1	Arbeitsunfähigkeiten nach Bundesländern 2014	147
Tabelle A2	Arbeitsunfähigkeiten nach Bundesländern 2013	148
Tabelle A3	Bundesrepublik gesamt: Die zehn wichtigsten Krankheitsarten 2014	149
Tabelle A4	Bundesrepublik gesamt: Die zehn wichtigsten Krankheitsarten 2013	150
Tabelle A5	Bundesländer West: Die zehn wichtigsten Krankheitsarten 2014	151
Tabelle A6	Bundesländer Ost: Die zehn wichtigsten Krankheitsarten 2014	152
Tabelle A7	Die 20 wichtigsten Einzeldiagnosen (AU-Fälle, durchschnittliche Falldauern, AU-Tage und Anteil an AU-Tage insgesamt) (Teil 1) 2014	153
Tabelle A8	Die 20 wichtigsten Einzeldiagnosen (AU-Fälle, durchschnittliche Falldauern, AU-Tage und Anteil an AU-Tage insgesamt) (Teil 2) 2014	154
Tabelle A9	Arbeitsunfähigkeiten nach Wirtschaftsgruppen 2014	155
Tabelle A10	Arbeitsunfähigkeiten nach Wirtschaftsgruppen 2013	156

Anhang II: Tabellen

Tabelle A1: Arbeitsunfähigkeiten nach Bundesländern 2014

Bundesland	Krankenstand	Pro 100 Versicherte		∅ Tage je AU-Fall
		AU-Tage	AU-Fälle	
Baden-Württemberg	3,3%	1.190,5	103,6	11,5
Bayern	3,4%	1.239,4	105,1	11,8
Berlin*	4,4%	1.596,5	118,1	13,5
Bremen	4,0%	1.445,3	110,8	13,0
Hamburg	3,5%	1.294,0	106,8	12,1
Hessen	4,1%	1.507,5	125,0	12,1
Niedersachsen	3,9%	1.419,0	116,4	12,2
Nordrhein-Westfalen	3,8%	1.395,3	112,1	12,4
Rheinland-Pfalz	4,1%	1.511,9	119,3	12,7
Saarland	4,4%	1.622,3	116,1	14,0
Schleswig-Holstein	3,9%	1.425,0	115,2	12,4
Westliche Bundesländer	**3,8%**	**1.377,0**	**112,8**	**12,2**
Brandenburg	4,9%	1.792,4	136,3	13,1
Mecklenburg-Vorpommern	4,8%	1.751,8	137,7	12,7
Sachsen	4,3%	1.567,5	127,7	12,3
Sachsen-Anhalt	5,0%	1.816,6	140,2	13,0
Thüringen	4,8%	1.737,6	138,0	12,6
Östliche Bundesländer	**4,8%**	**1.740,2**	**136,0**	**12,8**
DAK Gesamt	**3,9%**	**1.431,4**	**116,0**	**12,3**

* Berlin gehört krankenversicherungsrechtlich zum Rechtskreis West

Tabelle A2: Arbeitsunfähigkeiten nach Bundesländern 2013

Bundesland	Kranken-stand	Pro 100 Versichertenjahre		∅ Tage je AU-Fall
		AU-Tage	AU-Fälle	
Baden-Württemberg	3,3%	1.220,6	108,3	11,3
Bayern	3,4%	1.255,0	108,5	11,6
Berlin*	4,3%	1.583,0	120,5	13,1
Bremen	4,1%	1.490,9	118,7	12,6
Hamburg	3,7%	1.335,4	110,1	12,1
Hessen	4,2%	1.535,5	130,4	11,8
Niedersachsen	3,9%	1.439,5	122,6	11,7
Nordrhein-Westfalen	3,9%	1.437,3	117,8	12,2
Rheinland-Pfalz	4,3%	1.562,3	126,4	12,4
Saarland	4,5%	1.642,6	118,7	13,8
Schleswig-Holstein	3,9%	1.438,4	119,0	12,1
Westliche Bundesländer	**3,8%**	**1.404,3**	**117,7**	**11,9**
Brandenburg	5,0%	1.816,9	142,6	12,7
Mecklenburg-Vorpommern	4,9%	1.771,2	141,1	12,6
Sachsen	4,4%	1.620,1	134,5	12,0
Sachsen-Anhalt	4,9%	1.784,1	143,2	12,5
Thüringen	4,8%	1.739,3	145,6	11,9
Östliche Bundesländer	**4,8%**	**1.754,4**	**141,5**	**12,4**
Gesamt	**4,0%**	**1.455,8**	**121,1**	**12,0**

* Berlin gehört krankenversicherungsrechtlich zum Rechtskreis West

Anhang II: Tabellen

Tabelle A3: Bundesrepublik gesamt: Die zehn wichtigsten Krankheitsarten 2014

Krankheitsart (ICD 10)			Pro 100 Versichertenjahre		∅ Tage je AU-Fall	Anteil am Krankenstand
			AU-Tage	AU-Fälle		
A00-B99	Infektiöse und parasitäre Krankheiten	**Gesamt**	**61,3**	**11,6**	**5,3**	**4,3%**
		Männer	58,9	11,2	5,3	4,4%
		Frauen	64,2	12,1	5,3	4,2%
C00-D48	Neubildungen	**Gesamt**	**68,4**	**1,8**	**38,4**	**4,8%**
		Männer	51,3	1,5	34,2	3,8%
		Frauen	88,4	2,1	41,9	5,8%
F00-F99	Psychische Erkrankungen	**Gesamt**	**237,3**	**6,8**	**35,1**	**16,6%**
		Männer	181,2	5,1	35,5	13,4%
		Frauen	303,0	8,7	34,8	19,9%
G00-H95	Krankheiten des Nervensystems, des Auges und des Ohres	**Gesamt**	**61,9**	**5,9**	**10,5**	**4,3%**
		Männer	56,9	5,0	11,3	4,2%
		Frauen	67,8	6,8	9,9	4,5%
I00-I99	Krankheiten des Kreislaufsystems	**Gesamt**	**63,4**	**3,0**	**20,9**	**4,4%**
		Männer	77,1	3,1	24,6	5,7%
		Frauen	47,3	2,9	16,2	3,1%
J00-J99	Krankheiten des Atmungssystems	**Gesamt**	**195,7**	**31,3**	**6,3**	**13,7%**
		Männer	172,9	27,8	6,2	12,8%
		Frauen	222,5	35,3	6,3	14,6%
K00-K93	Krankheiten des Verdauungssystems	**Gesamt**	**79,0**	**12,9**	**6,1**	**5,5%**
		Männer	82,0	12,6	6,5	6,1%
		Frauen	75,5	13,3	5,7	5,0%
M00-M99	Krankheiten des Muskel-Skelett-Systems und des Bindegewebes	**Gesamt**	**324,8**	**18,1**	**18,0**	**22,7%**
		Männer	336,1	19,5	17,2	24,8%
		Frauen	311,6	16,4	19,0	20,5%
R00-R99	Symptome und abnorme klinische und Laborbefunde	**Gesamt**	**54,5**	**7,3**	**7,5**	**3,8%**
		Männer	45,3	6,1	7,4	3,3%
		Frauen	65,3	8,7	7,5	4,3%
S00-T98	Verletzungen und Vergiftungen	**Gesamt**	**174,9**	**9,2**	**19,0**	**12,2%**
		Männer	206,7	10,8	19,2	15,3%
		Frauen	137,6	7,3	18,8	9,0%
	Gesamt[48]	**Gesamt**	**1.431,4**	**116,0**	**12,3**	**100,0%**
		Männer	1.353,2	108,3	12,5	100,0%
		Frauen	1.522,9	125,1	12,2	100,0%

---

[48] Alle Krankheitsarten des ICD 10 (vgl. Übersicht auf S. 126)

Tabelle A4: Bundesrepublik gesamt: Die zehn wichtigsten Krankheitsarten 2013

Krankheitsart (ICD 10)			Pro 100 Versichertenjahre AU-Tage	Pro 100 Versichertenjahre AU-Fälle	⌀ Tage je AU-Fall	Anteil am Krankenstand
A00-B99	Infektiöse und parasitäre Krankheiten	Gesamt	67,7	12,0	5,6	4,6%
		Männer	64,1	11,6	5,5	4,7%
		Frauen	71,9	12,6	5,7	4,6%
C00-D48	Neubildungen	Gesamt	61,9	1,7	35,7	4,3%
		Männer	42,9	1,4	30,1	3,1%
		Frauen	84,2	2,1	40,3	5,4%
F00-F99	Psychische Erkrankungen	Gesamt	212,8	6,2	34,2	14,6%
		Männer	162,0	4,7	34,5	11,9%
		Frauen	272,3	8,0	34,0	17,4%
G00-H95	Krankheiten des Nervensystems, des Auges und des Ohres	Gesamt	60,6	5,6	10,9	4,2%
		Männer	54,0	4,8	11,3	4,0%
		Frauen	68,3	6,5	10,6	4,4%
I00-I99	Krankheiten des Kreislaufsystems	Gesamt	62,0	3,0	20,8	4,3%
		Männer	74,1	3,1	24,3	5,4%
		Frauen	47,8	2,9	16,5	3,1%
J00-J99	Krankheiten des Atmungssystems	Gesamt	252,4	38,0	6,6	17,3%
		Männer	223,5	34,1	6,5	16,4%
		Frauen	286,2	42,5	6,7	18,3%
K00-K93	Krankheiten des Verdauungssystems	Gesamt	78,4	12,7	6,2	5,4%
		Männer	80,8	12,5	6,5	5,9%
		Frauen	75,5	13,0	5,8	4,8%
M00-M99	Krankheiten des Muskel-Skelett-Systems und des Bindegewebes	Gesamt	313,0	17,2	18,2	21,5%
		Männer	321,7	18,4	17,4	23,6%
		Frauen	302,9	15,7	19,3	19,4%
R00-R99	Symptome und abnorme klinische und Laborbefunde	Gesamt	62,0	7,3	8,5	4,3%
		Männer	52,5	6,2	8,5	3,8%
		Frauen	73,1	8,6	8,5	4,7%
S00-T98	Verletzungen und Vergiftungen	Gesamt	177,1	9,3	19,1	12,2%
		Männer	208,9	10,9	19,2	15,3%
		Frauen	139,8	7,3	19,1	8,9%
	Gesamt[49]	Gesamt	1.455,8	121,1	12,0	100,0%
		Männer	1.364,3	113,1	12,1	100,0%
		Frauen	1.562,8	130,4	12,0	100,0%

---

[49] Alle Krankheitsarten des ICD 10 (vgl. Übersicht auf S. 126)

Tabelle A5: Bundesländer West: Die zehn wichtigsten Krankheitsarten 2014

Krankheitsart (ICD 10)			Pro 100 Versichertenjahre		∅ Tage je AU-Fall	Anteil am Krankenstand
			AU-Tage	AU-Fälle		
A00-B99	Infektiöse und parasitäre Krankheiten	Gesamt	60,4	11,7	5,2	4,4%
		Männer	58,7	11,3	5,2	4,5%
		Frauen	62,4	12,1	5,2	4,3%
C00-D48	Neubildungen	Gesamt	65,2	1,7	39,3	4,7%
		Männer	47,8	1,4	34,1	3,7%
		Frauen	85,6	2,0	43,7	5,9%
F00-F99	Psychische Erkrankungen	Gesamt	236,0	6,6	35,7	17,1%
		Männer	186,9	5,1	36,5	14,3%
		Frauen	293,5	8,3	35,2	20,1%
G00-H95	Krankheiten des Nervensystems, des Auges und des Ohres	Gesamt	59,6	5,7	10,5	4,3%
		Männer	55,1	4,9	11,2	4,2%
		Frauen	64,9	6,6	9,9	4,4%
I00-I99	Krankheiten des Kreislaufsystems	Gesamt	58,7	2,8	20,9	4,3%
		Männer	72,2	2,9	24,6	5,5%
		Frauen	42,9	2,7	16,2	2,9%
J00-J99	Krankheiten des Atmungssystems	Gesamt	187,7	30,9	6,1	13,6%
		Männer	167,6	27,7	6,0	12,8%
		Frauen	211,2	34,7	6,1	14,5%
K00-K93	Krankheiten des Verdauungssystems	Gesamt	73,8	12,1	6,1	5,4%
		Männer	77,1	11,9	6,5	5,9%
		Frauen	69,8	12,3	5,7	4,8%
M00-M99	Krankheiten des Muskel-Skelett-Systems und des Bindegewebes	Gesamt	309,8	17,3	17,9	22,5%
		Männer	320,0	18,8	17,1	24,5%
		Frauen	297,8	15,7	19,0	20,4%
R00-R99	Symptome und abnorme klinische und Laborbefunde	Gesamt	54,4	7,3	7,4	4,0%
		Männer	45,5	6,1	7,4	3,5%
		Frauen	64,8	8,7	7,5	4,4%
S00-T98	Verletzungen und Vergiftungen	Gesamt	166,0	8,9	18,7	12,1%
		Männer	193,4	10,3	18,8	14,8%
		Frauen	133,8	7,2	18,6	9,2%
	Gesamt[50]	Gesamt	1.377,0	112,8	12,2	100,0%
		Männer	1.307,0	105,9	12,3	100,0%
		Frauen	1.459,1	120,8	12,1	100,0%

---

[50] Alle Krankheitsarten des ICD 10 (vgl. Übersicht auf S.126)

Tabelle A6: Bundesländer Ost: Die zehn wichtigsten Krankheitsarten 2014

Krankheitsart (ICD 10)			Pro 100 Versichertenjahre		⌀ Tage je AU-Fall	Anteil am Krankenstand
			AU-Tage	AU-Fälle		
A00-B99	Infektiöse und parasitäre Krankheiten	Gesamt	68,0	11,5	5,9	3,9%
		Männer	61,3	10,6	5,8	3,8%
		Frauen	75,8	12,6	6,0	4,0%
C00-D48	Neubildungen	Gesamt	85,8	2,5	34,5	4,9%
		Männer	70,0	2,1	33,9	4,4%
		Frauen	104,3	3,0	34,9	5,5%
F00-F99	Psychische Erkrankungen	Gesamt	249,6	7,9	31,7	14,3%
		Männer	154,6	5,2	29,9	9,6%
		Frauen	360,8	11,1	32,6	19,0%
G00-H95	Krankheiten des Nervensystems, des Auges und des Ohres	Gesamt	74,1	7,1	10,5	4,3%
		Männer	65,3	5,8	11,2	4,1%
		Frauen	84,4	8,5	9,9	4,4%
I00-I99	Krankheiten des Kreislaufsystems	Gesamt	89,1	4,3	20,6	5,1%
		Männer	104,6	4,3	24,3	6,5%
		Frauen	71,0	4,4	16,3	3,7%
J00-J99	Krankheiten des Atmungssystems	Gesamt	245,0	33,7	7,3	14,1%
		Männer	206,5	28,8	7,2	12,9%
		Frauen	290,2	39,5	7,3	15,3%
K00-K93	Krankheiten des Verdauungssystems	Gesamt	110,4	17,9	6,2	6,3%
		Männer	111,0	16,8	6,6	6,9%
		Frauen	109,7	19,1	5,7	5,8%
M00-M99	Krankheiten des Muskel-Skelett-Systems und des Bindegewebes	Gesamt	401,3	22,2	18,1	23,1%
		Männer	413,5	23,5	17,6	25,8%
		Frauen	386,9	20,6	18,7	20,4%
R00-R99	Symptome und abnorme klinische und Laborbefunde	Gesamt	55,9	7,3	7,7	3,2%
		Männer	43,6	5,8	7,5	2,7%
		Frauen	70,3	9,1	7,8	3,7%
S00-T98	Verletzungen und Vergiftungen	Gesamt	223,1	11,2	20,0	12,8%
		Männer	275,5	13,6	20,2	17,2%
		Frauen	161,7	8,3	19,5	8,5%
	Gesamt[51]	Gesamt	1.740,2	136,0	12,8	100,0%
		Männer	1.604,5	123,1	13,0	100,0%
		Frauen	1.899,0	151,1	12,6	100,0%

---

[51] Alle Krankheitsarten des ICD 10 (vgl. Übersicht auf S.126)

Anhang II: Tabellen

Tabelle A7: Die 20 wichtigsten Einzeldiagnosen (AU-Fälle, durchschnittliche Falldauern, AU-Tage und Anteil an AU-Tage insgesamt) (Teil 1) 2014

ICD-10	Diagnose		Pro 100 Versichertenjahre		⌀ Tage je AU-Fall	Anteil an AU-Tagen
			AU-Tage	AU-Fälle		
M54	Rückenschmerzen	**Gesamt**	**84,35**	**7,26**	**11,61**	**5,90%**
		Männer	91,46	8,04	11,38	6,80%
		Frauen	76,03	6,36	11,96	5,00%
F32	Depressive Episode	**Gesamt**	**82,31**	**1,54**	**53,42**	**5,80%**
		Männer	62,71	1,15	54,43	4,60%
		Frauen	105,26	2,00	52,74	6,90%
J06	Akute Infektionen an mehreren oder nicht näher bezeichneten Lokalisationen der oberen Atemwege	**Gesamt**	**72,09**	**13,23**	**5,45**	**5,00%**
		Männer	64,54	12,11	5,33	4,80%
		Frauen	80,93	14,54	5,57	5,30%
F43	Reaktionen auf schwere Belastungen und Anpassungsstörungen	**Gesamt**	**42,00**	**1,88**	**22,34**	**2,90%**
		Männer	29,19	1,27	22,96	2,20%
		Frauen	57,00	2,59	21,99	3,70%
M51	Sonstige Bandscheibenschäden	**Gesamt**	**34,65**	**0,80**	**43,43**	**2,40%**
		Männer	36,60	0,87	42,02	2,70%
		Frauen	32,37	0,71	45,45	2,10%
F33	Rezidivierende depressive Störung	**Gesamt**	**29,23**	**0,36**	**80,73**	**2,00%**
		Männer	21,13	0,26	79,92	1,60%
		Frauen	38,71	0,48	81,25	2,50%
A09	Sonstige und nicht näher bezeichnete Gastroenteritis und Kolitis infektiösen und nicht näher bezeichneten Ursprungs	**Gesamt**	**24,67**	**5,92**	**4,17**	**1,70%**
		Männer	24,32	5,87	4,14	1,80%
		Frauen	25,08	5,97	4,20	1,60%
M75	Schulterläsionen	**Gesamt**	**24,47**	**0,82**	**29,82**	**1,70%**
		Männer	26,55	0,89	29,86	2,00%
		Frauen	22,04	0,74	29,77	1,40%
J20	Akute Bronchitis	**Gesamt**	**21,10**	**3,02**	**6,98**	**1,50%**
		Männer	19,40	2,82	6,88	1,40%
		Frauen	23,09	3,26	7,09	1,50%
T14	Verletzung an einer nicht näher bezeichneten Körperregion	**Gesamt**	**21,30**	**1,61**	**13,23**	**1,50%**
		Männer	26,93	1,97	13,68	2,00%
		Frauen	14,71	1,19	12,34	1,00%
		Gesamt	**436,18**	**36,45**	**27,12**	**0,30**
		Männer	402,83	35,26	27,06	0,30
		Frauen	475,22	37,83	27,24	0,31

Tabelle A8: Die 20 wichtigsten Einzeldiagnosen (AU-Fälle, durchschnittliche Falldauern, AU-Tage und Anteil an AU-Tage insgesamt) (Teil 2) 2014

ICD-10	Diagnose		Pro 100 Versichertenjahre		⌀ Tage je AU-Fall	Anteil an AU-Tage
			AU-Tage	AU-Fälle		
F48	Andere neurotische Störungen	Gesamt	21,05	1,04	20,20	1,50%
		Männer	14,00	0,70	20,03	1,00%
		Frauen	29,29	1,44	20,29	1,90%
M23	Binnenschädigung des Kniegelenkes [internal derangement]	Gesamt	21,87	0,70	31,05	1,50%
		Männer	25,77	0,86	30,04	1,90%
		Frauen	17,30	0,53	32,98	1,10%
J40	Bronchitis, nicht als akut oder chronisch bezeichnet	Gesamt	18,60	2,70	6,89	1,30%
		Männer	16,49	2,45	6,72	1,20%
		Frauen	21,06	2,99	7,06	1,40%
C50	Bösartige Neubildung der Brustdrüse [Mamma]	Gesamt	18,45	0,16	115,87	1,30%
		Männer	0,18	0,00	126,76	0,00%
		Frauen	39,84	0,34	115,82	2,60%
F45	Somatoforme Störungen	Gesamt	15,89	0,72	22,03	1,10%
		Männer	11,78	0,53	22,42	0,90%
		Frauen	20,69	0,95	21,79	1,40%
S83	Luxation, Verstauchung und Zerrung des Kniegelenkes und von Bändern des Kniegelenkes	Gesamt	15,46	0,48	31,91	1,10%
		Männer	18,80	0,60	31,33	1,40%
		Frauen	11,56	0,35	33,09	0,80%
F41	Andere Angststörungen	Gesamt	15,92	0,35	45,72	1,10%
		Männer	11,57	0,26	45,34	0,90%
		Frauen	21,01	0,46	45,97	1,40%
B34	Viruskrankheit nicht näher bezeichneter Lokalisation	Gesamt	13,84	2,56	5,42	1,00%
		Männer	12,49	2,35	5,32	0,90%
		Frauen	15,41	2,80	5,51	1,00%
M77	Sonstige Enthesopathien	Gesamt	13,64	0,85	16,14	1,00%
		Männer	14,36	0,94	15,23	1,10%
		Frauen	12,80	0,73	17,52	0,80%
S82	Fraktur des Unterschenkels, einschließlich des oberen Sprunggelenkes	Gesamt	13,95	0,21	67,74	1,00%
		Frauen	14,82	0,22	68,54	1,10%
		Männer	12,93	0,19	66,70	0,80%
		Gesamt	436,18	9,76	36,30	0,12
		Männer	140,26	8,90	37,17	0,10
		Frauen	202,26	10,78	36,67	0,13

Tabelle A9: Arbeitsunfähigkeiten nach Wirtschaftsgruppen 2014

Wirtschaftsgruppe (Wirtschaftszweige*)	Kranken-stand	Pro 100 Versichertenjahre		⌀ Tage je AU-Fall
		AU-Tage	AU-Fälle	
Banken, Versicherungen	3,1%	1.141,0	108,5	10,5
Baugewerbe	3,8%	1.384,3	107,1	12,9
Bildung, Kultur, Medien	3,0%	1.091,1	101,2	10,8
Chemische Industrie	4,0%	1.442,6	128,0	11,3
Datenverarbeitung und Informationsdienstleistungen	3,0%	1.080,5	100,2	10,8
Gesundheitswesen	4,5%	1.642,1	120,2	13,7
Handel	3,8%	1.371,4	104,8	13,1
Holz, Papier, Druck	3,9%	1.419,3	117,8	12,0
Land-, Forst-, Energie- und Abfallwirtschaft	4,1%	1.495,1	116,6	12,8
Maschinen-, Anlagen- und Fahrzeugbau	3,6%	1.330,8	122,3	10,9
Nahrungs- und Genussmittel	4,3%	1.577,2	109,4	14,4
Öffentliche Verwaltung	4,5%	1.628,7	136,6	11,9
Organisationen und Verbände	3,3%	1.202,7	108,9	11,0
Rechtsberatung u. a. Unternehmensdienstleistungen	3,1%	1.142,6	109,1	10,5
Sonstige Dienstleistungen	3,7%	1.349,8	103,0	13,1
Sonstiges verarbeitendes Gewerbe	3,8%	1.402,2	122,2	11,5
Verkehr, Lagerei und Kurierdienste	4,5%	1.660,3	119,8	13,9
DAK Gesamt (00 - 95)	**3,9%**	**1.431,4**	**116,0**	**12,3**

* Angabe der Wirtschaftszweige gem. aktueller Systematik des Statistischen Bundesamtes (2008), die zu einer Wirtschaftsgruppe gehören.

Tabelle A10: Arbeitsunfähigkeiten nach Wirtschaftsgruppen 2013

Wirtschaftsgruppe (Wirtschaftszweige*)	Kranken-stand	Pro 100 Versichertenjahre		∅ Tage je AU-Fall
		AU-Tage	AU-Fälle	
Banken, Versicherungen	3,3%	1.206,6	114,9	10,5
Baugewerbe	3,8%	1.382,7	110,2	12,5
Bildung, Kultur, Medien	3,1%	1.123,8	106,4	10,6
Chemische Industrie	4,1%	1.485,1	132,9	11,2
Datenverarbeitung und Informationsdienstleistungen	3,0%	1.102,7	108,0	10,2
Gesundheitswesen	4,6%	1.663,3	126,4	13,2
Handel	3,8%	1.389,0	109,6	12,7
Holz, Papier, Druck	3,8%	1.401,0	122,3	11,5
Land-, Forst-, Energie- und Abfallwirtschaft	4,2%	1.518,1	121,8	12,5
Maschinen-, Anlagen- und Fahrzeugbau	3,8%	1.373,5	129,0	10,7
Nahrungs- und Genussmittel	4,5%	1.635,8	115,1	14,2
Öffentliche Verwaltung	4,5%	1.650,7	140,0	11,8
Organisationen und Verbände	3,4%	1.241,7	112,4	11,0
Rechtsberatung u. a. Unternehmensdienstleistungen	3,2%	1.186,1	114,6	10,4
Sonstige Dienstleistungen	3,8%	1.374,4	106,6	12,9
Sonstiges verarbeitendes Gewerbe	3,9%	1.425,0	128,8	11,1
Verkehr, Lagerei und Kurierdienste	4,5%	1.628,7	122,8	13,3
Gesamt	**4,0%**	**1.455,8**	**121,1**	**12,0**

* Angabe der Wirtschaftszweige gem. aktueller Systematik des Statistischen Bundesamtes (2008), die zu einer Wirtschaftsgruppe gehören.

Anhang III: Fragebogen für Expertinnen und Experten

Expertenbefragung im Rahmen des DAK-Gesundheitsreports 2015

Einführung: pharmakologisches Neuroenhancement

Thema dieser Expertenbefragung ist so genanntes pharmakologisches Neuroenhancement: die Einnahme verschreibungspflichtiger Arzneimittel durch Gesunde mit dem Ziel der Steigerung der kognitiven Leistungsfähigkeit (Konzentration, Vigilanz, Gedächtnis usw.), der Verbesserung des psychischen Wohlbefindens oder der Bewältigung beruflicher und privater Stresssituationen.

Ein verwandter Begriff hierzu ist „Hirndoping".

Angrenzende Themen zu pharmakologischem Neuroenhancement sind legale und nicht-verschreibungspflichtige Mittel (Beispiel: Ginkgo Biloba), sowie illegale Drogen (Beispiel: Amphetamine), die zur Leistungssteigerung eingenommen werden. Auch diese beiden Themenkomplexe sind Gegenstand der Expertenbefragung.

A Pharmakologisches Neuroenhancement

A1 Im Rahmen des DAK-Gesundheitsreports 2009 wurde bereits das Thema „Doping am Arbeitsplatz" behandelt. Ergebnis der Studie war, dass 1-2 Prozent der Erwerbstätigen im Alter von 20 bis 50 Jahren pharmakologisches Neuroenhancement betreiben.

Ihrer Einschätzung nach: hat dieser Anteil der „Hirndoper" seitdem zugenommen, ist gleichgeblieben oder hat abgenommen? Bitte geben Sie an, woran Sie Ihre Einschätzung festmachen (ggf. Daten, Indikatoren, Beobachtungen).

A2 Welche Substanzen werden Ihrem Wissen nach zum pharmakologischen Neuroenhancement („Hirndoping") eingesetzt?

A3 Welche Substanzen / Substanzgruppen werden in der Zukunft eine besonders große Rolle spielen?

A4	Rechnen Sie in Zukunft mit einer zunehmenden Verbreitung von pharmakologischen Neuroenhancement? Wenn ja, was sind Ihrer Einschätzung nach die Ursachen dafür? Wenn nein, warum nicht?
A5	Gibt es bestimmte Bevölkerungsgruppen, die aktuell oder in Zukunft in besonderem Maße zu pharmakologischem Neuroenhancement („Hirndoping") neigen? Wenn ja, welche sind das?

B   Wirkstoffe zum pharmakologischem Neuroenhancement („Hirndoping")

Die folgenden Fragen beziehen sich auf Wirkstoffe, die zum pharmakologischen Neuroenhancement („Hirndoping") verwendet werden.
Wie beurteilen Sie persönlich den Gebrauch folgender Substanzklassen durch Gesunde?

B1   Stimulanzien, amphetaminähnlich, wie z.B. Methylphenidat (z.B. Ritalin®).

Ich sehe Chancen und Potentiale des Gebrauchs durch Gesunde bei folgenden Konstellationen (z.B. Situationen, Beweggründe):

Ich sehe folgende Risiken des Gebrauchs durch Gesunde:

Anhang III: Expertenfragebogen 159

B2 Andere Stimulanzien, wie Modafinil (z.B. Vigil®)

Ich sehe Chancen und Potentiale des Gebrauchs durch Gesunde bei folgenden Konstellationen (z.B. Situationen, Beweggründe):

Ich sehe folgende Risiken des Gebrauchs durch Gesunde:

B3 Antidementiva, wie z.B. Cholinesterasehemmer und andere (z.B. Aricept®, Axura®; Nootrop®)

Ich sehe Chancen und Potentiale des Gebrauchs durch Gesunde bei folgenden Konstellationen (z.B. Situationen, Beweggründe):

Ich sehe folgende Risiken des Gebrauchs durch Gesunde:

B4 Antriebssteigernde Antidepressiva, wie z.B. selektive-Serotonin-Wiederaufnahme-Hemmer (SSRI) (z.B. Fluctin®, Cipralex®)

Ich sehe Chancen und Potentiale des Gebrauchs durch Gesunde bei folgenden Konstellationen (z.B. Situationen, Beweggründe):

Ich sehe folgende Risiken des Gebrauchs durch Gesunde:

B5 Betarezeptorenblocker („Betablocker") (u.a. MetoHEXAL®, Beloc®, Obsidan®)

Ich sehe Chancen und Potentiale des Gebrauchs durch Gesunde bei folgenden Konstellationen (z.B. Situationen, Beweggründe):

Ich sehe folgende Risiken des Gebrauchs durch Gesunde:

B6	Sonstige Substanzgruppen, Wirkstoffe (bitte eintragen, insbesondere neue Mittel)

Ich sehe Chancen und Potentiale des Gebrauchs durch Gesunde bei folgenden Konstellationen (z.B. Situationen, Beweggründe):

Ich sehe folgende Risiken des Gebrauchs durch Gesunde:

B7	Welche nicht-pharmakologischen Mittel zum Neuroenhancement, wie z.B. magnetische Hirnstimulation sind Ihnen bekannt?

Bitte beantworten Sie die beiden folgenden Aspekte in Bezug auf die von Ihnen genannten nicht pharmakologischen Mittel

Ich sehe Chancen und Potentiale des Gebrauchs durch Gesunde bei folgenden Konstellationen (z.B. Situationen, Beweggründe):

Ich sehe folgende Risiken des Gebrauchs durch Gesunde:

Anhang III: Expertenfragebogen

C Nicht-verschreibungspflichtige (legale) Mittel zum Neuroenhancement

Neben verschreibungspflichtigen Medikamenten, die zum pharmakologischen Neuroenhancement verwendet werden, werden auch zahlreiche nicht-verschreibungspflichtige (legale) Mittel angeboten, die die geistige Leistungsfähigkeit verbessern sollen. Hierzu zählen beispielsweise Präparate mit den Wirkstoffen Koffein, Ginkgo Biloba oder Johanniskraut.

Hierzu möchten wir Ihnen Fragen zur Wirksamkeit und Nebenwirkungen stellen. Bitte beantworten Sie diese in Bezug auf bis zu drei Mittel (nicht verschreibungspflichtig und legal), die Ihrer Einschätzung nach die wirksamsten und/oder die mit den stärksten Nebenwirkungen sind.

Mittel Nr. 1: _____

Wie schätzen Sie die Wirksamkeit von Mittel Nr. 1 ein?

Wie schätzen Sie die Nebenwirkungen von Mittel Nr. 1 ein?

Mittel Nr. 2: _____

Wie schätzen Sie die Wirksamkeit von Mittel Nr. 2 ein?

Wie schätzen Sie die Nebenwirkungen von Mittel Nr. 2 ein?

Mittel Nr. 3: _____

Wie schätzen Sie die Wirksamkeit von Mittel Nr. 3 ein?

Wie schätzen Sie die Nebenwirkungen von Mittel Nr. 3 ein?

Sind nicht-verschreibungspflichtige Mittel eine Alternative zum „Hirndoping" mit verschreibungspflichtigen Medikamenten? Wenn ja, warum? Wenn nein, warum nicht?

D Leistungssteigerung durch illegale Drogen

Ein weiteres verwandtes Thema zum „Hirndoping" ist die Verwendung illegaler Drogen (z.B. Kokain oder Amphetamine) durch Berufstätige bei der Arbeit, die damit eine Leistungssteigerung erzielen wollen.

Wie verbreitet ist dieses Phänomen Ihrer Ansicht nach? Bitte geben Sie an, woran Sie Ihre Einschätzung festmachen.

Anhang III: Expertenfragebogen

E Ethische Aspekte von pharmakologischem Neuroenhancement ("Hirndoping")

Im Folgenden legen wir Ihnen Fragen und Thesen zu ethischen Aspekte des pharmakologischen Neuroenhancements vor. Sie stammen so oder in ähnlicher Form aus Debattenbeiträgen der letzten sechs Jahre.

1. Bitte kommentieren Sie folgende These:
   Hirndoping führt zu einer „pharmakologischen Aufrüstung": Weil die anderen es auch tun, muss am Ende jeder mitmachen, um nicht den Anschluss zu verlieren.

2. Sollte Hirndoping für bestimmte Berufsgruppen, deren Arbeit sicherheitsrelevant oder von großem Nutzen ist, ausdrücklich erlaubt werden? Diese Berufsgruppen könnten z.B. Chirurgen sein, die schwierige Operationen ausführen oder Wissenschaftler, deren Ergebnisse der Menschheit zugutekommen (etwa durch die Entwicklung wichtiger Medikamente).

3. Sollte bei Prüfungen an Schulungen und Universitäten pharmakologisches Neuroenhancement ausdrücklich verboten sein? Sollte dies durch „Dopingkontrollen" durchgesetzt werden?

4. Falls es gelingt, pharmakologische Neuroenhancer ohne Nebenwirkungen zu entwickeln, bestehen dann immer noch grundsätzlichen Einwände gegen eine pharmakologische Verbesserung des Gehirns oder der Psyche?

5. Bitte nehmen Sie zu folgender Behauptung Stellung: Pharmakologisches Neuroenhancement ist weitgehend unbedenklich, wenn es nur in besondere Ausnahmesituationen praktiziert wird.

6. Bitte kommentieren Sie die folgende These: Jeder entscheidungsfähige erwachsene Mensch sollte über sein persönliches Wohlergehen, seinen Körper und seine Psyche selbst bestimmen. Somit sollte er auch beim pharmakologischen Neuroenhancement selbst abwägen, welche Nebenwirkungen er in Kauf nimmt, um erwünschte Wirkungen zu erzielen.

7. Hat Pharmakologisches Neuroenhancement eine andere Qualität als traditionelle Mittel der Leistungssteigerung, wie z.B. Kaffee oder Gedächtnistraining? Wenn ja, worin besteht diese andere Qualität?

8. Es gibt die Befürchtung, dass Neuroenhancement soziale Unterschiede erzeugt oder verschärft, weil vor allem diejenigen Zugang zu diesen Mittel haben, die jetzt schon privilegiert sind. Sollte Neuroenhancement für benachteiligte soziale Schichten subventioniert werden?

Anhang III: Expertenfragebogen

9. Es gibt Hinweise darauf, dass Neuroenhancer besonders bei schwächeren Lernern wirksam sind, während ohnehin schon Leistungsstarke nur marginal davon profitieren. Könnte Ihrer Einschätzung nach die gezielte Subventionierung von Neuroenhancern für benachteiligte soziale Schichten mehr Chancengleichheit schaffen?

10. Sollte gezielt Forschung zur Entwicklung möglichst nebenwirkungsarmer Neuroenhancer gefördert werden? Wenn ja, warum? Wenn nein, warum nicht?

11. Wie ist Ihrer Erfahrung / Ihrer Einschätzung nach die Akzeptanz von pharmakologischem Neuroenhancement

    a) unter Studierenden?

    b) unter Arbeitnehmern?

Vielen Dank für Ihre Mitarbeit!

Abbildungsverzeichnis

Abbildung 1: Mitglieder der DAK-Gesundheit im Jahr 2014 nach Geschlecht ....

Abbildung 2: Alters- und Geschlechtsstruktur der erwerbstätigen Mitglieder der DAK-Gesundheit im Jahr 2014 2

Abbildung 3: Krankenstand der Mitglieder der DAK-Gesundheit im Vergleich zu den Vorjahren 3

Abbildung 4: Einflussfaktoren auf den Krankenstand 4

Abbildung 5: AU-Tage eines durchschnittlichen Mitglieds der DAK-Gesundheit 2014 (Basis: 365 Kalendertage) 8

Abbildung 6: Betroffenenquote 2014 im Vergleich zu den Vorjahren 8

Abbildung 7: AU-Fälle pro 100 ganzjährig Versicherte 2010 bis 2014 9

Abbildung 8: Durchschnittliche Falldauer (in Tagen) 2014 im Vergleich zu den Vorjahren 11

Abbildung 9: Anteile der AU-Fälle unterschiedlicher Dauer an den AU-Tagen und Fällen 2014 insgesamt 12

Abbildung 10: Krankenstand 2014 nach Geschlecht und Altersgruppen 13

Abbildung 11: Falldauer (Rauten) und Fallhäufigkeit (Säulen) nach Altersgruppen 2014 14

Abbildung 12: AU-Tage pro 100 Versicherte der Fälle bis 42 Tage und über 42 Tage Dauer nach Altersgruppen 15

Abbildung 13: Anteile der zehn wichtigsten Krankheitsarten an den AU-Tagen 17

Abbildung 14: Anteile der zehn wichtigsten Krankheitsarten an den AU-Fällen 17

Abbildung 15: AU-Tage und AU-Fälle pro 100 Versichertenjahre aufgrund psychischer Erkrankungen 19

Abbildung 16: AU-Tage je 100 Versichertenjahre für die fünf wichtigsten Einzeldiagnosen bei psychischen Erkrankungen 20

Abbildung 17: AU-Tage und AU-Fälle pro 100 Versichertenjahre aufgrund psychischer Erkrankungen nach Altersgruppen - Männer 20

Abbildung 18: AU-Tage und AU-Fälle pro 100 Versichertenjahre aufgrund psychischer Erkrankungen nach Altersgruppen - Frauen 21

Abbildung 19: Anteile der fünf wichtigsten Krankheitsarten an den AU-Tagen bei den Frauen 22

Abbildung 20: Anteile der fünf wichtigsten Krankheitsarten an den AU-Tagen bei den Männern 23

Abbildung 21: Anteile der wichtigsten Krankheitsarten an den AU-Tagen der fünf unteren Altersgruppen 24

Abbildung 22: Anteile der wichtigsten Krankheitsarten an den AU-Tagen der fünf oberen Altersgruppen 24

Abbildung 23: Anteil der Arbeits- und Wegeunfälle an den AU-Tagen insgesamt und an der Krankheitsart „Verletzungen" 28

Abbildung 24: Lebenszeit-Gebrauchsprävalenzen von pharmakologischem Neuroenhancement 59

Abbildungsverzeichnis

Abbildung 25: Lebenszeit-Gebrauchsprävalenzen von pharmakologischem Neuroenhancement nach Geschlecht 63

Abbildung 26: Lebenszeit-Gebrauchsprävalenzen von pharmakologischem Neuroenhancement nach Alter 64

Abbildung 27: Lebenszeit-Gebrauchsprävalenzen von pharmakologischem Neuroenhancement nach Alter und Geschlecht 65

Abbildung 28: (12-Monats-) Gebrauchsprävalenzen von pharmakologischem Neuroenhancement 66

Abbildung 29: 12-Monats-Gebrauchsprävalenzen von pharmakologischem Neuroenhancement nach Geschlecht 67

Abbildung 30: 12-Monats-Gebrauchsprävalenzen von pharmakologi-schem Neuroenhancement nach Alter 68

Abbildung 31: Anteil der Verwender von pharmakologischem Neuroenhancement (Lebenszeitprävalenz) nach beruflicher Stellung 69

Abbildung 32: Anteil Verwender von pharmakologischem Neuroenhancement (Lebenszeitprävalenz) nach Niveau der Tätigkeit 70

Abbildung 33: Anteil der Verwender von pharmakologischem Neuroenhancement (Lebenszeit) nach tatsächlicher Arbeitszeit (d.h. Arbeitszeit inklusive Überstunden) 71

Abbildung 34: Anteil der Nutzer von pharmakologischem Neuroenhancement (12-Monate) der Medikamentengruppen Leistung und Stimmung nach Arbeitsplatzsicherheit 72

Abbildung 35: Anteil der Verwender von pharmakologischem Neuroenhancement (12-Monate) der Medikamentengruppen Leistung und Stimmung nach Beschäftigungssicherheit 73

Abbildung 36: Anteil der Verwender von pNE (12-Monate) nach Führungsfunktion 74

Abbildung 37: Motive der Verwender für pharmakologisches Neuroenhancement 79

Abbildung 38: Motive der Verwender für pharmakologisches Neuroenhancement nach Geschlecht 80

Abbildung 39: Häufigkeit der Verwendung von pharmakologischem Neuroenhancement 81

Abbildung 40: Häufigkeit der Verwendung von pharmakologischem Neuroenhancement Leistung (links) und pharmakologischem Neuroenhancement Stimmung (rechts) 81

Abbildung 41: Medikamente zum pharmakologischen Neuroenhancement 82

Abbildung 42: Bezugsquellen der Medikamente zum pharmakologischen Neuroenhancement 83

Abbildung 43: "vertretbare Gründe" der Nicht-Verwender für pharmakologisches Neuroenhancement zur Leistungssteigerung 84

Abbildung 44: "vertretbare Gründe" der Nicht-Verwender für pharmakologisches Neuroenhancement zur Verbesserung der Stimmung und zu Linderung von Ängsten und Nervosität 85

Abbildung 45: vorläufige Typenbildung: Einstellung zu pharmakologischem Neuroenhancement 86

Abbildung 46: Gründe der Nicht-Verwender von pharmakologischem Neuroenhancement für die Nicht-Verwendung 88

Abbildung 47: Einstellung zu pharmakologischem Neuroenhancement: endgültige Typenbildung 90

Abbildung 48: Gründe der prinzipiell Aufgeschlossenen gegen die Verwendung von pharmakologischem Neuroenhancement (zum Vergleich: die der grundsätzlichen Ablehner) 9

Abbildung 49: Anteil der Verwender (jemals) von pharmakologischem Neuroenhancement 2008 und 2014 92

Abbildung 50: Anteil regelmäßiger Verwender von pharmakologischem Neuroenhancement 2014 und 2008 93

Abbildung 51: Anteil, dem die vermeintlichen Möglichkeiten des pharmakologischen Neuroenhancements bekannt sind 94

Abbildung 52: pNE unter Arbeitnehmern in Deutschland: eine Übersicht von Verwendern und nicht-Verwendern 95

Abbildung 53: Anzahl Versicherte je 1.000 VJ mit mindestens einer Methylphenidatverordnung 2013 im Vergleich zu 2011 101

Abbildung 54: Versicherten in 2012/2013 mit Verordnung; Anteil mit und ohne Diagnose nach Zulassung 102

Abbildung 55: Versicherten in 2012/2013 mit Verordnung; Anteil mit und ohne Diagnose nach Zulassung 104

Abbildung 56: Anzahl Versicherte je 1.000 VJ mit mindestens einer Fluoxetinverordnung 2013 im Vergleich zu 2011 106

Abbildung 57: Versicherten in 2012/2013 mit Verordnung; Anteil mit und ohne Diagnose nach Zulassung 107

Abbildung 58: Anteil Verwender nicht-verschreibungspflichtiger Mittel zur Leistungssteigerung und Verbesserung des psychischen Wohlbefindens (einmal pro Monat und häufiger) 110

Abbildung 59: Verteilung der Wirkstoffe als Anteil am Absatz in Packungen im Jahr 2013 113

Abbildung 60: Absatz der nicht-verschreibungspflichtigen Mittel im Jahr 2013 (in Packungen) 113

Abbildung 61: Absatz der Stimulanzien im Jahr 2013 in Packungen pro 1.000 Personen 114

Abbildung 62: Entwicklung des Gesamtumsatzes der nicht-verschreibungspflichtigen Mittel zum Neuroenhancement zwischen 2009 und 2013 in Millionen Euro 115

Abbildung 63: Entwicklung des Absatzes ausgewählter nicht-verschreibungspflichtiger Mittel zum Neuroenhancement zwischen den Jahren 2009 und 2013 in Packungen als Indexdarstellung zum Basisjahr 2009 116

Abbildung 64: Anteil der verordneten Packungen am Absatz im Jahr 2013 in Prozent 117

Abbildung 65: Anteil häufiger Konsum (mehrmals pro Woche und häufiger) von Alltagsstimulanzien 118

Abbildung 66: Krankenstandswerte 2014 in den neun Wirtschaftsgruppen mit besonders hoher Mitgliederzahl 125

Abbildung 67: Krankenstandswerte 2014 in den acht übrigen Wirtschaftsgruppen 127

Abbildung 68: Krankenstandswerte 2013 - 2014 in den neun Wirtschaftsgruppen mit besonders hoher Mitgliederzahl 128

Abbildung 69: Krankenstandswerte 2013 - 2014 in den acht übrigen Wirtschaftsgruppen 128

Abbildung 70: Bundesländer mit Krankenständen näher am DAK-Gesundheit Durchschnitt (gelb) bzw. darunter (grün) oder darüber (rot) 130

Abbildung 71: Krankenstandswerte der Jahre 2013 und 2014 nach Bundesländern 133

Abbildung 72: Verteilung der DAK-Versicherten nach beruflicher Stellung differenziert nach Ost und West 134

Abbildung 73: Vergleich beobachteter und erwarteter Krankenstände (indirekt standardisiert nach Alter, Geschlecht, Stellung im Beruf und Wirtschaftsstruktur) in 2006 135

Abbildung 74: Anteile der fünf wichtigsten Krankheitsarten am Krankenstand in den westlichen und östlichen Bundesländern 137

Abbildung 75: Erwerbstätige 1992 und 2010 nach Altersgruppen (Männer) 142

Abbildung 76: Erwerbstätige 1992 und 2010 nach Altersgruppen (Frauen) 143

Abbildung 77: Geschlechterverteilung unter den Erwerbstätigen 1992 und 2010 143

Abbildung 78: Ergebnisse zum Krankenstand bei unterschiedlicher Bezugsbevölkerung 144

Literaturverzeichnis

Abdel-Tawab M, Hüsch J, Schubert-Zsilavecz M & Dingermann T (2011): Freiverkäufliche Johanniskrautpräparate unter der Lupe. *Pharmazeutische Zeitung online* (17). http://www.pharmazeutische-zeitung.de/?id=37681.

Babcock Q & Byrne T (2000): Student perceptions of methylphenidate abuse at a public liberal arts college. *J Am Coll Health* 49(3), 143–145.

Blech J, Demmer U, Ludwig U & Scheuermann C (2009): "Wow, was für ein Gefühl!" - Mühelos lernen, alles erinnen immer fit sein-eine neue Generation von Medikamenter verspricht geistige Höhenflüge für jedermann. *Spiegel* 44, 46-50.

Coutts E & Jann B (2011): Sensitive Questions in Online Surveys: Experimental Results for the Randomized Response Technique (RRT) and the Unmatched Count Technique (UCT). *Sociological Methods & Research* 40(1), 169-193. DOI: 10.1177/0049124110390768. http://smr.sagepub.com/content/40/1/169.abstract.

Dietz P (2011): Alarmierende Zahlen - Eine Epidemiologische Aufarbeitung der Verbreitung leistungssteigernder Substanzen in Deutschland unter Bezugnahme auf den Drogen- und Suchtbericht 2011 des BMG. 170-175.

Dietz P, Striegel H, Franke AG, Lieb K, Simon P & Ulrich R (2013): Randomized response estimates for the 12-month prevalence of cognitive-enhancing drug use in university students. *Pharmacotherapy* 33(1), 44-50. DOI: 10.1002/phar.1166.

Drösser C (2009): Ein Drittel aller Berufsmusiker leidet unter chronischem Lampenfieber. Was geht dabei im Körper vor? *DIE ZEIT* (15). http://www.zeit.de/2009/15/PS-Lampenfieber.

European Alliance for Access to Safe medicines (EAASM) (2008): The Counterfeiting Superhighway. http://v35.pixelcms.com/ams/assets/312296678531/455_EAASM_counterfeiting%20report_020608.pdf.

Franke AG, Bonertz C, Christmann M, Huss M, Fellgiebel A & K. L (2011): Non-medical use of prescription stimulants and illicit use of stimulants for cognitive enhancement in pupils and students in Germany. *Pharmacopsychiatry* 44(2), 60-66.

Franke AG & Lieb K (2010): Pharmakologisches Neuroenhancement und 'Hirndoping'. *Bundesgesundheitsblatt* 53, 853-860. DOI: I 0.1007/s001 03-01 0-1 1 05-0.

Franke AG, Papenburg C, Schotten E, Reiner PB & Lieb K (2014): Attitudes towards prescribing cognitive enhancers among primary care physicians in Germany. *BMC Family Practice*.

Galert T, Bublitz C, Heuser I, Merkel R, Repantis D, Schöne-Seifert B & Talbot D (2009): Das optimierte Gehirn. *Gehirn & Geist*

Gaßmann R, Merchlewicz M & Koeppe A (2013): Hirndoping - Der große Schwindel. Weinheim, Basel: Betz Juventa.

Geerdes S, Marschall J & Nolting H-D (2012): DAK Gesundheitsreport 2012. Schwerpunktthema Job, Gene, Lebensstil - Risiko fürs Herz? Heidelberg: medhochzwei Verlag GmbH.

Giesert M & Wendt-Danigel C (2011): Doping am Arbeitsplatz. Problembewältigung und Leistungssteigerung um jeden Preis? Hamburg: VSA: Verlag.

Glaeske G, Merchlewicz M, Schepker R, Soellner R, Böning J & Gaßmann R (2011): Hirndoping - Die Position der Deutschen Hauptstelle für Suchtfragen e.V. (DHS). Hamm: DHS.

Greely H, Sahakian B Fau - Harris J, Harris J Fau - Kessler RC, Kessler Rc Fau - Gazzaniga M, Gazzaniga M Fau - Campbell P, Campbell P Fau - Farah MJ & Farah MJ (2008): Towards responsible use of cognitive-enhancing drugs by the healthy. *Nature* 456(11), 702-705.

Henkel D (2013): Pharmakologisches Neuro-Enhancement in der Arbeitswelt: Verbreitung und Prävention. In: Gaßmann R, Merchlewicz M & Koeppe A: Hirndoping - der große Schwindel. Weinheim, Basel: Betz Juventa, 63-75.

Hermet-Schleicher V & Cosmar M (2014): Hirndoping am Arbeitsplatz. Einflussfaktoren und Präventionsmöglichkeiten für Unternehmen. Berlin: Initiative Gesundheit & Arbeit.

Hildt E & Franke AG (2013): Cognitive Enhancement. An Interdisciplinary Perspective. Dortrecht, Heidelberg, New York, London: Springer.

Hochschild AR (2012): The Managed Heart. Commercialization of Human Feeling, Updated with a New Preface. Berkeley: University of California Press.

Holzer T (2011): Prävention von Hirndoping am Arbeitsplatz. In: Giesert M & Cornelia W-D: Doping am Arbeitsplatz. Problembewältigung und Lesitungssteigerung um jeden Preis. Hamburg: VSA, 38-44.

IGES Institut (2006): DAK Gesundheitsreport 2006. Hamburg: DAK Versorgungsmanagement.

IGES Institut (2007): DAK Gesundheitsreport 2007. Hamburg: DAK Versorgungsmanagement.

IGES Institut (2008): DAK Gesundheitsreport 2008. Hamburg: DAK Versorgungsmanagement.

Kirchner A, Krumpal I, Trappmann M & Hermanni Hv (2013): Messung und Erklärung von Schwarzarbeit in Deutschland - eine empirische Befragungsstudie unter besonderer Berücksichtigung des Problems der sozialen Erwünschtheit. *Zeitschrift für Soziologie* 42(4), 23. http://www.zfs-online.org/index.php/zfs/article/viewFile/3135/2677.

Kowalski H (2013): Neuroenhancement - Gehirndoping am Arbeitsplatz. In: Badura B, Ducki A, Schröder H, Klose J & Meyer M: Fehlzeitenreport 2013. Heidelberg: Springer, 27-34.

Krämer K (2010): Doping am Arbeitsplatz. . *SuchtMagazin. Fachzeitschrift für Suchtarbeit und Suchtpolitik* (2), 32-38.

Krämer K (2011): Doping am Arbeitsplatz. Ergebnisse des DAK-Gesundheitsreports 2009. In: Giesert M & Cornelia W-D: Doping am Arbeitsplatz. Problembewältigung und Lesitungssteigerung um jeden Preis. Hamburg: VSA, 45-57.

Krämer K & Nolting H-D (2009a): DAK Gesundheitsreport 2009 - Doping am Arbeitsplatz. Hamburg: DAK.

Krämer K & Nolting H-D (2009b): DAK Gesundheitsreport 2009. Schwerpunktthema Doping am Arbeitsplatz. Hamburg: DAK.

Krämer K & Nolting H-D (2010): DAK Gesundheitsreport 2010. Schwerpunktthema Schafstörungen. Heidelberg: medhochzwei Verlag GmbH.

Krämer K & Nolting H-D (2011): DAK Gesundheitsreport 2011. Schwerpunktthema: Wie gesund sind junge Arbeitnehmer? Heidelberg: medhochzwei Verlag GmbH.

Lieb K (2010): Hirndoping - Warum wir nicht alles schlucken sollten. Mannheim: Artemis & Winkler Verlag.

Lohmann-Haislah A (2012): Stressreport Deutschland 2012. Psychische Anforderungen, Ressourcen und Befinden. Berlin: BAuA.

Low KG & Gendaszek AE (2002): Illicit use of psychostimulants among college students: a preliminary study.

Psychol Health Med 2002;7:283. *Psychology, Health & Medicine* 7(3), 283-287. DOI: 10.1080/13548500220139386.

Maher B (2008): Poll results: look who's doping. *Nature* 452, 674-675.

Marschall J, Nolting H-D & Hildebrandt S (2013): Gesundheitsreport 2013. Schwerpunktthema: Update psychische Erkrankungen - Sind wir heute anders krank? Heidelberg: medhochzwei Verlag GmbH.

Marschall J, Nolting H-D, Hildebrandt S & Schmucker C (2014): Gesundheitsreport 2014. Die Rushhour des Lebens - Gesundheit im Spannungsfeld von Job, Karriere und Familie. *Beiträge zur Gesundheitsökonomie und Versorgungsforschung, Bd. 7*. Heidelberg: medhochzwei Verlag. ISBN: 978-3-86216-144-7.

Middendorff E & Poskowsky J (2013): Hirndoping bei Studierenden in Deutschland. In: Gaßmann R, Merchlewicz M & Koeppe A: Hirndoping-Der große Schwindel. Weinheim, Basel: Betz Juventa, 40-52.

Middendorff E, Poskowsky J & Isserstedt W (2012): Formen der Stresskompensation und Leistungssteigerung bei Studierenden. Hannover: HIS Hochschul-Informations-System GmbH.

Moesgen D, Klein M, Köhler T, Knerr P & Schröder H (2013): Pharmakologisches Neuroenhancement – Epidemiologie und Ursachenforschung. *Suchttherapie* 14(01), 8-15.

Moreno JD (2006): Mind Wars. Brain Research an National Defense. New York: Dana Press.

Müller S (2010): Neuroenhancement oder Neuro-Doping. Chancen und Risiken des Off-label-Gebrauchs von Psychopharmaka. In: Schreiber j: Auf der Suche nach Antworten: 20 Jahre Forum Medizin & Ethik. Münster: LIT Verlag, 29-42. ISBN: 3643104774.

Nolting H-D, Berger J, Steffen S & Niemann D (2004): DAK Gesundheitsreport 2004. Berlin.

Nolting H-D, Berger J, Steffen S & Niemann D (2005): DAK Gesundheitsreport 2005. Berlin.

Norman C, Boldt J, Maio G & Berger M (2010): Möglichkeiten und Grenzen des pharmakologischen Neuroenhancements. *Nervenarzt* 81, 66-74. DOI: I 0.1 007/s001 I 5-009-2858-2.

Normenausschuss Ergonomie (FNErg) im DIN (2000): Ergonomische Grundlagen bezüglich psychischer Arbeitsbelastung. Teil 1: Allgemeines und Begriffe. (EN ISO 10075-1:2000).

o.V. (2009): Ritalin - Ich bin ein Zombie, und ich lerne wie eine Maschine. *ZEIT Campus* (02/2009).

Partridge B (2013): A Bubble of Enthusiasm: How prevalent is the Use of Prescription Stimulants for Cognitive Enhancement? In: Hildt E & Franke AG: Cognitive Enhancement. An Interdisciplinary Perspective. Dortrecht, Heidelberg, New York, London: Springer, 39-48.

Quednow BB (2010): Neurophysiologie des Neuro-Enhancements: Möglichkeiten und Grenzen. In: SuchtMagazin 2010. Kreuzlingen: SuchtMagazin, 19-26.

Raghavarao D & Federer WT (1978): Block total response as an alternative to the randomized response method in surveys.
https://dspace.library.cornell.edu/bitstream/1813/32583/1/BU-490-M.Revised.pdf.

Repantis D (2011): Dissertation - Psychopharmakologische Interventionen für Neuroenhancement bei gesunden Menschen. Marburg: Medizinische Fakultät Charité - Universitätsmedizin Berlin.

RKI (2011): Kolibri - Studie zum Konsum leistungsbeeinflussender Mittel in Alltag und Freizeit - Ergebnisbericht. Berlin: RKI.

Sahakian B & Morein-Zamir S (2007): Professor's little helper. *Nature* 450, 1157-1159.

Sauter A & Gerlinger K (2012): Der pharmakologisch verbesserte Mensch. Berlin: edition sigma.

Sauter A & Gerlinger K (2011): Pharmakologische Interventionen zur Leistungssteigerung als gesellschaftliche Herausforderung. Endbericht zum TA-Projekt. Berlin: TAB.

Schilling R, Hoebel J, Müters S & Lange C (2012): Pharmakologisches Neuroenhancement. *GBE Kompakt* 3(3), 7.

Schmid G, Puls JH, Spiegler J & Kahl KG (Hrsg.) (2011): Praxishandbuch ADHS: Diagnostik und Therapie für alle Altersstufen Stuttgart: Georg Thieme Verlag. ISBN: 3131430214.

Schmitt KC & Reith MEA (2011): The Atypical Stimulant and Nootropic Modafinil Interacts with the Dopamine Transporter in a Different Manner than Classical Cocaine-Like Inhibitors. *PLoS One* 6(10). DOI: 10.1371/journal.pone.0025790.

Schnell R, Hill P & Esser E (1992): Methoden der empirischen Sozialforschung. München, Wien: Oldenbourg Verlag.

Stix G (2010): Doping für das Gehirn. *Spektrum der Wissenschaft* (Januar), 46-54.

Teter C, McCabe S, Boyd C & Guthrie S (2003): Illicit methylphenidate use in an undergraduate student

sample: prevalence and risk factors. *Pharmacotherapy* 23, 609-617.

Teter C, McCabe S & LaGrange K (2006): Illicit Use of Specific Prescription Stimulants Among College Students: Prevalence, Motives, and Routes of Administration. 26(10), 1501–1510.